「十三五」國家重點圖書出版規劃項目

【東亞筆談文獻研究叢書】第一輯

王勇 總主編

東亞醫學筆談文獻研究

朱子昊
郭秀梅 編著

上海交通大學出版社
SHANGHAI JIAO TONG UNIVERSITY PRESS

国家出版基金项目
NATIONAL PUBLICATION FOUNDATION

内容提要

中國傳統醫學對周邊國家影響至大至深，因此成爲東亞筆談中的重要内容之一。《醫學疑問》《答朝鮮醫問》爲明萬曆、天啓年間，中朝兩國高層次醫學交流留下的重要文獻，内容涉及醫學理論、藥物鑒别、臨床病症等。《崎館箋牘》和《清客筆語》是清朝醫生胡兆新與小川文庵、吉田長達、千賀道榮三名日本醫官之間的筆談記録，内容涉及中日醫療制度、醫學典籍、治療方法、疑難雜症以及風俗習慣等。

本書對此四種醫學筆談文獻進行録文、標點、注釋等整理工作，并加以初步解讀和研究，從文獻的成書背景與淵源、相關醫學筆談文獻研究的現狀、醫官與民間學者對醫學的關注點等方面，瞭解明清時期中日朝三國醫學交流情況、學術水平以及各自的研究側重點、發展走向等。

图书在版编目(CIP)数据

東亞醫學筆談文獻研究/朱子昊，郭秀梅编著．—上海：上海交通大學出版社，2018

ISBN 978-7-313-20757-9

Ⅰ.①東…　Ⅱ.①朱…②郭…　Ⅲ.①中國醫藥學—研究　Ⅳ.①R2

中国版本图书馆 CIP 数据核字(2018)第 283014 号

東亞醫學筆談文獻研究

編　　著：朱子昊　郭秀梅
出版發行：上海交通大學出版社　　地　　址：上海市番禺路 951 號
郵政編碼：200030　　電　　話：021-64071208
出 版 人：談　毅
印　　製：當納利(上海)信息技術有限公司　　經　　銷：全國新華書店
開　　本：710mm×1000mm　1/16　　印　　張：23.75
字　　數：330 千字
版　　次：2018 年 12 月第 1 版　　印　　次：2018 年 12 月第 1 次印刷
書　　號：ISBN 978-7-313-20757-9/R
定　　價：128.00 圓

目　録

上編　論述編

中編　校注編

下編　文獻編

凡　例

一、本叢書係國家社科基金重大招標項目“東亞筆談文獻整理與研究”階段性成果、“十三五”國家重點圖書出版規劃項目、2018年度國家出版基金項目，并得到浙江大學“雙一流”項目“經典文化傳承與引領——‘東亞漢典’編纂與研究”支持。

二、叢書總名“東亞筆談文獻研究叢書”，此爲第一輯，共有7册，分别爲《東亞筆談文獻經眼録》《名倉予何人筆談文獻研究》《〈朝鮮漂流日記〉研究》《朱舜水筆談文獻研究》《東亞醫學筆談文獻研究》《内藤湖南筆談文獻研究》《朝鮮通信使筆談文獻研究》，每册選定一種至數種筆談文獻爲研究對象。

三、除《東亞筆談文獻經眼録》之外，各册體例大抵統一，即首載總序、凡例，正文分成上中下三編，上編爲“論述編”，中編爲“校注編”，下編爲“文獻編”，書末附參考文獻。

四、“論述編”係對該册所選筆談文獻的綜合介紹與個案研究，一般包括筆談文獻的形成經緯、作者生平、時代背景、作品特點等，宏觀鋪叙與微觀考據相結合，多維度發掘相關文獻的價值與意義。

五、“校注編”包括文獻的解題、録文、注釋。

録文務求忠實於底本，并盡可能參照其他傳本校核，具體遵循以下原則：

（1）新舊字形不一者，概改爲新字形；異體字、俗字、生造字徑改爲規範繁體字，有特殊意義的異體字予以照録，并在注釋中説明；手寫體中的如"扌"與"木"等偏旁混用一般徑據文意録定。

(2) 原文中錯、訛、漏、衍處照録，出注加以説明。

(3) 文字闕失或不能判讀者，以"□"標示。

(4) 原文中的重文符號，一律改成漢字。

(5) 原文中雙行夾注，録文時改爲單行，小一號字，楷體。

(6) 原文中的抬格、空格等不予保留，按文意直接接排。

(7) 録文基本按原文分段。原文無分段時，據文意分段，原則上以固定的時間、空間内，固定人物間的一次談話爲一段。

注釋依據以下原則：

(8) 采用頁下注形式，序號以①②③標示，每頁重新編序號。

(9) 注釋以文中出現的人名、地名、書名、地理、職官、生僻字詞爲主，與文中相關的歷史背景等在"研究篇"中加以介紹，不再出詳注。

(10) 注釋句子或詞彙時，先解釋整個句意或詞彙，再解釋單個字詞的意思；例證一般列舉最原始的出處，再舉後世書證。舉例僅限 1 至 2 例，避免煩瑣。

六、"文獻編"影印相關筆談文獻，遵循以下原則：一是影印文獻限於"校注編"涉及的筆談文獻；二是影印文獻獲得收藏者的授權；三是多版本的情況下影印録文所依據的底本。

總序　無聲的對話
——東亞筆談文獻的特徵與意義

從隋唐至明清的千餘年間，東亞各國之間保持着頻繁的人員往來、物資流通、文化交流關係。然而，我們似乎缺失了一段至爲關鍵的記憶——在翻譯知識與制度極不完善、區域通用語言尚未普及的前近代，跨越國界的東亞各國人士之間是以何種方式傳遞命令、互通信息、授受知識、交流情感的呢？

東亞各國不僅語言殊異，而且各地方言林立，極大地阻礙了通常意義上的口語交際。假設一個琉球國使節團從福建登岸，由於琉球多福建移民，隨行的翻譯或許還能與當地人口語交談；但當使節團北上行進到浙江境内，一路上福建方言恐怕難以溝通——即使今天杭州人與福建人也完全無法用方言交流；退一步講，即便使節團配備有浙江各地方言的譯者（浙江境内的温州話、義烏話、江山話與福建話一樣難懂），抵達北京後也無濟於事，因爲没有幾個京官能操福建話。再假設倘若他們在北京遇到越南、朝鮮使節團，那不僅僅是方言的問題了，唯一可能的交流方式便是“筆談”。因爲不管講何種方言的中國官員、操何種語言的外國使節，他們一般均具有中國文化的基本素養——寫漢字、懂漢文、作漢詩。漢文筆談不僅可以跨越語言障礙，而且話題涉及四書五經、唐詩宋詞，他們之間有許多話可以聊。

"筆談"是以漢字爲媒介,通過視覺而非聽覺傳遞知識、溝通信息,是東亞地區特有的跨語言、跨民族、跨文化的交際方式,這種由多國人士參與、話題隨意、現場揮毫形成的文本,無法歸爲任何一種傳統的文獻體裁,其特點可歸納爲:① 新的交際方式;② 新的文獻體裁;③ 新的研究資料。

縱觀東亞各國悠久的交往歷史,作爲跨語言交際之筆談,并非是偶發的、臨時的、應急的現象,而是官方的、持續的、主流的交流形式;同時,作爲常態化的、權威性的、高品位的溝通方式,貫穿于東亞官民交流的千餘年歷史。現存約萬件筆談文獻,藴涵着豐富的歷史、文學、思想、民俗等資料,是一座亟須發掘的文獻寶庫。

一、"筆談"的稱謂與英譯

2012 年第一學期,我在北京大學爲研究生開設"東亞漢文筆談研究"課程,按照學校規定提交課程的英文譯名時,感覺無法確切翻譯"筆談"一詞。

翻閲多種英漢、漢英詞典,"筆談"多譯作 Conversation by writing,如《新世紀漢英大詞典》[①]列出如下三個義項:

(1) exchange ideas by way of writing instead of conversation
(2) comment in writing
(3) [often used of book titles] sketches; notes

按照第一個義項 Conversation by writing,即以書寫代替口談(Writing instead of conversation),我們可以設想在什麼狀況下,當事人纔會采取這種特殊的交際方式。

① 惠宇主編:《新世紀漢英大詞典》,外語教學與研究出版社,2003 年。

第一種情況是聾啞人，因爲口不能言、耳不能聞，不得不采用書寫方式與他人溝通。徐珂所編的《清稗類鈔》講到"汪穰卿好客"時，説他"好客之名既著，故四方人士無不求與一面。日本人之能作華語者，亦與相周旋，某且舉其家藏之寶刀以爲贈"；接着筆鋒一轉，説"穰卿有弟曰仲閣者，則反是，以耳聾，須與人筆談，人恒厭之故也"①。這段話是説汪康年因爲善談而高朋滿座，其弟因耳聾只能筆談，故交際很少。現代國内外的聾啞人學校，多開設"筆談"課程，畢竟社會上懂得手語之人寥寥無幾，於是隨身携帶筆與記事本進行"筆談"，成爲他們與外界交際的重要方式。

第二種情況是爲了保密而采取的措施，語言交談難防"隔墻有耳"，於是不得已書寫文字傳遞信息。《古代漢語大詞典》對"筆談"的釋義是"以文字交换意見或發表意見"，并舉《兒女英雄傳》第十六回爲例："如今我們拿分紙墨筆硯來，大家作個筆談。"②

這就奇了，小説裏的人物個個五官健全、能説會道，爲何還會出現此種狀況呢？清人文康創作的小説《兒女英雄傳》共四十回，第十六回的標題爲《莽撞人低首求籌畫　連環計深心作筆談》。兹引録相應段落如下：

鄧九公道："老弟，我説句外話，你莫要鎊張了罷？"

老爺道："不然。這其中有個原故，等我把原故説明白，大家自然見信了。但是這事不是三句五句話了事的，再也定法不是法，我們今日須得先排演一番。但是這事却要作得機密：雖説你這裏没外人，萬一這些小孩子們出去，不知輕重，露個一半句，那姑娘又神通，倘被他預先知覺了，於事大爲無益。如今我們拿分紙墨筆硯來，大家作個筆談。——只不知姑奶奶可識字不識？"

褚一官道："他認得字，字兒比我深，還寫得上來呢。"

老爺道："這尤其巧了。"

① 徐珂：《清稗類鈔》第八册《師友類》十，中華書局，2010 年。

② 徐復等主編：《古代漢語大詞典》，上海辭書出版社，2000 年。

說着，褚一官便起身去取紙筆。

原來衆人爲了“這事却要作得機密”，故以“筆談”密議，提防隔墻有耳，孩子們“不知輕重，露個一半句”。中國人之間的這種“筆談”，無非是偶然之舉、應急之措，并非常態性交際方式。

無獨有偶，2011 年 10 月 28 日臺灣《聯合報》刊發獨家報導《張學良口述歷史首次曝光》。郭冠英問：“談談您四弟張學思，他是不是在溪口書房中與您筆談？”張學良答：

是這樣的，那時我四面都有人（監視），我們也没談什麼正經事。他寫説他是共産黨，我看書，他説你不要看那些書，那不是正經書（意思是要看馬列）。那時候他很厲害的，他説他在軍校就是共産黨，國民黨怎能不敗呢？內部好多人都投了共産黨。他本來畢業的時候我推薦他去胡宗南那邊，他没去，就跑到東北軍去了，在東北軍中鼓動得很厲害。東北軍後來投去共産黨那邊很多，最厲害的就是吕正操。

顯然這只是一種臨時的規避措施，交談不會長時間持續；又因爲事屬機密，當事人一般不保留筆談原稿。

這類“筆談”雖然有其價值，但存世文獻少之又少，且多爲零星的片段記録，尚不足以進行專題研究。

第三種情况是語言不同，無法溝通，遂借用書寫漢字來進行跨語言交際。1543 年，一艘從暹羅起航赴華的葡萄牙商船，在寧波附近海域遇風漂至日本種子島。當島民面對這批手持鳥銃（日語稱“鐵炮”）、“其形不類、其語不通”的不速之客高度警戒，就在雙方可能因溝通不暢而發生武力衝突之際，同船的“大明儒生”五峰（王直）出面居中調停。島主因與中國人語言不通，“以杖書於沙上”。他問：“船中之客，不知何國人也？何其形之異哉！”五峰即刻也在沙灘上寫字回答：“此是西南蠻種之賈胡也。”[①]

這次筆談在日本歷史上具有劃時代意義，史稱“種子島鐵炮事件”，通過明人五峰居中斡旋，日本人不僅如願重金購得鳥銃，還從葡萄牙人處習得槍械使用要領與彈丸製造方法；隨後日本人開始大量仿製并運用於實戰，因此加快了戰國時期日本全國統一的進程。

以上我們介紹了現實中使用筆談的三種情況，第一種情況僅限於聾啞人等身體殘障者，這裏無須多説；第二種情況乃因環境所限或事態緊急，爲防他人偷聽而權宜爲之，屬於應急措施、偶發之舉，也不在本文討論之列。前述我在北京大學開設的“東亞漢文筆談研究”課程，所要講授的是第三種情況的“筆談”——漢字文化圈特有的跨語言、跨民族、跨文化的視覺交際方式，而西方語境中的 Conversation by writing 基本不包含這層意蘊。

2014 年我申請的“東亞筆談文獻整理與研究”課題獲得國家社科基金重大招標項目立項，於是開始系統蒐集、整理、研究這類尚未被學術界普遍認同的新文獻體裁，意欲建構一個時間上綿延千有餘年、空間上涵蓋整個東亞，且發源於中國文言并殘留古人口語的“漢字視覺話語體系”。因此，厘清此概念的源流成爲當務之急。

首先看東亞，傳統的文化人最講究“斯文”，無論賦詩還是屬文，字字推敲、句句修辭，唐代詩人杜甫在一首“聊短述”“漫興”詩作中，首聯即云“爲人性僻耽佳句，語不驚人死不休”[②]，因此他們把臨場發揮、即興揮毫、未經推敲、不講修辭的筆談視爲“急就章”，稱之爲“談草”“談片”“文草”等，一般隨書隨棄不予保留，因此幸存的筆談文獻大多湮没無聞。

筆談文獻收入個人文集始自朱舜水，因爲朱舜水到日本後只能靠筆

① 日本禪僧南浦文之(1555—1620)於 1606 年撰寫的《鐵炮記》(收入《南浦文集》)，詳細記録了此次筆談内容。

② 杜甫《江上值水如海勢聊短述》，爲錦江觀景時即興所作的七言律詩，全詩如下：“爲人性僻耽佳句，語不驚人死不休。老去詩篇渾漫興，春來花鳥莫深愁。新添水檻供垂釣，故著浮槎替入舟。焉得思如陶謝手，令渠述作與同游。”

談傳授學問、日常交際，他去世後，其日本門人編輯《舜水先生文集》，首次在“(雜著)”類下設“筆語”小項，以此名目收入這些珍貴的資料。

隨着朝鮮赴日通信使配備專事筆談的“製述官”(1624)，日朝之間的筆談唱和具有了某些“官方”色彩，當事人編輯了大量筆談唱和集，僅目前存世的就有約二百種[①]。除了“筆談”之外，還使用筆譚、問答、筆語、筆話、答響、對話、問槎、閑譚、摭筆、餘話、醫談等各種名稱；又因爲日朝官民在筆談中喜愛以詩歌唱和的形式展示才華、交流情感、增進友誼，所以就有了唱和、唱酬、對詩、贈答、互咏、同調、雙鳴等稱呼，甚至以塤篪、雅契、文會、傾蓋、璀粲等雅稱美之。

當然，語音相隔、文化迥異的兩個或多個民族的人士坐在一起筆談，不可能總是心意相契、一團和氣。從筆談文獻中時常可以看到，或因措辭不當引起對方不快，或因比拼才華意氣用事，或因話題敏感裝聾作啞，或因話不投機拂袖而走，出現冷場、形成僵局的實例不在少數。日本寶曆十四年(1764)來訪的朝鮮通信使，沿途與日本官民筆談不輟，存世的筆談唱和集超過 20 種，其中由松本興長編輯的書名叫《兩東鬥語》。“兩東”指相對於中國地處東方的日本與朝鮮。“鬥語”這詞不太常見，從好的方面考量指比拼才華、良性競争；從壞的方面着想，或許就有意見相左、惡語相加的意味。

以“鬥語”指稱筆談雖然稀見，但并非獨此一家。日本近代著名漢學家、以卷帙浩繁的《大漢和辭典》名垂青史的諸橋轍次博士，民國初年多次來華，與章太炎、胡適、葉德輝、陳寶琛、曾廣鈞等名流筆談，大概由於政治理念、學術觀點、志向情趣等不盡相同，諸橋轍次回國後將筆談遺稿編輯成册，題名爲《筆戰餘塵》[②]。此外，對於不速之客“漂流民”的筆談詢問記

① 高橋昌彦：《朝鮮通信使唱和集目録稿(一)》，載《福岡大學研究部論集 A，人文科學編》第 6 卷第 8 號，2007 年 3 月；高橋昌彦：《朝鮮通信使唱和集目録稿(二)》，載《福岡大學研究部論集 A，人文科學編》第 9 卷第 1 號，2009 年 5 月。

② 諸橋轍次與中國名流的筆談可參見李慶編：《東瀛遺墨——近代中日文化交流稀見史料輯注》，上海人民出版社，1999 年，第 118、153—170 頁。

録,有個單獨的名號叫"問情"。

如上所述,無論"鬪語""筆戰",還是"埧篪""傾蓋",筆談别稱異名之多,説明筆談文獻歷史悠久、影響廣泛、形式多樣、内涵豐富。今天我們以"筆談"概括之,實不應忽略各時期、各地區、各階層、各領域的筆談所具有各自的特色。

接下來我們將目光轉向西方,印歐語系散布範圍廣闊,使用人口大抵與東亞的漢字文化圈相近(約 15 億),其主要特徵是屬於標音文字系統,文字本身不具有表意功能,字母組合隨語音的變化而變化,這與漢字包容各種不同的語音(方言、外語)而保持視覺意蘊不變的特徵判然有别。比如説,中、日、韓三國人凑在一起,中國説"Gan Xie(感謝)",日本人説"Kan Sya(かんしゃ)",韓國人説"Gam Sa(감사)",相互之間完全不明白對方在説什麽;倘若用漢字標記,便一目瞭然,因爲都寫作"感謝",只是各國語言發音不同而已。

據我個人與歐美學者接觸獲得的認知,習慣於依靠語音聽覺交際的西方人,很難理解撇開語音、單憑視覺進行筆談的交際方式,因此幾乎檢索不到相關的研究成果。然而,具有漢語、日語背景的學者是個例外,美國加州大學(現任職於加拿大約克大學)傅佛果(Joshua A. Fogel)教授就是其中一個。

1996 年,傅佛果出版了一部别開生面的研究著作《從游記文學看日本人對中國的再發現: 1862—1945》,晚清至民國時期來到中國的日本政治家、商人、學者、游客大多精通漢文而不會説漢語,他們與中國人的交流主要通過書寫形式,因此書中涉及大量中日筆談交際的内容。

傅佛果是極少數關注筆談文獻的西方學者,他認識到這是西方知識體系中罕見的文體,是中日乃至朝日之間獨特的語言交際方式。他指出:"漢語書面語作爲交流媒介的重要性,再怎麽强調也不過分。……對於其後赴華的外交使節來説,漢語文言文的使用意味着通過書寫的形式交流——在中國稱之爲'筆談'。擁有同一語言媒介促成了有意義的交流,即使很少或從不進行口語溝通,因此書寫媒介在中日(而且有趣的是朝日之間也如此)關係中顯得特别重要。"[①]

爲了避開容易引起西方人誤解的譯詞 Conversation by writing,傅佛果創造性地使用了 Brush conversation 一詞,以 Brush 來限定書寫工具爲東方特有的"毛筆",同時給出通行筆談的三個主要國家的音譯詞,即中國的 Bitan、日本的 Hitsudan、韓國的 P′iltam[②]。

回過頭來再説"筆談"的英譯。筆談作爲東亞地區特有的文化現象,要在西方文化中表述,不外乎三種方式:一是直接音譯,作爲新概念引入,如用 Bitan;二是用原有概念替代,如用 Conversation by writing;還有第三種意譯的方法,用本國語言加以描述。2014 年 11 月,我在復旦大學做了一次演講,題目是《無聲的對話——東亞視域中的筆談》,這裏"無聲的對話"即是意譯法,翻成英文大概是 The Silent dialogues。

二、東亞千年筆談史

縱觀東亞各國悠久的交往歷史,作爲跨語言交際之筆談,并非是偶發的、臨時的、應急的、輔助的現象,而是官方的、持續的、高品位的、主流的交流形式。此外值得注意的是,在現代科技成果之一的録音機發明之前,不要説幾年之前,就是數天之前的口談内容,其聲音也隨風飄逝、無一留存;然而,筆談記録的視覺特徵,却能够使其保留數百年前,甚至千餘年前的交談記録,這不能不説是一個奇迹!

東亞的跨語言筆談究竟始於何時?雖然我們已經無法確定具體的年份、完全復原當時的情景,但可以依據以下條件框定一個大致的時間段。

① Joshua A. Fogel: *The Literature of Travel in the Japanese Rediscovery of China, 1862 – 1945*, Standford: Standford University Press, 1996. p.20.

② 如同前述"感謝"的例子,中國的 Bitan、日本的 Hisudan、韓國的 P′iltam,用漢字標記都是"筆談"。

第一個條件是漢字的傳播與使用,這意味着漢字從中國傳播到周邊地區,而且周邊民族已能熟練使用漢字;第二個條件是東亞朝貢體系的形成,這意味着各國之間使節往來的常態化,跨語言交際勢在必行;第三個條件是漢文化的普及,俗話説"話不投機半句多",語言有别、民族相異的人士能够順暢地筆談交流,是因爲有相同的漢文化素養,是因爲有異域知音。

閱讀東亞各國人士的筆談文獻,中外人士筆談内容自然以中國爲主題,有趣的是朝鮮人、日本人、琉球人、越南人之間的筆談,或探討儒學佛教,或鑒賞唐詩宋詞,或憧憬中國名勝,或品評明清碩學,周邊各國的歷史文化難成主流話題,因爲這些知識不是東亞文化人必備的素養。舉例説,日本江户時代儒者人見竹洞(1637—1696,名節,字宜卿,通稱友元,别號鶴山)與朝鮮通信使邂逅,雙方以筆代舌交談,人見竹洞將話題轉到"天下勝地"的西湖,并想象與朝鮮使者同游中國,"鼓琴於西湖之上":

> 中國之僧心越者,投化本邦,能琴,太妙。謂是西湖之僧也。又西湖是天下勝地,願一聞其形勝而恨無路矣。……西湖景勝,不可枚舉。或以筆語,或以譯語,稍得聞其地勝。如游中國,恨不與足下携心越,鼓琴於西湖之上。①

2013 年 9 月,筆者主持召開"東亞筆談與西湖意象"學術研討會,復旦大學文史研究院葛兆光教授做基調演講《不在場的在場者——朝鮮通信使文獻對中國的意義》,他把日、朝文人圍繞中國主題展開交流的現象,比喻爲"不在場的在場者",非常貼切,妙不可言。

回到主題。雖然秦漢之際東亞的跨國交往已經開始,但那時擔任外交事務的幾乎都是中國移民。六朝時期,中國大陸與朝鮮半島、日本列島的使節往來依然繼續,但漢字尚未在周邊地區普及到足堪筆談,推測由中

① 澤井啓一編:《人見竹洞詩文集》,汲古書店,1991 年。該書係影印日本國立國會圖書館藏本。

國移民及其後裔充當語言溝通的翻譯。隋唐時期,中國結束南北分裂局面而一統天下,對周邊地區的文化輻射力超越此前的任何朝代,朝鮮半島與日本列島也出現了强有力的王朝,紛紛派出使節到中國朝貢,加快了學習中國文化、模仿中國制度的步伐,筆談作爲跨語言交際方式應該誕生於這一時期。

目前我們能够追溯的東亞最早的筆談,發生在日本向中國派出遣隋使的時候。6世紀末執掌日本朝政的聖德太子,在東亞世界初露端倪的背景下,進行了一系列内政外交的改革,其中最重要的舉措是公元607年派出以小野妹子爲首的遣隋使①。

由於此前中日之間的使節往來中斷了百年以上,其間中國從南北分治到全國統一,國際局勢發生了翻天覆地的變化,對第一批遣隋使來説,他們踏上的是一片陌生的土地。據日本史籍《扶桑略記》等記載,小野妹子一行的船隻漂流至中國南方某地,然後輾轉抵達中國五岳之一的南岳衡山(今湖南省衡陽市境内),此時出現了筆談交際的一幕。

小野妹子在衡山的寺院前遇到一位老僧,也許他没有翻譯隨同,或者隨同的翻譯聽不懂湖南方言,因"言語不通"而"書地而語",説明自己的身份及此行來意;老僧得知他們來自日本,想起衡山名僧慧思圓寂後轉世日本爲王的傳聞,便"書地"詢問慧思在日本的情況,此後兩人繼續以筆談形式交换信息②。

這次倉促的邂逅、因地取材的筆談,不僅開啓了隋唐時期中日交往鼎盛局面的端緒,而且也掀開了東亞文化交流史上的重要一頁。這使我們聯想起日本與西方世界在種子島的最初接觸,也是在没有預先準備筆、墨、紙的情況下,以杖代筆、以沙爲紙完成的。兩次事件雖然相隔約千年,但筆談促成了中國與日本、日本與西方的交流,并由此引發日本的唐化與

① 按照《隋書・倭國傳》記載,倭國於600年派出第一批遣隋使;日本史籍《日本書紀》則記載,首批遣隋使607年抵達中國。

② 皇圓編,黑板勝美校訂:《扶桑略記》,經濟雜志社,1897年。

西化，實在令人深思。

讓我們穿越一千多年的時間隧道，將視綫從日本的早期遣隋使投向中國的首批駐日使節。光緒三年(1877)，在負責外交事務的李鴻章極力推薦之下，時任翰林院編修的廣東人何如璋(1838—1891)出任中國首届駐日公使(正式官銜是“出使日本國正使欽差大臣”)，由此揭開中日近代外交的新篇章。

中日與對方互派常駐外交使節，依據的是1871年雙方簽訂的《中日修好條規》。值得關注的是，該條規第六款規定：

> 嗣後兩國往來公文，中國用漢文，日本國用日本文，須副以譯漢文，或只用漢文，亦從其便。

意思是以後凡兩國往來文書，中國方面當然是用漢文，日本方面也應該使用漢文，如果使用日文則必須附上漢文譯本。也就是説，中國駐日外交官在履行公務時，不需要接觸日文。

1877年11月26日(光緒三年十月二十二日)，何如璋率領四十餘人的使節團，乘坐“海安號”兵船從上海出發前往日本，同年12月28日向日本明治天皇遞交國書，隨後於翌年1月23日選定東京芝山的月界僧院(今增上寺境内)爲駐日公使館址。大概在上述《中日修好條規》第六款誤導下，以何如璋領銜的首届駐日使團堅信中日是“同文”之國，彼此溝通無須中介翻譯。然而，事實證明這是一個巨大的事務性失誤，同時也是一個歷史上的僥倖。

1893年6月17日(光緒十九年五月初四日)，黄慶澄(1863—1904)從上海出發，經長崎、神户、横濱，6月30日抵達東京，7月6日參觀駐日公使館附設的“東文學堂”。爲何要在公使館内設立教授日語(東文)的培訓機構呢？對此黄慶澄有一段叙述：

往觀東文學堂。學堂在使署西偏。初,中國與日本立約時,以中、東本同文之國,使署中無須另立譯官。嗣以彼此文字往來仍多隔閡,因設東文學堂,旋廢之。前李伯行星使來,開復興焉。内有監督官一人,中、東教習各一人,學徒五六人。[①]

中國朝廷相信中日是"同文之國",因此認爲"使署中無須另立譯官",然一旦到了日本發現"彼此文字往來仍多隔閡",於是采取一系列應急措施。一是何如璋於光緒四年(1878)十一月十五日上奏朝廷,要求臨時在當地雇傭懂日語的通事,即東京 2 名,横濱、神户、長崎各 1 名,總共 5 名[②];二是籌劃在公使館内創辦培養日語翻譯人才的學校,此案經由黄遵憲、何如璋倡議并籌辦,終於在第二届公使黎庶昌任上的 1882 年開花結果[③]。

然而,歷史總是辯證的,任何事情均具有正反兩面。"同文"的魔咒一方面造成中日雙方事務性交往的困局,另一方面却成就了中日文化交流的諸多佳話,留下一筆彌足珍貴的東亞文化遺産。

話説公使館開張伊始,吸引了大批日本官民前來拜會,如前所述因缺少堪爲雙方語言溝通的翻譯,賓主之間主要依靠筆談交流。當時有位名叫石川鴻齋(1833—1918)的漢學家,恰好在增上寺的净土宗學校任漢學教師,所謂"近水樓臺先得月",他與何如璋等公使館員"筆談終日不知倦,紙迭作丘,奇論成篇",後結集爲《芝山一笑》,1878 年由東京文升堂刊印出版。

另一位漢學修養頗高的貴族大河内輝聲(1848—1882)也頻繁與公使

---

① 黄慶澄:《東游日記》,收入鍾叔河主編《走向世界叢書》,嶽麓書社,1985 年,第 345 頁。

② 何如璋:《使日何如璋等奏分設日本各埠理事摺》,收入王彦威、王亮輯《清季外交史料》卷十四,文海出版社,1963 年,第 34 頁。

③ 有關"東文學堂"創辦始末,王寶平《近代中國日語翻譯之濫觴——東文學堂考》(載《日語學習與研究》,2014 年第 2 期)述之甚詳,可資參考。此外,從國内大背景看,同治元年(1862)創設京師同文館,起初只有英文館、法文館、俄文館,經歷"甲午戰争"至光緒二十三年(1897)始增設東文館,這種明顯的滯後也與"同文"的魔咒有關。

館員筆談交際，他每次把筆談的原稿收集起來，排序整理、裝訂成册後保存，原本有約 95 卷，現存 76 册 78 卷，可謂卷帙浩大，是約六百次中日朝筆談的原始記録，史料價值極其珍貴。

現存的 78 卷《大河内文書》，包括大河内輝聲與何如璋、黎庶昌、黄遵憲、羅雪谷、王治本、張滋昉以及朝鮮人的筆談内容①，按筆談時間及對象分爲以下 8 種：

(1)《羅源帖》：存 16 卷，缺卷一、卷十五，筆談時間爲 1875—1876 年。

(2)《丁丑筆話》：共 7 卷，存 1 卷，卷一至六缺損，筆談時間爲 1877 年。

(3)《戊寅筆話》：存 25 卷，缺卷二十四，筆談時間爲 1878 年。

(4)《己卯筆話》：原有 16 卷，現存卷十五至十六，筆談時間爲 1879 年。

(5)《庚辰筆話》：10 卷全存，筆談時間爲 1880 年。

(6)《桼園筆話》：17 卷俱存，筆談時間爲 1880—1881 年。

(7)《韓人筆話》：1 卷，筆談時間爲 1880 年。

(8)《書畫筆話》：1 卷。

早稻田大學教授實藤惠秀於 1943 年在琦玉縣平林寺最先發現這批珍貴的資料，將其抄録，并據此撰寫了《大河内文書——明治日中文化人之交游》②一書；此後實藤惠秀於 1968 年與新加坡漢學大師鄭子瑜合作，整理出版了《黄遵憲與日本友人筆談遺稿》③。此書整理的内容後來被陸續收入《近代中國史料叢刊續編》及各類黄遵憲的文集。

---

① 據王寶平統計，1875—1881 年的 6 年時間，中日朝共有 132 人參與筆談，其中中國 58 人、日本 69 人、朝鮮 5 人。參見王寶平《日本藏晚清中日朝筆談資料——大河内文書》，浙江古籍出版社，2016 年，第 14 頁。《大河内文書》現存卷次與起訖時間，亦請一并參考該書的概述序言。

② 實藤惠秀：《大河内文書——明治日中文化人の交遊—》，平凡社，1964 年。

③ 實藤惠秀、鄭子瑜：《黄遵憲與日本友人筆談遺稿》，早稻田大學東洋文學研究會，1968 年。

實藤惠秀、鄭子瑜的開拓性工作意義重大，但主要集中於黄遵憲的筆談，未能反映《大河内文書》的全貌。2010年，南開大學劉雨珍教授出版了上下兩卷《清代首屆駐日公使館員筆談資料彙編》[①]，筆談原稿雜亂無章，字迹往往漫漶不清，作者將其録文爲上下兩卷，雖僅涉及《大河内文書》之部分，然工作之艱辛可以想見。最近作爲國家社科基金重大項目"東亞筆談文獻整理與研究"系列成果《東亞筆談文獻資料叢刊》第一輯，浙江工商大學王寶平教授影印出版了《日本藏晚清中日朝筆談資料——大河内文書》[②]8册76卷，這是目前最爲完備的筆談資料集。

從607年到1877年的千餘年間，筆談作爲常態的、權威性的、高品位的溝通方式，貫穿了東亞官民交流的歷史主綫。隨着東亞傳統格局的解體與近代新型國際關係的建立，東亞各國加强了外國語言的學習與翻譯機構的建設，"筆談"這種依賴漢字的視覺交際方式逐漸退出歷史舞臺中心。然而，筆談作爲東亞世界輔助的交際手段，民國時期依然存有餘響，甚至到了現代仍有用武之地。

2003年，日本市面上出現一本的暢銷書，題爲《和中國人怎麽筆談》[③]。這本書專爲赴華旅游的日本人編寫，告訴這些游客不懂漢語不打緊，只要利用日本人掌握的漢字就能與中國人無障礙地交流。2017年又出現一本同類型的書，題爲《通過筆談學習中文》[④]，宣稱"如果跳過發音難關，中國語是世界上最容易學習的語言"，認爲"筆談"是日本人的特技，其他國家人無法模仿，并臚列以下幾條理由：

(1) 日本人使用筆談，可以擺脱漢語發音困難的束縛，準確有效地傳達自己的意圖；

① 劉雨珍：《清代首屆駐日公使館員筆談資料彙編》，天津人民出版社，2010年。
② 王寶平：《日本藏晚清中日朝筆談資料——大河内文書》，浙江古籍出版社，2016年。
③ 造事務所：《中國人と筆談する本》，大泉書店，2003年。
④ 陳冰雅：《筆談で覚える中國語》，サンマーク出版，2017年。

（2）日本人對中文複雜的音韻體系望而却步，但使用漢字却得心應手，因此容易記憶掌握；

（3）中文與日語的漢字百分之七十相通，只要記憶剩下的百分之三十的單詞即可，記憶量大幅度減少；

（4）中文語法“動詞在前，賓語在後”，除此之外與日語無異。

如上所述，日本方面出現激活“筆談”語言交際功能的動向，而同屬漢字文化圈的韓國則動作更大。高麗大學李振政教授發文倡導“修復韓中漢字筆談交流通路”，文章基於“中國與朝鮮半島是一衣帶水的鄰邦，同爲漢字文化圈所屬的中韓兩國直到一百年前還可以利用漢字筆談”這一歷史事實，建議“啓用漢字，研發一種新的現代韓中漢字筆談交流的溝通方法，從而修復半個多世紀以來被阻斷的傳統漢字筆談交流”①。

筆談作爲發源於中國的漢字話語權，主導東亞跨語言交際千有餘年，漢字文化圈的形成和發展與此休戚相關，周邊各國以此爲媒介攝取中國文化，大大加快了本國的文明進程，可謂獲益甚多。在全球化日新月異發展的今天，如何激活傳統文化因子，如何發揮筆談跨語言交際的優勢，周邊國家已經表達了强烈的意願，發出了復興優秀文化傳統的呼聲，中國作爲漢字的原創國、筆談的主要當事方，如何繼承燦爛的中華文明、如何擘畫東亞未來的願景，值得我們這代人深入思考、全面籌劃。

三、筆談文獻的特點

陳寅恪先生云：“一時代之學術，必有其新材料與新問題。取用此材

---

① 李振政：《關於修復韓中漢字筆談交流通路的提案》，載《佳木斯教育學院學報》2012年第8期。

料，以研求問題，則爲此時代學術之新潮流。"[①]大意是説，學術研究的根本動力來自"新材料"的發現，由新的研究素材誘發出"新問題"，使用新方法解決這些問題，便形成該時代的學術"新潮流"。

敦煌文獻之爲"新"，是因埋没沙丘而長久不爲人所知；甲骨文之爲"新"，是因被誤作可以治病的中藥"龍骨"；筆談文獻之爲"新"，是因其文體迄今尚未被歸類定性。作爲"新材料"的筆談文獻，主要體現在以下三點：① 新的交際方式；② 新的文獻體裁；③ 新的研究資料。下面順次略述之。

（一）新的交際方式

明萬曆年間來華的西儒利瑪竇（Matteo Ricc，1552—1610），注意到東亞特殊的語言交際方式，他説中國人、日本人、朝鮮人、交趾人、琉球人雖然"口語差别很大，以致誰也聽不懂别人的話"，但"他們都能看懂同樣意義的書面語"[②]。當東亞各國人士聚集一堂時，即使不懂對方的語言，也能通過書寫漢字進行交流。利瑪竇甚至觀察到中國人之間在語言不通的情況下，也經常采用筆談溝通，"如果手邊没有紙筆，他們就沾水把符號寫在什麽東西上，或者用手指在空中劃，或甚至寫在對方的手上"[③]。見面而不語、默然而書字——這一情景對習慣於語音交際的利瑪竇來説，是多麽陌生與新奇啊！

我們可以設想，當西方人遭遇語言不通的窘境，他們大概只能用極爲原始的"Body language（肢體語言）"來表述意圖，不僅效力低下，而且僅限於少數幾個慣用的動作；然而東亞的情況就大不一樣了，東亞人之間一旦語言無法溝通，如果具備一定的漢學修養，便能"以筆代舌"，書寫漢字進

① 陳寅恪：《陳垣敦煌劫餘録序》，收入《陳寅恪集》之《金明館叢編二編》，三聯書店，2001 年，第 266 頁。
② 利瑪竇著，何高濟等譯：《利瑪竇中國札記》，中華書局，1983 年，第 30 頁。
③ 利瑪竇著，何高濟等譯：《利瑪竇中國札記》，中華書局，1983 年，第 28 頁。

行交際。

享有“現代語言學之父”之稱的索緒爾(Ferdinand de saussure,1857—1913)説:“語言和文字是兩種不同的符號系統,後者唯一的存在理由是在於表現前者。”[①]索緒爾説的是西方語言交際的情況,印歐語系“語音”至上,文字被視作輔助符號而已;但我們可以説,在東亞語境中,有時文字比音韻、視覺比聽覺更爲重要,因爲在筆談過程中,傳遞信息的是漢字,這些視覺文字符號不能負載語音,否則筆談交流就無法達成。

2013年1月17日,日本前首相鳩山由紀夫訪問南京大屠殺遇難同胞紀念館,人性良知受到强烈衝擊的他,百感交集地揮毫寫下“友愛和平”條幅,然後署名“鳩山友紀夫”。這裏的關鍵是姓名的標記,“由紀夫”與“友紀夫”在聽覺上毫無差異(中文讀作Youjifu,日語讀作Yukio),區别就在視覺上(“由”與“友”不同),這個“友”字可以説濃縮了千言萬語,相信没有一個東亞人認爲這是個錯别字,無疑是鳩山由紀夫的有意之舉,這裏有當事人對軍國主義犯下罪行的愧疚心理,也有面向未來兩國友好的和平祈求。筆談正是這種摒除音障、超越語言的視覺交流。

(二)新的文獻體裁

近年有學生在編我的著作集,他們遇到的問題是,學者對談、媒體訪談的文章該如何處理?我曾經與日本人、美國人三方鼎談,在公開發表的談話記録中,我只貢獻了三分之一。如果收録全文,似有掠人之美的嫌疑;如果僅截取我的談話,便失去了整個談話的脉絡,變成毫無意義的獨白。媒體訪談的情况也同樣,記者與我一問一答,智慧財産權不應歸我一人所有。對談、鼎談、訪談都屬於新文體,按照傳統的文體分類或個人文集的編撰慣例,難以收入其中。

我們來看筆談的情况。筆談至少兩人以上,也有5至6人會聚一堂

---

① 索緒爾著,高名凱譯:《普通語言學教程》,商務印書館,1980年,第47頁。

的事例，這就涉及歸屬權；而且筆談多爲跨國交際，還牽涉國籍問題，所以自古以來個人文集不予收録。明清之際東渡日本的朱舜水(1600—1682)，留下大量與日本人士的筆談資料，德川光圀領銜編撰《舜水先生文集》①，把筆談歸入"雜著"類，在"雜著"目下再加"筆語"小目；後來北京大學朱謙之教授整理成《朱舜水集》②時，將"雜著"改爲"策問"與"問答"，其中在"問答"之三、之四後注"筆語"，内容幾乎與《舜水先生文集》雷同；直到近年出版黄遵憲、楊守敬的全集時，編者纔把"筆談"另列一類。

朱舜水没有留下大部頭著作，德川光圀顯然知道朱舜水的學術思想精華凝聚在筆談中，但却無法歸入傳統的某類文體，於是别立"雜著"收納之，有點"名不正言不順"的味道。朱謙之把筆談歸爲"問答"類，比之"雜著"名稱要好些，但朱舜水的筆談也非全然是問答，其中包括討論、述懷等，所以他在"問答"後加括弧注上"筆語"，依然没有給筆談正名。

此外，筆談多爲臨場應對、隨意發揮，文字未經推敲，所以當事人也認爲不登大雅之堂，不願傳世。乾隆三十年(1765)洪大容隨朝鮮燕行使抵達燕京，次年二月與赴京趕考的"古杭三士"——嚴誠(1732—1767)、潘庭筠(1742—?)、陸飛(1720—1786)邂逅。中朝文士可謂一見如故，從二月四日至二十三日共進行7次筆談，賓主敞懷放意，竟日方休。五月六日洪大容回到故鄉，六月十五日即將筆談記録與往來尺牘彙編爲三册，名之曰《乾净衕會友録》，此後整理成《乾净衕筆談》(一作《乾净筆譚》)③。洪大容對筆談情景有如下描述：

與鐵橋秋庫會者七。與篠飲會者再。會必竟日而罷。其談也，

① 德川光圀輯，德川綱條校：《舜水先生文集》，小河屋太左衛門刻本，日本正德五年(1715)。該書共29卷(末卷爲附録)，其中卷二十至二十三爲"雜著"，卷二十二、二十三爲"雜著筆語"。

② 朱謙之整理：《朱舜水集》，中華書局，1981年。

③ 關於《乾净筆談》的成書經緯，參見夫馬進《朝鮮奇書——關於洪大容〈乾净衕會友録〉〈乾净筆譚〉之若干問題》(載《中國文哲研究通訊》第23卷第2期，2013年3月)、蘇揚劍《〈乾净筆談〉的異樣關注》(收入王勇主編《東亞的筆談研究》，浙江工商大學出版社，2015年)。

各操紙筆疾書，彼此殆無停手，一日之間，不啻萬言。但其談草多爲秋庫所藏，是以録出者，惟以見存之草，其無草而記得者，十之一二。其廿六日歸時，秋庫應客在外，故收來者頗多，猶逸其三之一焉。且彼此惟以通話爲急，故書之多雜亂無次，是以雖於其見存者，有問而無答者有之，有答而無問者有之，一語而没頭没尾者亦有之。是則其不可追記者棄之，其猶可記者，於三人之語，亦各以數字添補之。惟無奈其話法，頓失本色，且多間現迭出，或斷或續，此則日久追記，徒憑話草，其勢不得不爾。吾輩之語，則平仲常患煩，故多删之；余常患簡，故多添之。要以斡璇語勢，不失其本意而已，其無所妨焉。則務存其本文，亦可見其任真推誠，不暇文其辭也。①

值得關注的是，此處把筆談稱作“談草”“話草”或“草”，原因大概是“通話爲急……雜亂無次”。《乾净衕會友録》編成後，致書“談草多爲秋庫所藏”的潘庭筠，請求“尊藏原草，如或見留，幸就其中擇其可記者，并録其彼此酬酢以示之”：

前告《會友録》三本，每乘閑披考，怳然若乾净對討之時，足慰萬里懷想之苦。但伊時談草，多爲吾兄所藏，無由追記。此中編次者，只憑見在之紙，是以可記者既多漏落，語脉亦或没頭没尾。臆料追補，頓失本色，殊可嘆也。尊藏原草，如或見留，幸就其中擇其可記者，并録其彼此酬酢以示之。此中三本書，吾兄亦有意見之，當即附便示之也。②

---

① 洪大容：《乾净録後語》，《湛軒書 · 外集》卷三，收入《韓國文集叢刊》第 248 册，民族文化推進會，2000 年，第 174 頁。

② 洪大容：《與秋庫書》，《湛軒書 · 外集》卷一，收入《韓國文集叢刊》第 248 册，民族文化推進會，2000 年，第 113 頁。

潘庭筠則回信説:“前者客寓筆談,一時酬酢諧談雜出。足下乃從古紙輯録之,雖是不忘舊踪,然語無倫次,恐遺誚大雅,幸芟去其支蔓誕放者。”①不僅没有寄回談草,反而要求洪大容“芟去其支蔓誕放者”,原因不外乎内容“諧談雜出”、文辭“語無倫次”而不登大雅之堂。

總之,筆談文獻雖然簡單、散亂、粗糙、通俗,但具有臨場感、原生態、真實性的特點,因此被當事人視爲“談草”“話草”的筆談記録,介乎文言與口談之間,可以看作是一種新的文獻體裁。

(三)新的研究資料

筆談文獻作爲研究資料,首先是具有重要的文學價值。黄遵憲與宫島誠一郎筆談時賦詩:“舌難傳言筆能通,筆舌瀾翻意未窮。不作佉盧蟹行字,一堂酬唱喜同風。”東亞文人雅會,習慣以酬唱表達心聲,這些當場吟咏、一蹴而就的作品數以萬計,是亟待發掘的明清詩歌寶庫。

其次是筆談文獻流露出當事人私下的真實心態。如一般認爲朱舜水追求經世致用,重經史而輕文學,如在《答古市務本書》中稱“詩不可爲也”“今之詩益無用矣”,但在筆談中却論詩、作詩、改詩。朱舜水具有很高的文學造詣毋庸置疑,但他置身於明清交替的特殊歷史時期,基於亡命異鄉而不忘復明的個人抱負與際遇,對他而言訴求經世致用的政治理念是當務之急,詩賦等文學衝動必須壓抑在内心。然而,當他與友人、門弟私下筆談時,鬆弛的精神狀態使他釋放出積聚已久的文學能量。

再則就是筆談文獻蘊藏豐富的歷史、地理、宗教、民俗的信息。以漂流民爲例,明清時期東亞各國基本閉門鎖國,對不期而至的漂流民嚴加盤問,如朝鮮、日本對中國漂流民的筆談問訊(稱之爲“問情”),包括漂流民居住地的官員姓名、城市規模、名勝古迹、文化名人、當地特産等,可以爲

---

① 潘庭筠:《湛軒·養虚僉尊兄案下》,收入《燕杭詩牘》,哈佛燕京圖書館望漢廬鈔校本。原文未見,據夫馬進《朝鮮奇書——關於洪大容〈乾凈衕會友録〉〈乾凈筆譚〉之若干問題》(載《中國文哲研究通訊》第23卷第1期,2013年3月)轉引。

編撰地方志提供彌足珍貴的原始資料。

筆談文獻如果以一次筆談(時間、地點、人員相對固定)爲一件計,總數大約超過一萬件,且大多以抄本形式存世,相信這些文獻經整理公之於世,將會爲多個學科帶來新材料、引發新問題、形成新潮流。

四、"此時無聲勝有聲"

回到本文的主題,爲什麽標題用的"無聲的對話"呢? 也許有人會質疑:"無聲焉能對話? 對話怎會無聲?"這個問題還是讓筆談當事人來回答。

先看前文提及的日本江户時代著名儒學家人見竹洞。他與朱舜水交誼甚厚,兩人不僅尺素往來不斷,而且頻繁進行筆談,目前存世的筆談集有《舜水墨談》與《舜水問答》兩種。《舜水墨談》推測由人見竹洞的家人或弟子多人抄綴而成,共收録約十次筆談,其中第三次筆談的話題圍繞藏書樓展開,交談不長,全文録之:

> 乙巳歲,余新築柳塘之下,開小園,蒔花竹,構書齋,起書樓。一日招翁,酒饌各效中華之制。桌椅相對,静話終日,翁欣然,筆語作堆(此筆語亦罹癸丑火)。食了,與翁上書樓,翁觀架上之群書而喜。
>
> 節問曰:先生在貴鄉,造樓藏萬卷之書乎?
>
> 翁曰:然矣。父祖以來,家多藏書,標帙清緻。我父天性嚴肅,不好以朱墨污書,故家藏之書與他人之所藏太别。家遭亂離,不知今何如,可勝嘆也。
>
> 問曰:近歲江府頻有火災,家家藏貲庫壁厚塗,藏書之樓亦然。不知貴國亦如此乎?
>
> 翁曰:或有成避火之備,然凡第宅,與貴國之制太異。宅多餘地,回禄亦稀。藏書太厭濕氣,故架高樓而載之。有一難事,爲龍所害,

每人苦之。

節曰：何言乎？

翁曰：蟄龍有時興雲致雨，一飛過而觸樓，悉爲烏有，如掃地，唯有礎存耳。

節愕然曰：我國無斯害，幸矣。

又問曰：藏書皆挾芸香草，不知何物？

翁曰：貴國未見之。其葉如銀杏稍大，青葱茂生，處處有之，能避蠹耳。①

這次筆談時間是1665年（乙巳），可惜大部分毁於1675年（癸丑）的祝融之災，不過這點劫後餘灰也足够珍貴。人見竹洞在整理筆談時加了一段按語，描述筆談情景："桌椅相對，静話終日，翁欣然，筆語作堆。"兩人在桌子前相對而坐，朱舜水（翁）興致頗高，筆談的紙張一枚一枚叠加成堆，然而一整天無人出聲，所以人見竹洞稱之爲"静話"。雖然是"静話"，但當事人却"欣然"；既然"筆語作堆"，説明交流無甚阻礙。

再看前面提到過的漢學家石川鴻齋，他是最早與何如璋等駐日公使員筆談的日本人之一，他賦詩吟咏雙方筆談的過程："默對禮終嗤啞然，寒暄無語共俱憐。"（《芝山一笑》）雙方見面首先是行禮，但其間只有動作而無言語，至多是"啞然"一笑，所以是"默對"；接着應該互道寒暄，但依然是"無語"應酬，直到開始筆談，大家纔一吐爲快。

還有1844年曾游歷中國一年、寫下《觀光紀游》一書的岡千仞（1833—1914），特爲《芝山一笑》作跋，其中披露一段軼事，説有一天在家設酒招待中國使館人員，他的家人看到賓主只是飲酒而始終"不接一語"，戲稱他們是"啞飲"。在旁觀者看來筆談者整天啞口無聲，但當事人却不以爲然，岡千仞接着寫道："凡舌所欲言，出以筆墨，縱横自在，不窮其説則

① 人見竹洞編：《舜水墨談》，日本佐賀縣祐德稻荷神社中川文庫抄本，函號6-3-2-239。2005年2月，日本國文學研究資料館製成縮微膠卷，索書號ユ1-285-6。

不止。”只要有想説的話，馬上拿出筆墨書於紙上，盡情表達所思所想，没有任何語言上的障礙。

此外，《大河内文書》研究的拓荒者實藤惠秀，在《大河内文書——明治日中文化人之交游》中介紹一則趣聞：1884年春天，江户幕府第十二代大學頭林學齋(1833—1906)偕僧高岡宴請清朝公使館員黄吟梅，家人見賓主默不作聲，或用手指劃，或低頭寫字，戲稱客人爲“天聾”與“地啞”[①]。中國民間信仰中，“天聾”與“地啞”是文昌君的左右侍童，一個掌管文人録運簿册，一個手持文昌大印，意思是“能知者不能言，能言者不能知”[②]。

最後介紹一部筆談書籍，日本慶應義塾大學附屬研究所斯道文庫藏有一册松崎復編的《接鮮瘖語》稿本，内容是文化八年(1811)朝鮮通信使與日本儒士的筆談實録，前後參與筆談者十數人，談話内容非常豐富，但書名却用了“瘖語”一詞。

“瘖”這個字不太常用，意思同“啞”，指失音而不能言語。《淮南子·泰族訓》云：“瘖者不言，聾者不聞，既瘖且聾，人道不通。”雖然不能言語，但依然可以交談，這就是筆談的特殊功能及魅力所在。

如上所述，“静話”“默對”“無語”“瘖語”等，這些字面意思均表示静默無言的詞彙，英語大概無法完全傳譯，然而東方人却能心領神會。因爲我們知道，“静”“默”“無”“瘖”是對聽覺與口語的否定，“話”“對”“語”則是對視覺與文字的肯定，兩者合二爲一便成了“無聲的對話”。

那麼，從語言交際學的角度來看，不假語音而僅憑文字的“筆談”，其實用的功效是否低於依賴語音的“口談”呢？事實并非如此，下面舉幾個實例。

第一例。1771年，日本負責外交事務的新井白石(1657—1725)拜會朝鮮通信使趙泰億，雖然雙方有翻譯陪侍，但趙泰億“取紙筆書示”曰：“筆

① 實藤惠秀：《大河内文書—明治日中文化人の交遊—》，平凡社，1964年，第11頁。

② 民間流行黄曆通書都配有《地母經》，經文云：“地母本是無忌土，包養先天與後天。夫君本是玄童子，他聾我啞配成雙。”這一信仰早就隨民間道教傳入日本。

端自有舌，可以通辭，何必借譯。”[①]通過翻譯的官方交談，拘泥於禮節而不能暢所欲言，所以趙泰億説“何必借譯”，讓各自筆端的口舌説話，不僅便捷而且更能達意。此次筆談由於話題涉及所謂的“徐福逸書”，朝鮮方面大使以下諸人興致極高。兹録開首一段：

南岡曰：貴邦先秦書籍獨全之説，曾於六一《鏽刀之歌》見之矣，至今猶或有一二流傳耶？

白石曰：本邦出雲州有大神廟，俗謂之大社。嘗聞神庫所藏竹簡漆書，蓋古文《尚書》云。

青坪曰：其書想必以科斗書之，能有解之者，亦有謄傳之本耶？

白石曰：本邦之俗，深秘典籍，蓋尊尚之也。況似有神物呵護之者，亦可以恨耳！

平泉曰：或人傳熊野山徐福廟有科斗之書。古文厄於火而不傳云，此言信否？

白石曰：此俗人誣説。

青坪曰：有書不傳，與無同。果有此書則當與天下共之。深藏神廟，意甚無謂。何不建白謄傳一本耶？

白石又曰：尾張州熱田宫，諸君所經歷也。此宫中亦有竹簡漆書二三策云，蓋科斗文字。

南岡曰：歸時可能得見否？

白石曰：神府之秘，不可獲觀矣。

平泉曰：蔡中郎之秘《論衡》，本不是美事，崇信鬼神，又近於楚越之俗。有書不見，與無有何異？

白石曰：周外史所掌三皇五帝之書，孔子乃斷自唐虞以下，訖於

① 孫文：《新井白石與朝鮮通信使的筆談二則》，收入王勇主編《東亞的筆談研究》，浙江工商大學出版社，2015年，第225頁。

周，凡百篇。秦火之後，漢人始傳今文於伏生之書。嗣後亦得古文，并得五十九篇，而先儒以謂古文至東晋間方出。其書皆文從字順，非若伏生之書，有不可讀者，其亦難言矣。且若始得壁中書云，科斗書廢，時人無能知者。況今去漢已遠，世果有能知其書者哉？後之要見二帝三王之道，何必求於先秦科斗之書？善讀今文，亦既足矣。且夫二帝三王之道，與民同其好惡而已。我先神藏之，後民奉之，而至於今。今且褻神明，拂民情，或索而得之，乃謂我能得二帝三王之書，無乃非二帝三王之心乎？愚所以不敢也。[①]

這次筆談中的朝鮮通信使"三使官"——即大使趙泰億(平泉)、副使(青坪)、從事官(南岡)從一開始就參與其中，大概新井白石宣揚國威的願望太過强烈，自始至終把話説得很大，既然説了日本藏有蝌蚪之文、古文《尚書》，又無法出示實物一償賓主之願，在朝鮮諸人緊逼追問下，左支右絀頗顯狼狽。此次筆談以一對三，筆鋒之犀利、氣氛之熱烈，無異於"筆戰"或"鬥語"，依靠舌人傳譯恐怕達不到這個效果。

第二例。1803 年夏，琉球文人楊文鳳隨使節團往江户謁見將軍，逗留薩摩藩鹿兒島的琉球館時，與慕名而來的日人石塚崔高筆談。石塚崔高問清朝册封使到琉球是否語言暢通，楊文鳳回答説清朝使節帶有翻譯，但溝通"不甚明暢"；當雙方换成筆談後，"其通快利便不可言也"，此後中琉之間"筆語以爲常"：

石問：見天使言語通否？

楊曰：鳳不知華音，有天使帶來通事通話，然以其不甚明暢。一日，换之以筆，寫字爲問，文鳳亦寫字爲對。天使笑曰："悔不早請管城子傳言，其通快利便，不可言也。"自是以後，筆語以爲常。當筆語

① 孫文：《新井白石與朝鮮通信使的筆談二則》，收入王勇主編《東亞的筆談研究》，浙江工商大學出版社，2015 年，第 225—226 頁。

時，天使等下筆，千萬言即成，字字句句，明明白白。鳳爲對，語澀筆遲，或至舉筆，沉吟半晌，汗出浹背。①

中國的書面語與口頭語差距甚大，口語很難體現話者的文采；加之中國各地方言互不相通，居中翻譯而"不甚明暢"也屬常事。筆談一方面能跨越方言障礙，另一方面能充分顯示當事人的文學修養、書法功底，所以有時比口談更爲"通快利便"。

楊文鳳還講了一則軼事，數年前他在出使中國時遇風漂流至臺灣，當地官員態度傲慢，"叩頭禮拜而不肯爲答理"，等到他寫字筆談、吟詩相贈，官員們態度丕變，"皆下座答拜"：

石曰：聞舊年貴舟欲往福州，因風不順，漂到臺灣，有之乎？願聞其詳。

楊曰：正是，如命。……鳳等船漂至臺灣地方，船即破矣，所載公私貨物，悉爲烏有。通船八十名，遇土人出來救命，方得上岸。寫字通意，始知其爲臺灣也。……先是地方官待鳳等甚是輕賤，鳳等叩頭禮拜而不肯爲答禮。及見其地方官或秀才等，以詩與鳳相爲贈答，皆下坐答拜，前倨者後皆恭也。鳳竊謂同舟者："誰道文章不值錢，今日方見文字值錢的。"衆人皆笑。

這則記事説明，寫漢字、作漢詩是東亞人身份認同的標志、野蠻人與文明人之間的界限，一般而言口語重事務性而無此功能。

第三例。1905 年，越南革命家潘佩珠（1867—1940）自本土出發，假道香港、上海赴日本，越南"東游運動"從此揭開序幕。潘佩珠東游的目的是尋求日本給予武器與軍隊支援，以驅趕法國殖民者、争取民族獨立。

---

① 石塚崔高編：《琉館筆譚》，夏威夷大學阪卷・寶玲文庫所藏抄本，索書號 HWS44。

潘佩珠自云“予在國内，曾得讀《戊戌政變記》《中國魂》及《新民叢報》兩三篇皆爲梁啓超所著者，極羨慕其人”①，并聽聞梁啓超在日本政界頗有人脉，遂决定抵日後先謁梁啓超②。凑巧的是，從香港赴上海船中遇到留美學生周椿君，“爲予道梁先生住所，則爲日本横濱山下町梁館”③。

四月下旬，潘佩珠抵達日本横濱，帶着自薦信赴山下町梁啓超寓所拜訪，信中有“落地一聲哭，即已相知；讀書十年眼，遂成通家云云”，梁啓超閲後感動，將其延入室内。初次見面“酬應語多曾公④譯之，心事之談多用筆話”⑤。兩人意猶未盡，次日約定到一家小酒樓，筆談三四小時，因係“心事之談”而不置譯者。潘佩珠累數法國殖民者的暴行與越南人民的苦狀，梁啓超獻計曰：

> 一、貴國不患無獨立之日，而但患其無獨立之民；二、謀光復之計劃有三要件：一爲貴國之實力，二爲兩廣之援助，三爲日本之聲援。但貴國苟内無實力，則二、三兩條均非貴國之福。⑥

幾天後，梁啓超再次把潘佩珠請到寓所，此次筆談更爲深入，梁啓超向潘佩珠保證：“我國與貴國地理歷史之關係，二千餘年密切，甚於兄弟，豈有兄坐視弟之死，而不救之乎？”告誡潘佩珠“卧薪嘗膽，蓄憤待時”⑦。

如上所述，筆談雖然不如口談快捷、簡便、高效，但涉及思想性、學術性、文學性等内容，便具有得天獨厚的視覺優勢。唐代著名詩人白居易

---

① 章收：《潘佩珠年表》，收入《潘佩珠全集》第 6 卷，順化出版社，2000 年，第 411 頁。

② 潘佩珠在《獄中書》中言：“予聞梁久客日，頗熟日事，擬先謁梁，求介紹於日人。”《潘佩珠全集》第 6 卷，順化出版社，2000 年，第 333 頁。

③ 章收：《潘佩珠年表》，收入《潘佩珠全集》第 6 卷，順化出版社，2000 年，第 411 頁。

④ 曾公：即與潘佩珠偕行東渡的越南維新會領袖、精通漢語的曾撥虎。

⑤ 章收：《潘佩珠年表》，收入《潘佩珠全集》第 6 卷，順化出版社，2000 年，第 414 頁。

⑥ 潘佩珠：《潘佩珠自判》，轉引自楊天石《潘佩珠與中國——讀越南〈潘佩珠自判〉》，載《百年潮》2001 年第 10 期。

⑦ 潘佩珠：《潘佩珠自判》，轉引自楊天石《潘佩珠與中國——讀越南〈潘佩珠自判〉》，載《百年潮》2001 年第 10 期。

《琵琶行》中膾炙人口的名句“别有幽愁暗恨生,此時無聲勝有聲”,意思是默默無聲却比有聲更感人,東亞特有的筆談何嘗不是如此呢?

五、“談草”與“斯文”

朱舜水與小宅生順筆談時説:“言者,心之聲也;文者,言之英也。非言,則聖人之心亦不宣;非文,則聖人之言亦不傳。然文須通於天下、達於古今,方謂之文。若止一方之人,自知之而已,則是方言調侃,非謂之文也。”①

朱舜水爲何在筆談當中突發此言呢?猜想是筆談的特殊環境使他有感而發。他在這裏闡述了“言”與“文”的關係:“言”即“語言”,是心聲的自然發露,時間上是瞬間消失的,傳播面“止一方之人”而“自知之而已”,内容則多低俗的“調侃”;與此相對,“文”在時間上能“達於古今”,空間上則“通於天下”,内容應傳播“聖人之言”。

筆談兼具“言”與“文”的元素,翻看王韜的《扶桑游記》,既有低俗的話題(如狎妓),也有高雅的内容(如唱和);猶如日本漂流民與朝鮮官民筆談録《朝鮮漂流日記》,一方面雜有日朝兩國的俚語俗字,另一方面也有援引《詩經》《孟子》等典故,也是雅俗并存。朱舜水的上述議論,似乎告誡域外學子棄“言”重“文”,即使筆談也要講究書法工整、修辭典雅、内容純正,這樣纔有助於相互溝通。

這大概就是東亞傳統文人重視的“斯文”。此語出自《論語・子罕》:“天之將喪斯文也,後死者不得與於斯文也。”後來“斯文”的意思逐漸敷衍擴大,被詮釋爲文人、文化、漢文、禮樂制度等,即東亞共有的文化精粹,而不限於一時、拘囿於一地。

無怪乎木下順庵(1621—1699)與朝鮮通信使筆談時,賦詩感慨道:“相

① 小宅生順編:《西游手録》,收入彰考館編《朱舜水記事纂録・附録》,吉川弘文館,1914年,日本國會圖書館索書號344—433。

逢何恨方言異，四海斯文自一家。"①前述朝鮮燕行使洪大容在琉璃廠邂逅的"古杭三士"之一嚴誠（號"鐵橋"），臨終前一日賦詩遥寄海東摯友（洪大容）：

京國傳芳訊，遥遥大海東。
斯文吾輩在，異域此心同。
情已如兄弟，交真善始終。
相思不相見，慟哭向秋風。②

中國文人一方面藏匿、銷毁"談草""話草"，不願其傳世；另一方面走到生命之路盡頭時，依然念念不忘"斯文"之長存。

清人陳澧説："蓋天下事物之象，人目見之，則心有意；意欲達之，則口有聲。意者，象乎事物而構之者也；聲者，象乎意而宣之者也。聲不能傳於異地，留於異時，於是乎書之爲文字。文字者，所以爲意與聲之迹。"③

"聲"發自於"意"而訴之於"口"，但不能"傳於異地，留於異時"；"文字"則凝聚於心而形之於目，是爲"意與聲之迹"而能"傳於異地，留於異時"。我們討論的"筆談"，乃是殘留"聲音"的文字，或者説是化爲"文字"的聲音，在録音機發明之前，最真實地反映出對話現場的氛圍、對話雙方的心聲、對話過程的情景。

王　勇

2018 年 1 月

於浙江大學古籍研究所

① 木下順庵：《卒賦一律呈成學士》"卓犖高標舉彩霞，英才況又玉無瑕。登科蚤折三秋桂，隨使遥浮八月槎。筆下談論通地脉，胸中妙思吐天葩。相逢何恨方言異，四海斯文自一家。"《錦里文集》卷十二，收入《詩集　日本漢詩》第十三卷，汲古書院，1988 年，第 255 頁。

② 洪大容：《與秋庫書》，《湛軒書・外集》卷一，收入《韓國文集叢刊》第 248 册，民族文化推進會，2000 年，第 116 頁。

③ 陳澧著，楊志剛編校：《東塾讀書記・小學》，中西書社，2012 年，第 228 頁。

上編　論述編

《答朝鮮醫問》與《醫學疑問》淵源考

中國與朝鮮在歷史上曾有過相當頻繁的醫學交流,不僅僅是醫學書籍的互通有無,兩國醫官之間也存在許多交流,以印證所學。然而,醫學著作的往來往往有迹可循,兩國醫官之間的交流記録却難覓其蹤。明代御醫傅懋光在萬曆四十五年(1617)著有《醫學疑問》一書,該書正是中朝兩國醫官就醫事進行交流的一份記録。而7年後,天啓甲子年(1624),明代學者王應遴所著的《答朝鮮醫問》也被認爲是一次兩國醫學交流的記録(此書和刻本題爲《朝鮮醫問答》)。中朝兩國語言迥異,但文字共通,因此醫官之間交流應是采用筆談的方式完成的。關於問答的形式這一點雖然在《醫學疑問》一書中并未提及,但在《答朝鮮醫問》一書中有"矢口走筆立答之"之言可爲佐證。

《醫學疑問》與《答朝鮮醫問》兩書之間的聯繫并不僅僅是成書時間上靠近。在《答朝鮮醫問》一書中出現了一些《醫學疑問》中所提及的問題,那麼兩書之間究竟存在怎樣的聯繫?《答朝鮮醫問》一書是否也僅僅是一部記録某次醫學交流的書籍呢?本文將從這兩個問題入手,就《醫學疑問》與《答朝鮮醫問》兩書的淵源作整理分析。

一、王應遴與《答朝鮮醫問》

王應遴(? —1644),字堇父,號雲萊,别署雲來居士。浙江山陰(今紹興)人。萬曆四十年(1612)應順天鄉試,中副榜貢生。四十六年(1618)以閣臣葉向高薦,授中書舍人,參修《玉牒》、兩朝《實録》。天啓三年(1617)晋大理寺左寺左評事。天啓初,輯真德秀《大學衍義》,首列"祖宗防近習"一款以獻,觸怒魏忠賢,廷杖一百,葉向高、韓爌力救之,削籍歸。崇禎改元,以閣臣徐光啓薦,起原職,與修《一統志》《曆書》等。遷禮部員外郎。崇禎(1644)於京邸自殺殉節[①]。

王應遴博學多才,工詩文,長於戲曲創作,對天文曆法與醫學也頗有涉獵,著有《衍莊新調》《清凉扇》《離魂記》等雜劇;同時也是《乾相圖》《中星圖》《經天該》[②]等天文著作的作者,并參與編寫《崇禎曆書》。《答朝鮮醫問》一書收録於《王應遴雜集》[③]中。

《答朝鮮醫問》成書於天啓四年(1624)。書中共録有 24 條問答,涉及醫學專科各個領域,其中包括中醫學理論 4 條、經絡 6 條、臨床各科診治 14 條[④]。王應遴所答尤爲重視醫理的闡釋,但鮮有用藥的意見,也不曾附有藥方。可見王應遴雖不從事醫事,但對醫學理論的研究也極爲深刻。在該書的最後,王應遴羅列了 10 條他無法回答的問題,"以俟當世高明,各出所見以答之"。梁永宣曾在《〈醫學疑問〉與〈答朝鮮醫問〉比較研究》一文中指出,該 10 條未作答的問題均來自明朝萬曆四十五年(1617)太醫傅懋光所撰的《醫學疑問》一書。

根據王應遴在該書序言中所述"歲壬戌等年,獻琛之使偕内醫院正尹等官,以醫事來請……顧其所問,雖皆記載我内地板行書中者,乃謄寫不無亥豕,方音不無迷謬……因取其所問……其原答已明者不再答,其原不能答者不敢答",筆者認爲《答朝鮮醫問》一書應是王應遴搜集整理天啓甲子

① 曹洪欣:《海外回歸中醫善本古籍叢書》(12),人民衛生出版社,2010 年,第 523 頁;王宣標《明王應遴原刻本〈衍莊新調〉雜劇考》,《文化遺産》2012 年第 4 期第 33 頁;徐元梅修,朱文翰輯:《嘉慶山陰縣志》,成文出版社,1936 年,第 467 頁。

② 石雲里、宋兵:《王應遴與〈經天該〉關係的新綫索》,《中國科技史雜志》2006 年第 3 期,第 194 頁。

③ 《王應遴雜集》,明刻本,日本國立公文書館内閣文庫(藏書號 369-60)。

④ 梁永宣:《〈醫學疑問〉與〈答朝鮮醫問〉比較研究》,《中國中醫基礎醫學雜志》2001 年第 2 期,第 67 頁。

年(1624)之前的數次中朝醫學問答,并對"原答不明"的問題作出補充的作品。王應遴係大理寺左寺左評事,除了《醫學疑問》一書之外,未有已知的醫學著作傳世。以此來看,王應遴與朝鮮醫官以及中朝醫學問答活動之間并無直接的聯繫。

二、傅懋光與《醫學疑問》

傅懋光,會稽(今浙江紹興)人,主要活動於明萬曆至崇禎年間(1573—1644)。傅懋光於萬曆三十五年(1607)經考核以吏目一職入太醫院,萬曆四十五年(1617)年升任御醫(正八品)①。同年,朝鮮内醫院教習御醫崔順立等隨朝鮮使團赴明,就朝鮮醫事上的一些疑問"就質於"明朝太醫院。傅懋光正是太醫院所指派回答這些問題的"正教"。《醫學疑問》一書正是傅懋光針對此次問答所做的記録,并於同年刊行出版。該書共附有問答 37 條,涉及運氣 2 條、醫學理論 2 條、醫學術語 2 條,藥物鑒别 12 條、藥物製法 3 條、藥物理論 2 條、臨床各科診治 17 條②。與《答朝鮮醫問》一書不同的是,《醫學疑問》中關於臨床各科證治的討論無論是朝鮮醫官所問,還是明太醫院御醫們所答都極爲重視臨床診療方案,而少有醫學理論的辨析。如"禿頭生發,内服之藥、外塗之方""小兒痘瘡神方妙藥"等問題,不涉病理,僅問治療方法;所答亦僅列方劑,言簡意賅。從這一點上來看,兩國的醫官似乎更爲重視臨床的治療手段,而民間學者對醫學的研究則更專注於對醫理的探究。

三、《答朝鮮醫問》與《醫學疑問》之比較

《答朝鮮醫問》與《醫學疑問》兩書不僅在成書時間上靠近,在内容上也

① 《海外回歸中醫善本古籍叢書》,第 573 頁。
② 《〈醫學疑問〉與〈答朝鮮醫問〉比較研究》,第 67 頁。

有一定的聯繫。《答朝鮮醫問》一書最後,王應遴留下了 10 條他所無法回答的問題。這些問題與《醫學疑問》一書中的問答存在明顯的聯繫。可以説,這 10 個問題都來自《醫學疑問》一書。這一點梁永宣在其論著中已作討論[①]。今將兩書相關的這 10 條問答録於表 1 中。

表 1　《答朝鮮醫問》與《醫學疑問》問題比較

《答朝鮮醫問》	《醫學疑問》
《本草序例》榆皮爲母、厚樸爲子之説	《本草序例》有榆皮爲母、厚樸爲子之説,又有湯酒之中無等分言,俱願詳之
《醫學正傳》尋常來兑之説	《醫學正傳》或問: 有"尋常來兑"之説,又有"閃朒"之言,朒字,書曰:"月生三日爲朒。"未知以此字爲病名也
《醫學正傳》"閃朒"二字何解	
《直指方》耳中三昧之説	《直指方》耳病門"耳中三昧"之説,病名有茄子疾,煉藥有黑盞,願俱詳之
《直指方》茄子疾如何	
《直指方》煉藥黑盞何物	
《得效方》養生書云"勿以足置雲玄處"之説	《得效方》養生書云: 勿以足置雲玄處,"雲玄"二字之意
《格致論》有"左右必墮""本來面目""頭舉""自滿""空減"之説	《東垣十書・格致論》有"左右必墮""本來面目,頭舉、自滿、空減"之説。
龍骨是真龍之骨否	龍骨,《本草》: 得於死龍處。云: 龍非常死物,而諸家所説,亦尋莫是非。設是他魚骨,從來用之已久,亦龍骨之功耶
《本草》楊芍藥、木猪苓,上一字何解? 巴戟天、縮砂蜜、天竺黄,下一字何	以下各種藥性,小邦未能詳知。各種名下産出之處、用藥之方,且解俗名,俱願詳教……巴戟天……縮砂蜜……楊芍藥、木猪苓……

由表 1 可見,儘管兩篇所問的文字略有出入,但無論是從所引的醫學著作還是問題的關鍵字來看都如出一轍。應當可以斷定王應遴的《答朝鮮醫問》中所留的 10 條問題確是出自《醫學疑問》一書。那麼《答朝鮮醫問》是否可能引用了另外的來自《醫學疑問》的問題呢? 這是很有可能的,畢竟

① 《〈醫學疑問〉與〈答朝鮮醫問〉比較研究》,第 68 頁。

所有王應遴引自《醫學疑問》中的問題恰好都是他無法回答的,這種可能性并不高。

比對兩書可以發現,還是有一些問題具有較高的關聯性的。譬如,《醫學疑問》中有一問"求嗣方,男服女服湯藥、丸藥之神方妙法,切願一一詳教",而在《答朝鮮醫問》中則有"凡人無子,調治婦人而不能取效,云何"。既然在萬曆四十五年(1617),朝鮮醫官已詢問男子服用的求嗣方,應當是清楚不孕不育并不能完全歸咎於婦人,又怎會在此之後提出這樣的問題來。那麼這一問是否可能是王應遴引自《醫學疑問》之前兩國醫官往來的筆談呢？可能性也不高,因爲據《醫學疑問》所附的"禮部移文"一篇所言"自前使價來,例遣醫官就質於太醫院衙門,而中曠有年,疑義滋多",可見明與朝鮮之間暫停醫學交流日久。王應遴引用更早的醫學問答的可能性不高。現將兩書可能有關聯的問答列於表2,以供研究。

表2 《答朝鮮醫問》與《醫學疑問》關聯的問題

《答朝鮮醫問》	《醫學疑問》
凡人無子,調治婦人而不能取效,云何	求嗣方,男服女服湯藥、丸藥之神方妙法,切願一一詳教
《格致論》賈氏婦但孕三月左右必墮,何故	《東垣十書·格致論》有"左右必墮","本來面目,頭舉、自滿、空減"之説
目疾腫熱,欲盲用苦寒之藥不效,云何	上熱眼疾
咽喉腫痛,服盡寒凉之藥不愈,云何	上熱咽喉痛
血氣并虚,當調治何臟爲先	氣虚,治療湯藥、丸藥,切願詳教 血虚,治療湯藥、丸藥,切願詳教
痔漏當何法治之	痔疾,今人人所患尋常之病,然一得其證,快差著鮮少,必有行用奇方妙藥,切願詳教
齒痛、上下牙腫,經絡何屬	齒痛[1],服藥及取蟲之法,切願見教

[1] 此處原文爲"齒痕",然查無"齒痕"之病名,或爲"齒痛"的誤謄。

表2中所列問題雖具有一定的關聯性,但也存在明顯的差異。針對這種差異,筆者分析有以下三種可能性。

(1) 表2中所列《答朝鮮醫問》中的7條問題確實來自明萬曆四十五年(1617)傅懋光與崔順立的問答,但王應遴所參考的并非是《醫學疑問》一書。首先,崔順立代表朝鮮内醫院與明朝太醫院交流,其所問應當不是崔順立個人隨想隨問,而是蒐集了朝鮮内醫院衆位御醫的問題而成。因此朝鮮醫官當在問難質論之前備有《問目》一篇。其次,朝鮮醫官與明朝御醫針對某一問題的質論應當不僅僅是“一問”“一答”即告結束,而是多次問答討論。朝鮮醫官所問的問題也可能在討論中與原問有所差異。這些問答的筆談記録的内容應當遠遠超過《醫學疑問》一書所列。王應遴或是參閲了《問目》與筆談記録[①]中的内容,因此其所問纔會與《醫學疑問》一書有所差異。在《答朝鮮醫問》一書中,王應遴所輯録的問題從遣詞上來看,更偏於口語化,問題中多用“云何”“何故”等詞。而相比較來説,《醫學疑問》中所列的問題更爲書面化,相對於“云何”等詞,傅懋光多用“切願詳教”一詞來表述。這或許是《醫學疑問》一書在後期編纂時所作的修正。

(2) 表2中所列《答朝鮮醫問》中的部分問題是來自萬曆四十五年(1617)之後的問答。如“目疾腫痛,欲盲用苦寒之藥不效”與“咽喉腫痛,服盡寒凉之藥不愈”兩問,或許正是朝鮮醫官在萬曆四十五年的問答結束之後依然無法解决的問題,因此再次問難於明朝太醫院時所列的問題。

(3) 王應遴修改了朝鮮醫官的問題。王應遴其人并不擅長診療與用藥的手段,在醫理的研究上却功力深厚。觀《答朝鮮醫問》一書,無論是問題還是回答均是從理論方面着手,這與朝鮮醫官在《醫學疑問》中所表現的更重視臨床診療手段的提問方式大相徑庭。王應遴修改問題可能是爲了能够更全面地闡述自己的醫學見解。例如表2中的“目疾腫痛,欲盲用苦寒之藥不效”“咽喉腫痛,服盡寒凉之藥不愈”以及“血氣并虚,當調治何臟爲先”三

① 此處的《問目》與筆談記録雖未見相關史料記載,但應有此二書存在。

問,可能是王應遴考慮到傅懋光未分析到的病理原因,是對問題的深化。

四、《答朝鮮醫問》的構成

《答朝鮮醫問》一書是王應遴搜集整理部分中朝醫學筆談文獻所得,那麼該書究竟收集了多少筆談文獻的内容呢?筆者認爲王應遴至少收集了三份文獻。

首先,《答朝鮮醫問》一書應當收集有萬曆四十五年(1617)明太醫院教習傅懋光與朝鮮内醫院教習醫官崔順立的醫學筆談内容,這在上文已作詳述。

其次,《答朝鮮醫問》的問方之一崔順立,"於光海君九年[①]例外連三次赴京"[②],而在王應遴《答朝鮮醫問》一書的卷首署有"朝鮮國貢使内醫院正崔順立、安邦正尹知微問,文淵閣管理誥敕大理寺左寺左評事王應遴答"。在萬曆四十五年時,"就質於"太醫院的崔順立還是朝鮮内醫院教習醫官,而并非内醫院正。因此筆者認爲《答朝鮮醫問》一書應當至少收録有另一次崔順立與明朝御醫之間的筆談記録。

最後,《答朝鮮醫問》一書問方的另一人尹知微是否是與崔順立一同前來的呢?目前并未發現有任何證據證明兩人是一同前來的。筆者曾見過一篇關於《答朝鮮醫問》的禮部質問呈文,然遺憾的是未能親見全文。現附呈文於下,或可作參考。

> 謹呈:爲質問醫方事。小邦,海外荒僻,聞見寡陋。醫術藥方,雖購得於中朝,而書未廣傳,術無所稽,岐黄秘奥之旨、藥石温良之理,尚未洞解。自前使价之來,例遣醫官,就質於太醫院衙門。故頃年國王選委内醫院正崔順立、安國臣等,呈請質問。伏蒙大部移文該院,許令出入證正,指迷指昏,開益頗多。小邦之人,欽戴同人之化,不勝感激。

① 即萬曆四十五年,公元 1617 年。
② 國史編撰委員會編:《朝鮮王朝實録　光海君日記》(鼎足山本),1971 年,第 677 頁。

第所證質，未免疏漏，詳略不齊，疑義兹多。兹又選差内醫院正尹知微隨職前來，欲將外誤件款，更爲稟問。煩乞大部查照舊例，轉行太醫院衙門，并發門票，以便往來講質。俾小邦得蒙博施之澤，不勝幸甚。[1]

此篇呈文中明確地顯示，尹知微是在崔順立之後，而尹知微的前來則與《答朝鮮醫問》的成書有着密切的關係。

因此筆者認爲，《答朝鮮醫問》一書并非是王應遴針對某次兩國醫官醫事探討的作品，而是對至少三次的中朝醫學筆談的總結與補充。

五、小結

明朝萬曆末年至天啓初年的中朝醫學交流的確是當時兩國醫學界的盛事，兩國朝廷也對此非常重視，派遣對答的醫官均是一時之選，傅懋光、崔順立、尹知微都在日後成爲兩國醫學界執牛耳者。傅懋光不僅在日後成爲了明朝太醫院的最高長官——院使，更是被破格升任爲太常寺卿（正三品），創當時醫官所未有。而朝鮮醫官崔順立、尹知微也先後就任朝鮮内醫院最高長官——内醫院正。他們之間的筆談足稱得上是中朝醫學界的巔峰論談。而《醫學疑問》作爲此次對話的直接記録，無論從醫學角度還是從史學角度來看都極具價值。

王應遴所作的《答朝鮮醫問》與《醫學疑問》一書則存在互爲印證的價值。當然《答朝鮮醫問》一書也記録有《醫學疑問》中所不涉及的問題，那可能是來自當時另一些醫官的筆談記録。作爲對未發現的當時醫學筆談資料的轉録，《答朝鮮醫問》具有珍貴的史料價值。而通過對比《答朝鮮醫問》與《醫學疑問》之間相同問題的不同作答，當時朝廷醫官與民間學者對醫學的不同側重也躍然紙上，其學術價值是無可估量的。

---

① http: //www. kobay. co. kr/servlet/wsoff/item/offItemView? item. itemseq = 1111QZ9PSXY # defaultInfo

胡兆新的受聘經緯

胡兆新,清代中後期一名民間醫生。其接受日本江户幕府邀請,於享和三年(1803)十二月隨商船赴日,住居長崎,至文化二年(1805)四月歸國[①]。旅日約一年半期間,胡兆新不僅爲市井庶民診療、教授長崎及江户醫師醫術,而且與文化學者、名人頻繁交流。其史實現以筆談、病案、詩文、書法等資料留存,對於研究中日醫學、文化交流具有一定的參考價值。

關於胡兆新生平及其醫學生涯,雖然未見正式的文獻記載,但是依據現存資料《胡氏方案附録》所收《清醫胡兆新江相尋申度事》[②]《清国醫事問答》[③]《清醫胡兆新問答録》[④]《胡兆新問答書》[⑤]《栗園叢書》所收《胡兆新御答書和解》[⑥]《清客筆語》以及《邀請唐醫赴日事宜　關於十二家船主所提要求評議書》[⑦]等得知,胡兆新,名振,號星池、侶鷗,蘇州吴縣(今江蘇省蘇

① 金井俊行:《長崎年表》,文會社,1886 年,第 2、20 頁。

②《胡氏方案附録》1 册,抄本,東北大學附屬圖書館狩野文庫收藏,第九門,二一九六五。

③《清国醫事問答》,《宫内廳書陵部和漢圖書分類目録》二七六函三六五,宫内廳,1953 年,第 1478 頁。

④《清醫胡兆新問答録》,《宫内廳書陵部和漢圖書分類目録》二〇五函一五七,宫内廳,1953 年,第 1478 頁。

⑤《胡兆新問答書》,《東京大學綜合圖書館目録》,v 十・一三六・東京大學綜合圖書館,財團法人日本古醫學資料センター,1978 年,第 3 頁。

⑥《栗園叢書》"胡兆新御答書和解",《東京大學綜合圖書館目録》,v 一一・二二一〇・東京大學綜合圖書館,財團法人日本古醫學資料センター,1978 年,第 3 頁。

⑦《清客筆語》以及《唐醫連渡方之儀ニ付十二家船主申立候趣評議仕申上候書付》1 册,抄本,北里研究所東洋醫學綜合研究所書庫委托修琴堂藏書收藏。

州市吴縣)人,59 歲時應邀赴日。他自幼喜好讀書,20 歲立志儒學,後因體弱而棄儒學醫,師事名醫何鐵山[①]。胡兆新不僅精通醫學,而且擅長詩文、書法,旅居長崎期間,與日本醫師、文人積極交流。其人品篤厚,待人真誠。

胡兆新赴日行醫,有着特殊的時代背景。時當第八代將軍德川吉宗重視實學,不僅引進書籍與動植物等,并且對中國醫學頗感興趣。他委托中國貿易商船招聘醫師,輸入醫書[②]。幕府於正德五年(1715)公布《正德新令》。該令規定一年間中國入港商船數量不得超過 30 艘,并新頒"信牌"制度。此制度旨在禁止個人貿易,限制船隻承載量與貿易額。遵守此項規定的商船,方可獲得"信牌",入港交易。换言之,如果未獲"信牌",即使船舶靠岸,亦不得交易。因此,當時中國商人都努力獲取"信牌"[③]。當然,商人赴日是爲獲取經濟利益,而醫者隨乘商船,遠航日本,其目的雖不明確,但推測其動機不外有三:一是憧憬異國風情及好奇心;二是擴大醫學交流,意欲在國外大顯身手;三是追求經濟利益及名譽。赴日醫療不僅可以獲得日本政府的豐厚待遇,而且日本人極其重視中國藥品及醫書等,醫生赴日皆隨船携帶各種物品進行交换,以獲取利益。

歷史上,中國醫生赴日行醫持續不斷,主要有兩種方式:一是個人自主行爲,相關記載散見各種文獻中,人數難以準確統計;二是受日本政府正式邀請,抵日後居住長崎唐人館,其活動範圍由政府管理。如寬永四年(1627)浙江省金華府醫師陳明德、元禄十年(1703)浙江省杭州府醫師陸文齋赴日。享保三年(1718),吉宗敕令"帶回一位良醫",船長李勝先、鍾聖玉二人接受委托,於享保四年(1719),李勝先十二番船同載蘇州醫生吴戴南赴日。此後至文化初年,中國醫生陸續赴日行醫,《長崎年表》記載如下:

(1) 吴戴南,蘇州人。享保四年(1719)三月,乘十二番南京船入港,同年六月十二日,病殁。

---

① 《胡氏方案附録》中有何鐵山的相關記載。

② 《幕府時代の長崎》,長崎市役所收藏,東京筑地活版製造所,1983 年增印版,第 200 頁。

③ 大庭修:《江户時代の日中秘話》,東方書店,1980 年,第 32—36 頁。

(2) 陳振先，蘇州人。享保六年(1721)六月，乘丑十四番南京船抵日。

(3) 朱來章，福建汀州府人。享保六年(1721)七月，乘二十一番船抵日。享保八年(1723)十二月二十一日，乘寅二十六番船回國。享保十年(1725)二月五日，乘六番船再次訪日，享保十一年(1726)五月十三日，乘午三番廣州船歸國。

(4) 朱子章，福建汀州府人。享保十年(1725)二月五日，乘六番船抵日。享保十一年(1726)三月二日，病歿。

(5) 周岐來，蘇州崇明縣人。享保十年(1725)六月十八日，乘十四番船抵日。享保十二年(1727)五月十一日歸國。

(6) 趙淞陽，蘇州昆山縣人。享保十一年(1726)十月九日，乘二十六番南京船抵日。享保十四年(1729)八月二十八日，乘四番廈門船歸國。

(7) 胡兆新，享和三年(1803)十二月，乘子二番船抵日。文化二年(1805)四月，乘子九番船回國。[①]

根據以上記録推定，胡兆新乃幕府最後一次正式招聘的中國醫生，而享保十一年至享和三年約七十年間，未見中國醫生赴日的公文記録。大庭修分析其中原因，在於浙江總督實施的取締倭寇的措施，以及監督浙江等各省前往長崎的僞貿易貨船[②]。吉宗時代，日本不僅希望大量輸入中國醫書，而且對醫生、馬醫、擅長騎射者，以及動物，如象、馬等皆有需求。此時中國商船必須持有幕府所發"信牌"方可進行交易。不久，中國商人受到日本制約一事在江浙一帶流傳，李衛時任浙江總督，對此事十分關注，傳喚旅日歸來醫生朱來章、商人周岐來等人進行審訊。李衛反復申明大義，陳述國法利害，朱、周等人爲之所動，坦白奉告長崎實際情況。總而言之，此時中國政府加强對日本的防範，嚴格限制商船東渡日本。然而約七十年間，中國醫生出訪日本并未完全中斷，當然期間亦不乏因事先未獲批準，抵達

① 金井俊行：《長崎年表》第二，文會社，1886 年，第 21 頁。

② 大庭修：《享保時代の日中関係資料二》，《關西大學東西學術研究所資料集刊》9—3，關西大學出版部，1995 年，第 724 頁。

後被勒令遣返之例。如享保七年(1722),醫生陳行德乘十七番郭亨統商船渡航,但因未獲許可,被令暫留唐人館,後乘同船返回[①]。又據《胡氏方案附録》中《前々唐醫市治療被差免候、先例相調ね申上候書付》[②]所載,元文、寛保、延享、明和、安永年間,沈草亭、陳元僕、趙景清、李仁山、費雲加、汪繩武等人曾於長崎市診治病人,但赴日經緯不明,未見受幕府正式聘請的記録。

招聘胡兆新一事,經過長崎奉行慎重討論,并將報告上呈幕府。其過程載於《胡氏方案附録》中《寛政十二年申七月被仰渡候御書付寫》《此節申立候程赤城真之物和解》《唐醫連渡方之儀ニ付十二家船主申立候趣評議仕申上候書付》[③]等文書中。據以上文書可知,寛政十二年(1800)七月及享和三年(1803)二、三月,長崎奉行就中國醫生渡日一事向幕府提交報告,

---

① 大庭修《江户時代における中国文化受容の研究》,同朋舎出版,1984 年,第 461 頁。

② 《胡氏方案附録》所收《前々唐醫市中治療被差免候、先例相調ね申上候書付》原文如下:

“前々唐醫渡來仕節、市中料治被差免候古例相調候処、左之通御座候

一享保六丑年九月就御用唐醫被爲召朱來章被渡候処、彰城藤次右衛門方江三ヶ年之間、御預ヶ被爲置、市中療治も勝手二仕候様、被仰付候

一同十巳年十月就御用唐醫儒醫被爲召周岐來被渡候処柳屋次郎左衛門方江三ヶ年之間御預ヶ被爲置市中療治も勝手二仕候様被仰付候

一元文五申年閏七月三日爲療治沈草亭青木膳方江罷出候

一同廿六日爲療治陳元僕水野復右衛門方江罷出候。

一寛保二戌年四月廿七日より爲療治沈草亭、林幸三郎方江止宿仕候

一同三亥年四月廿五日爲療治沈草亭、趙景清官梅一二十郎方江罷出候

一同九月廿六日市中病人爲療治右之両人崇福寺へ罷出候

一延享二丑年閏十二月八日通事に李仁山種痘掛かり以後市中療治仕候

一明和七寅和年六月廿一日より爲療治沈草亭林梅庭方江七月廿一日迄日々罷出候

二女永三午年六月十二日より爲療治費雲加、江縄武、潁川四郎太方江罷出候

右之通御座候以上　五月”

③ 《胡氏方案附録》所收《寛政十二年申七月被仰渡候御書付寫》原文如下:

“当時館内二在留之唐醫戴思九醫術功者之旨、御醫師多紀安長及承、松平伊豆守殿江申上候由之処、弟子共之内長崎辺游學好ミ候者有之候ハゞ、差越対話爲致試候様被仰渡候処、当時弟子共之内可相越者無之候処、幸当地醫師西原長允儀者先年致出府、安長弟子筋二付、右之者対話爲致度旨安長申出候書面、五月晦日御同人守堀田摂津殿江御渡被成、長允館内江差遣、対話爲致候義者苦ヶ間敷哉二候間、当地へ申越候様摂津守殿被仰聞候由、中川飛弾守より申來候、勿論右対話問答之義者、長允江安長より以書状委細可申越旨二候間、右之趣其方共令承知、長允井唐人共通事共も可申渡置候、尤長允館内江相越唐醫対話之節者通事共立合候様可爲致候。申七月四日御渡。”

《此節申立候程赤城真之物和解》原文: (轉下頁)

并向中國船長提出申請。雖現無文書可查,是否獲得幕府允許,但胡兆新順利抵日,滯留一年半時間之事實,可以證明曾獲得幕府批準。

據《寬政十二年申七月被仰渡候御書付寫》記載,寬政十二年,幕府醫官多紀元簡建議長崎醫師西原長允(多紀元簡弟子)造訪唐人館,與醫術高

(接上頁)"去申年在館戴思九醫術功者之由被聞召上、御当地醫師西原長允老江試之義等被仰渡も有之候処、其頃右戴思九病気二而対話も不相遂内終二死去仕候、右は江府表御用二も相成可申義と乍恐奉存候二付、去秋仲ヶ間朱鑑池よりも唐醫師連渡之義申上置候へ共以今爲何御沙汰も無御座候、惣而仁術を業とし人命を預り太切成る業二御座候事故、熟練無之候而者仁術二も相当申間敷、素より御当地二も余多名家有之儀二御座候得共、此上当時唐国之治法直二相伝有之候ハゞ、猶更生々愛育之意二相叶可申候、猶又私共儀御当地在留中病気等差起り候之節、唐国之治法を以療養相加一入安気仕候義二御座候得者、疾々招請致儀度心掛罷在候得共、唐国二而是迄之病家を捨置無故難相渡趣二御座候得共、自然御当地二おひて御用可被仰付次第も御座候ハゞ、其趣申越連渡候様可仕候、然時者私共自身招請致候と違ひ醫療相止相渡候而も、却而本人二おひてハ家業之規模相願候心能渡來可仕由二御座候間、何卒御仁慈之思召を以御呼越之義、此節御沙汰被成下候ハゞ出帆二船より委敷中越当夏冬二かけ無相違、連渡候様可仕候、此段以書付申上候　亥二月　右書付之通和解差上申候　十二家船主程赤城　額川仁十郎"

《唐醫連渡方之儀ニ付十二家船主申立候趣評議仕申上候書付》原文如下:

"書面唐醫胡紹新渡來之義者、先在館唐商共療用之ため連渡候心得を以渡來爲仕、御手当銀札を以被下候義ハ同人渡海之上当地醫師江対話爲仕相試弥申立之通醫術功者にて御国之益二相成候事二有え候ハゞ、猶又取調申上候様被仰渡奉畏候、其段唐方江申渡候　享和三　亥三月十一日

高嶋作兵衛

去秋十二家船主朱鑑池申立候唐醫師連渡候義、当地二も名醫有之候へ共、唐国之治法相伝へ候ハゞ在館唐商二も療用相加へ候之節、安気仕候事故、猶又連渡方之儀、此節申立候処、右者功者之醫師連渡候心当も有之哉之段、御沙汰之趣を以相尋候処、江南省蘇州府之産胡紹新與申醫師北京太醫院何鐵山門生二而、当時専相行ハれ、高名之者に御座候間、此者連渡申度、右二付而者、在留中手当として一ヶ年五貫目程も被下骰度旨申出候間、評議仕候処、於唐国醫術功者被相行候者は容易二渡來も仕間敷哉、勿論一ト通り之醫師連渡候而は其規模無之事二付、其含を以、醫師之様子篤與相尋候処、右胡紹新義、蘇州表二而ハ醫業高名之者之由、額川仁十郎申聞候間、左候ハゞ渡來之上当地醫師江も対話爲致、実二醫術功者二而御国之益二も相成候者ニ有之候ハゞ、其節二至り御手当銀五メ目程者銀札を以被下置、相済可申哉之段、同人江申談候処、随分醫術御試被仰付、其験し有之候ハゞ、御手当被下慣度旨、申聞候間、先在留唐商共自分療用之ため連渡候心得を以渡來之積り可被爲成、御聞届哉二奉存候、然上者、追而渡海仕候上、当地之醫師江対話爲仕、彌申立候通、醫術功者二候ハゞ、御手当等之段者、猶又其節取調申上候義可仕候依之、此段申上候已上

亥三月　河野伴左エ門　野口長右エ門　小沢伝左エ門　吉野助十郎　中山新十郎　坂根俊五郎　山脇久平次　拓植三左エ門

書面唐醫連渡之義、出会所評議仕申上候通、右者追而渡來之上、当地醫師江も対話爲致、弥申立之通、醫術功者之ものニ有之候ハゞ、御国益二も相成候事故、其節二至り御手当銀之義ハ猶又取調申上候様可仕候間、先在留唐商とも自分療用之ため連渡之心得を以渡來之積り可被爲成、御聞届候哉二奉存候、此段申上候以上　亥三月　高嶋作兵衛"

明的醫生戴思九[①]對談，求教醫學。該建議獲得幕府批準。

又據《此節申立候程赤城真之物和解》，即唐通事（翻譯官）潁川仁十郎翻譯唐船十二家船主程赤城的書信，内容大致如下：因戴思九病殁，與西原長允對談的未得實現。該對談原本由幕府醫官提議，故長崎奉行於享和二年（1802）秋，委托船長朱鑑池延請中國醫生。然已逾半年，未見來者。

邀請清醫赴日行醫日見其難，其原因中國方面固有托辭，云醫者，仁術，人命攸關。清醫赴日，即可直接向日本醫生傳授醫術，又可爲旅居長崎的中國人治療疾病，使其獲得安撫。但是，清醫難以放置國内患者而不顧，若隻身赴日行醫，則意味着放棄中國事業，并影響家業繼承等問題，故招聘醫生時應考慮周到。上述實情若得以保障，此次歸航將詳細轉達日方要求，争取今夏或至晚今冬，携一名醫生同行來日。

翌年，即享和三年（1803），《唐醫連渡方之儀ニ付十二家船主申立候趣評議仕申上候書付》記載了長崎奉行所職員商討招聘清醫胡兆新的條件。作爲招聘醫生，胡紹新（胡兆新）之名首次見於正式文書。内容大致如下：船長朱鑑池推薦江南省蘇州府醫師“胡紹新”（胡兆新），據云胡氏乃北京太醫院何鐵山弟子。旅日期間的待遇，以一年五貫銀兩爲準。享和三年三月，日本方面審議認爲，中國名醫來日實屬難得，“胡紹新”（胡兆新）爲江蘇名醫，訪日期間將與當地醫者展開交流，推動日本醫學發展。如確有實力，不惜給予銀兩五貫及銀札。文中所言“將與當地醫者展開交流”，可知長崎本地醫生對於招聘清醫抱有强烈願望，熱切期待求教於名醫胡兆新。

依據現存資料以及日本各界評價，可考察胡兆新旅日從事醫療、交游、詩文等業績，同時比較中日兩國醫師的優劣異同。

---

① 有關戴思久的記載有《戴思九臨床醫案》，現保存於臺灣故宫博物館楊守敬觀海堂文庫，1987年臺灣新文豐出版社影印出版。此書後記中寫道“文政乙酉復月二十四日披閲一過，此册客歲嘉平月得於麴街書估。戴氏未詳何許人，宜他日考索耳。考古齋中呵筆記”。可以推知，戴思九旅日期間，主要爲中國人診病，尚未走出唐人館爲日本人診治。

胡兆新的長崎行醫

長崎奉行當初的計劃是,僅允許胡兆新對唐人館的商人實施診療,并與當地醫師對談交流。然而胡兆新抵日不久後的享和四年(1804)二月七日,即決定胡氏每月爲市民診療 12 天,地點在聖福寺、崇福寺。詳細記載見於《享和四子年二月十九日文化ニ改元》[①]《唐醫胡兆新市中療治願事》[②]《唐醫胡兆新治療效驗之次第相撰申上候書付》[③]等文書。

據《文化甲子年成瀨樣二月十九日改元御触》《唐醫胡兆新市中療治願事》所載,長崎奉行成瀨因幡守上呈請允胡兆新爲市民治療。享和四年二月七日,批準胡兆新每月逢二之日在崇福寺、逢七之日在聖福寺爲平民治病,并與當地醫師進行交流。文化元年(1804)九月六日,江户幕府派遣醫官造訪唐人館,向胡兆新請教醫術。

據《唐醫胡兆新市中療治願事》所載,前來就診的病人甚多,可知胡兆新的醫療效果頗好,深受庶民信賴。

此外,據《享和四子年二月十九日文化ニ改元》所載,文化元年九月初,

---

① 《文化甲子年成瀨樣二月十九日改元》,《唐人番倉田氏日記》,《鄉土志史料志》第四輯,海色社,1934 年,第 181 頁。

② 《唐醫胡兆新市中療治願事》,渡邊庫輔:《来舶唐人史料》,《穀堂遺稿抄》卷一,寫本,長崎市立國書館鄉土資料室渡邊文庫 3161—31269。

③ 《唐醫胡兆新治療効驗之次第相撰申上候書付》,《胡氏方案附録》,抄本,東北大學附屬圖書館狩野文庫收藏,第九門,二一九六五。

江户幕府派遣醫官赴長崎,每月逢四與九之日訪問唐人館,并令柴田文右衛門(長崎政府職員)負責安排,爲每位醫官配置役人,陪同左右,并周到地設定會面的細節,如詢問幕府醫官到訪時,唐人館是否開大門。對此唐人館方面表示,醫官雖具有直屬家臣以上的身份,但仍無法通融,婉言謝絶。

現存清醫每月逢六之日前往聖福寺爲市民診病的資料,當時由醫師真野三圭負責記録,但資料并未記載診療醫師的姓名。但據《同(文化甲子年二月)七日唐醫胡兆新爲療用》一文可以推知,幕府醫官前往唐人館拜訪以及於崇福寺、聖福寺診療的清醫,無疑指胡兆新。

《唐醫胡兆新治療效驗之次第相撰申上候書付》《藥品製法弁》[①]兩文書爲文化元年四月,醫師真野三圭、西原長允聯名上呈高橋作兵衛的報告,後編入《胡氏方案附録》中。

《唐醫胡兆新治療效驗之次第相撰申上候書付》明確記載胡兆新爲市民診療始於享和四年(1804)二月十二日,診療時真野三圭、西原長允陪同,至四月診療數十人之多。

文書最後列舉診療效果明顯的三個病例,表明胡兆新與日本醫生在治療方法,以及病因病理分析上存在差異,尤其用藥分量以及藥品炮製有較大區别。

中日處方用量相異,當時日本常用量一般日三服,共二十七八錢左右。而胡兆新開方一服即需二十至三十五六錢,藥量約爲日本的三倍。此外,使用藥品多遵循宋元以後劉、張、李、朱四家用藥法,以酒炒、醋浸泡、微火煮炮製而成。

《藥品製法弁》記述了中日臨床用藥的差異,中國醫生一遵古代炮製法,日本則“五十年來諸多卓有見識之名家,廢止以往製藥方法,研究藥物自然功效”。

日本反對炮製藥物,重視自然功效的見解,最早見於享保十六年

① 《藥品製法弁》,《胡氏方案附録》,抄本,東北大學附屬圖書館狩野文庫收藏,第九門,二一九六五。

(1731)香川修庵的《一本堂藥選》,該書在凡例中反對炮製藥物,主張發揮自然功效,云:"凡藥不須假制,有物有則,萬品各有天生自然之效用。如桂枝發汗、芍藥治腹痛、桔梗治咽痛、附子温、大黄瀉是也。此乃天生自然之才,固不須他借也。"[①]此説一出,即遭各派本草學家的批判,認爲其説與中國本草傳統思想相左。但不可否認,香川修庵欲賦予本草學一嶄新面貌的現實主義傾向,對於後世學者,尤其是日本古方派影響較大。

一、《胡氏方案》所載胡兆新醫術

胡兆新赴日當初,規定以治療長崎唐人館清商疾病爲主,但未見相關醫案傳存。而診治日本人的醫案則編輯成册,名曰《胡氏方案》[②]《胡氏臨証醫按》[③]。

《胡氏方案》共5册,原沓抄寫。第一册爲《胡氏方案卷一》,第二册爲《胡氏方案卷二》,第三册爲《胡氏方案卷三》,第四册爲《胡氏方案卷四》及《胡氏方案拾遺》,第五册爲原沓與胡兆新問答,以及原沓於文化甲子冬所撰後記。

《胡氏方案》收録胡兆新長崎醫治病案172例,共計494次診療記録。

病例皆記録就診時間、病人姓名、症狀、處方。患者基本爲日本人。《胡氏方案》記録的醫案時期,爲文化元年(1804)二月二日至十二月二十七日[④],約十個月。

據《崎館箋臆》《清客筆語》所載,原沓即松江藩醫藍川玄慎。《胡氏方案》爲文化元年(1804)九月至十二月,藍川玄慎與幕府醫官吉田長達、千賀

① 香川修庵:《一本堂藥選》,《近世漢方醫學書集成·香川修庵》六八,名著出版,1982年,第334、335頁。

② 《胡氏方案》,抄本,松江日赤病院附屬圖書館,架號四十五。

③ 《胡氏臨証醫按》,抄本,蘇州市圖書館古籍部,架號814·933。

④ 郭秀梅:《清醫胡兆新の〈胡氏方案〉について》,《日本醫史學雜志》第45卷第2號,第百回日本醫史學會總會,抄録號第164,第165頁。

道榮、小川文庵游學長崎,向胡兆新求學的記録。三名醫官告别長崎後,藍川玄慎亦於文化二年二月離開長崎返鄉。同年四月,他被任命爲江户蕃邸御醫,俸禄十人扶持①。

《胡氏臨証醫按》上下兩册,千賀氏編,文化七年庚午(1810)六月千賀道榮撰寫序文。據序文所述,《胡氏臨証醫按》收録癸亥(1803)至乙丑(1805)間胡兆新診治的病例。顯然,該本由後人整理而成,故未記診療日期,并且用的是刻板用紙抄寫,從中可以推測當時編撰者曾計劃刊刻發行該書。

現存診療醫案并非胡兆新行醫的全部内容,正如原沓所説"每見高案,必隨寫隨誦,歸必誦復"。《醫按》精選胡兆新臨証有效病例,涉及内科、婦科、外科、小兒科等,及其精湛醫術治愈的各種疑難病例及慢性疾病。

本文試舉《胡氏方案》中三例病案所記病狀、處方、治療效果,從而窺見胡兆新醫術之一斑。

病例一,森安宗亭,74 歲,享和壬戌年(1802)五月發病,症狀:突然昏倒,不省人事,口鼻歪斜,言語不清。曾接受四五十日治療,短暫恢復。但翌年十月再發。症狀:牙關緊閉、頭暈目眩、嘔吐等,病情加重。處方:甘草瀉心湯,温膽湯加酸棗仁,又加地黄飲子。但效果不佳。次年二月初,轉至胡兆新處就診,二月十二日、二十二日,三月二日、十二日、二十二日,共計就診 6 次。病情逐漸好轉。胡兆新認爲,此前醫生所用甘草瀉心湯、温膽湯等,皆屬苦寒清熱藥,因患者高齡,應該考慮由於肝腎陰虚造成肝風内動,適用甘温滋陰藥。經過兩個月治療,病情明顯好轉。

病例二,長川政八,18 歲。8 歲時患腹痛,經過各種治療,病情得以控制。1803 年秋,食生魚後發病,雖經治療,不見好轉。二月二十二日、三月七日,接受胡兆新診治。首次處方以和血、通絡、順氣爲主,第二次以和中、

① 《列士録》,抄本,島根縣立圖書館收藏,架號 26。

調氣、養血爲主。經胡兆新準確辨証，對症治療，長川政八的腹痛痊愈。與前醫平胃健脾法不同，胡兆新采用通血絡、順稟氣法，數次治療後，困擾政八十年之久的疾病得以治愈，故贏得"奇手"之美譽。

病例三，松屋胸太郎，10歲。三月下旬，出現寒熱、乾嘔、煩渴、小便赤澀、衄血等症狀，醫生診斷爲風寒蟲積症，服用九味清脾飲及天花粉，七八日間病情加劇。四月二日、五日、七日頻繁接受胡兆新治療。胡氏辨證認爲屬於温邪化熱、陰氣虧虚。其處方亦與前醫不同，其中大量配伍梔子、豆豉，令衆醫感到新奇。松屋經十日左右的治療，諸症好轉，轉危爲安。

通過以上病案可知，胡兆新使用異於當地醫生的治療方法，治愈疑難病例，確實技高一籌。

根據《胡氏方案》後記所載，胡兆新當時寄居友人程赤城家中，往返於聖福寺、崇福寺診療，前來求診者不計其數，治愈病人舉不勝舉，乃至名聞江户。同時，長崎尹將治療方案呈報幕府，江户幕府頗感清醫治病奇特，故决定派遣醫官至長崎向胡兆新請教。

如前所述，經長崎奉行成瀨因守幡批准，胡兆新於文化元年二月以後，每月逢二、七之日，前往聖福寺、崇福寺診療，每月六日爲平民診療。九月以後，每月逢四、九之日，幕府醫官前往唐人館與胡兆新交流。但是，二月至七月之間，胡兆新實際診療日數多於指定日數。據《胡氏方案》所載，四月出診12天，有97次診療記録。可知其診病繁忙。八月以後，胡兆新開始按照規定日期出診，故診療記録明顯減少。或因九月以後每逢四、九之日，需要教授幕府醫官，故無暇診療。

二、《大田南畝全集》所載胡兆新醫療活動

胡兆新在長崎的醫療活動，備受長崎奉行及醫師重視，而且此時(1804年九月十日至1805年十月十日)幕臣大田南畝出任長崎奉行所支配勘定役職務，對於胡兆新醫療活動頗爲關心，留下有關胡兆新的記事，對追溯胡

兆新的業績具有重要價值。

關於胡兆新的診療記述,可從文化元年(1804)大田南畝寄往江户的書信中窺知一二。據《蜀山人尺牘》十月十六日①、《瓊浦雜綴》②所載,日本醫生手持藥箱至病家診療,而中國醫生僅開處方,即便長年診病,亦不諳藥物。胡兆新敬佩日本醫生醫、藥皆通。

另外,據云奥原重藏曾整理胡兆新醫治藥方 7 册,包括有效處方,但該處方集所在不詳。

三、書信請教難病治療

雖然胡兆新每月六日前往聖福寺、崇福寺治病,但是仍有衆多患者無法就診。或有久病不愈的病家仰慕其名聲,通過醫官或書信求診。如《松平伊織夫人病情信》即爲説明松平伊織夫人的病情,致函胡兆新,尋求治療③。胡兆新親書回函,見圖 1。

松平信中云,夫人 7 年前産後,罹患小便淋瀝病,多方求治,服用各種藥方,但病情未見好轉,特向胡兆新請教。日本醫生診斷,病機在於敗血凝聚,或氣道壅塞,或肝血不足,或癥瘕,所開處方皆無效果。胡兆新認爲,婦人病多與奇經八脉有關,膀胱氣化阻滯,肝腎受損,因後天脾胃尚健,原則上當以滋養三陰、調節八脉法,處方大補陰丸、腎氣丸、左歸丸、龜鹿膏等方

---

① 《蜀山人尺牘》,《大田南畝全集》第八卷,吉川弘文館,1908 年,第 454—458 頁。"十月十六日"原文如下:"此度参り居候唐醫胡兆新え相談いたさせ候処、別紙之通藥方書付くれ申候、めづらしきもの故胡兆新直筆之まま進上いたし候間御藏し置可被成候、よくよく醫者の文盲でなき男に御見せ被成御用ひ被成候て可然候、文庵子はよろしくかるくべきと申候、一体和らかなる療治ゆへよろしく候、二七の日は長崎崇福寺え出て、日本人之療治いたし、右療治請候に藥をもり候事無之、此別紙之通り藥方を書あたへ申候、是唐にての療治は皆々如此の事の由、日本醫者の藥箱の便利なるを見て感心いたし候由に候、此胡兆新療治之藥方七册もはや奥原重藏に写させ申候、余程奇方有之由に候。"

② 《瓊浦雜綴》,《大田南畝全集》第八卷,吉川弘文館,1908 年。第 432—439 頁。原文如下:"唐山には切艾なし艾を丸めて灸とす、胡兆新いへるよし、小川文庵の話、二月二十日。"

③ 《松平伊織奥方の容体書》,北里研究所東洋醫學綜合研究所醫史學研究部所藏,1999 年購入。

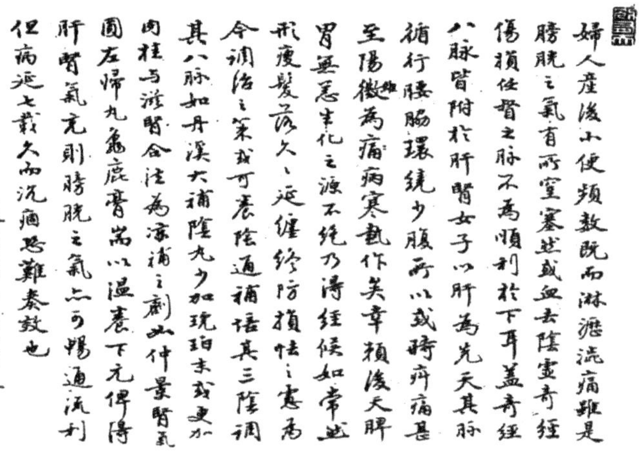
婦人産後小便頻數既而淋瀝流痛雖是
膀胱之氣有所窒塞然或血去陰虛奇經
傷損任督之脉不爲順利於下耳蓋奇經
八脉皆附於肝腎女子以肝爲先天其脉
循行腰腸環繞少腹所以或時齊痛甚
至陽微爲痛病寒熱作矣幸損後天脾
胃無恙生化之源不絶乃得經候如常然
形瘦髮落久之延懼終防損怯之患爲
今調治之策或可養陰通補培其三陰調
其八脉如丹溪大補陰丸少加琥珀末或更加
肉桂与滋腎合法爲涼補之劑如仲景腎氣
圓左歸丸兼鹿膏尚以温養下元俾陽
肝腎氣充則膀胱之氣上下暢通流利
但病延七載久而沉痼恐難奏效也
蘇門胡兆新謹覆

圖 1　胡兆新給對松平伊織的回信

藥，并直言此病因拖延多年，難以根治。總之，日本醫生診斷此病時，一般以氣血、臟腑辯證爲主，完全未涉及經絡理論，而胡兆新則依據婦人生理特性，着眼於奇經八脉。可見，胡兆新與日本醫生辨證思維不同。

四、胡兆新的事迹年表

根據現存資料，整理胡兆新長崎期間活動如表 1。

表 1　胡兆新在長崎活動表

時間	事　　迹
享和三年(1803)	十二月，乘子二番船赴日。
享和三年(1804)	二月七日，决定每月逢二、七之日前往崇福寺、聖福寺診病。 二月十二日開始診療。真野三圭、西原長允陪同。
文化元年(1804)	二月十九日改元。 五月，胡兆新回答來自江户醫官的提問。 秋七月下旬，幕府醫師吉田長達、千賀道榮、小川文庵及松平出羽侍醫藍川玄慎自江户出發，九月上旬抵達長崎，直至十二月上旬，每月逢四、九之日前往唐人館，向胡兆新請教，并且陪同胡兆新至崇福寺、聖福寺診療。

（續表）

時間	事　　迹
	八月七日，爲聖福寺第九代龍門雷大和尚書寫賀章。 九月六日，幕府醫師訪問唐人館。十九、二十四日，胡兆新與四位醫師筆談。二十四日筆談中，日本醫師提問艱澀，令胡兆新感到不快。 立冬後一日，大田南畝爲《崎館箋臆》作序。 十一月二十七日，與吉田長達書信往來。 十二月朔日，爲大阪陣時成瀬因幡守祖先一齋君墓碑揮毫。 十二月十一日，千賀道榮出發，正月二日抵達大阪。 十二月二十六日，小川文庵、吉田長達出發，正月二十日左右抵達大阪。 爲中村嘉右衛門所藏森狚仙猿繪題詩。 與米庵討論毛筆剛柔。
文化二年(1805)	二月二日，在唐人館觀劇，大田南畝出席。 二月，藍川玄慎返回江户。 四月，乘子九番船歸國。

胡兆新的文人交流

一、交游

胡兆新旅日期間,與小川文庵等醫官頻繁交流。而大田南畝供職長崎期間,由小川文庵擔當主治醫,上述書信中亦提及小川文庵。大田南畝雖然屢屢向江户報告胡兆新的醫療情況,可是目前尚未發現二人交流的詳細資料。僅據《瓊浦雜綴》[①]記載得知,大田南畝於文化二年(1805)二月二日唐人館觀戲時,曾與胡兆新會面。

另據大田南畝著作所載,小川文庵爲大田診病的同時,還提供了有關胡兆新等的信息。《窗之鎖國》中記載"程赤城(在留唐人中精通和歌俳諧)與唐人名醫胡兆新友情篤厚,并與江户大田蜀山人關係密切"[②]。

此外,文化元年聖福寺第九代龍門雷大和尚就任聖福寺住持方丈時,胡兆新親書賀章,并與著名書法家市河米菴探討毛筆剛柔。又《長崎談叢》

① 《瓊浦雜綴》,《大田南畝全集》第八卷.吉川弘文館,1908年,第588頁。
② 增田良吉:《窓の鎖国》,朝日新聞社,1943年,第83頁。

中記載,爲商討藥品等事宜,胡兆新時常訪問中村家[①]。

胡兆新旅日期間,雖然主要從事醫療活動,但是除患者、醫師之外,與各界人物皆有交流,尤其在文學方面影響較大。可見,胡兆新與歷來招聘的醫生不同,有一定的活動範圍及交友自由,或是他的醫術、才能、人品獲得信賴之緣故。

二、詩文

當時文人常以詩會友,胡兆新亦擅長詩文、書法,因此結交朋友的機會頗多。胡兆新旅居長崎時期所作詩文收録於《百舌的草莖》《蜀山人尺牘》《瓊浦雜綴》《瓊浦又綴》等書中。根據胡兆新所作詩文,大體可以推測其性格特點及旅居長崎期間的心境。大田南畝在《百舌的草莖》[②]中評論胡兆新七言律詩寫道:“充斥不滿情緒,想必落第書生,逃避於醫界矣。”[③]

《蜀山人尺牘》收録胡兆新兩首五言詩,體現其思念故鄉之情。赴日不及一年,胡兆新難耐思鄉之情,每晚夢見故鄉、兒女。歸國前他致信大田南畝,理應向長崎官府表達謝意,然而其在信中直言苦悶心情。

文化二年二月十五日甲子初秋於崎陽旅館雨後聞蟬有感之作

一雨生涼思,羈人感歲華。

蟬聲初到樹,客夢不離家。

---

① 林源吉:《書人狙仙と噂の多良岳》,《長崎談叢》第19輯,藤木博英社,1938年,第38—39頁。原文如下:“狙仙はこの中村家と関係を有し同家で描いた猿の圖に清国人胡兆新は絶壑深蔵境自幽、逍遙携子任遨游。夜深莫向山啼月、感動人懷無恨愁。と賛をした。唐館御出入の中村家は別けて藥品貿易が盛であった関係から胡兆新は屢々同家を訪ねた。(中略)胡兆新が祖仙の画に題したのは甲子の歳にて即ち文化元年、作品は巾一尺三寸長三尺五寸彩色密画の絹本にて中村家の後裔蒲地信氏が現在秘蔵されている。”

② 大田南畝:《百舌の草莖》,吉川弘文館,1908年,第550頁。“九月十七日”原文如下:我學空門并學仙、朝看紅日暮蒼煙。蓬莱一別方平老、不及王喬正少年。癸亥冬日爲如登先生正、胡兆新。

③《蜀山人尺牘》第五卷,《瓊浦又綴》,《大田南畝全集》第八卷,吉川弘文館,東京,1908年,第220頁。

海北人情異，江南去路賒。
故園兒女在，夜夜卜燈花。

蘇門胡兆新

人説洋中好，我亦試輕游。
掛帆初意穩，風急繫心憂。
漸漸離山遠，滔滔逐浪流。
不堪回憶想，鄉思滿腔愁。

在乍揚帆離山試筆爲南畝先生雅正①

該詩似乎流露出胡兆新對此次赴日有後悔之意。

《瓊浦又綴》中收録胡兆新致聖福寺方丈賀文："聖福古叢林，巍巍聲百尋。我自到崎陽，一載頻登臨。未訪赤松子，先探白雲岑。寺中老比丘，超凡入慧心。道高千倡捷，水滿一投針。説法天花散，行吟仏語源。久宜尊上坐，瞻禮遐迷欽。小詩不足賀，鄙僅污梵音。時在甲子小春書奉龍門大和尚隆坐之喜即請法鑒。蘇門胡兆新拜稿。"②一年中頻繁造訪聖福寺，應該是出診治病。

另外，胡兆新詩文中罕見贊酒詞句，可知胡兆新并不嗜酒，而且具有性格内向拘謹的一面。

三、書法

據《蜀山人尺牘》等資料所載，大田南畝等長崎文人贊嘆胡兆新的書

① 《蜀山人尺牘》第五卷，《瓊浦又綴》，《大田南畝全集》第八卷，吉川弘文館，東京，1908 年，第 220 頁。
② 《文化元年聖福寺主方丈となりし時・賀章》，《瓊浦又綴》，第 220 頁。

法，偶請其揮毫，并仿效學習[①]。

《手紙雜志》中收録市川米庵與友人林某的往來書信，信末附有其走訪長崎時與胡兆新的筆談内容[②]。

《米庵墨談》卷一、卷二記有米庵向胡兆新請教書法、真迹、墨筆剛柔等内容[③]。市河米庵，日本江户後期著名書法家、漢詩人，一般認爲其書法專習宋代米元章，其實此時他亦受到胡兆新的影響。

據《瓊浦雜綴》所載，長崎奉行成瀨因州祖先一齋君葬於大阪佛照寺，墓碑刻字由胡兆新所書[④]。

---

① 《蜀山人尺牘》，第 442 頁。"十二月十六日"原文如下："当年入津唐人頭立候もの計名前別紙入御覧候、此中に九番船江泰交と申もの書画宜候由に付絹地遣し置候、医胡兆新書も宜候間、是亦絹地遣し置候、何にても亦々御好みの詩歟文字等候ば書せ遣し可申候、李白題詩水西寺の詩も頼み置候」《同書》二月二十五日「胡兆新も当春は帰国故絹地二三枚かかせ候処、ことの外見事に候、江泰交も画を書かせ、山水画帖に入れ申候、時々展翫いたし候。"

② 《名家書簡資料集》第六卷，《手紙雜志》第四卷第五號，株式會社ゆまに書房，1987 年，第 211 頁。原文如下：

"四月廿又五林交契二白、過日御屬之胡兆新筆語数十枚之内、一枚相附上、筆談とてさしてむつかしき事も無之候。足下御在崎中、渡來之舶商と御筆談可有之候。江之閣余荷舟など居合候へば、せめてもの事に候。僕西游之日、兆新僅々一年有余之在館に相会し、実に奇遇と奉存候。伊孚九などより書風下候得共、江餘に比すれば一著高く相覚候。去今十五年、憶旧夢中事也。

僕有臨池之癖，近見先生之書，用筆不凡，自今欲從事於先生，伏請筆授。河三亥

僕愧書法不工，何敢從事之称？尚須請教。尊書高妙入神，指教爲幸。胡兆新"

③ 《日本書論集成》第二卷《米菴墨談》，汲古書院，1978 年，第 30 頁。原文如下：

"卷二・サキニ長崎二游シトキ舶醫胡兆新二書法ヲ問シニ又多ク古人ノ真蹟ヲ見ルニアリト答ヘリ然レモ身万里ノ外ニアリテ名人ノ真蹟二遘二事実二至難ノ事ナリ

卷二・論筆剛柔「曩二余崎港ニテ胡兆新二羊毫ノ用法ヲ問ヒシニ、其答二云先ツ一寸ノ筆頭ナレハ、七八分モヲロシ墨水ヲ能ク含濡シ、正鋒懸腕ニテ徐二書スレハ墨水筆ノ運動二随ヒ、自然ト紙二透徹シ宛転トソ態度ヲナシ温籍ノ妙墨水ノ和ヲ得テ生ス、凡大小筆モ皆カクノ如ク、深クヲロスヘシト云リ、爾後此法ヲ以テ書スルニ墨痕沈着シテ、言外ノ趣マルヲ覚マ然モ懸腕書ヲ能ヤサル人ハ羊毫ヲ用マル事アタハス此中ノ旨趣共二語ルヘカラス余マタ兆新カ此方ノ状書筆ニテ書スルヲ見テ疑問ヲ発セシニ兆新云：コレ佳筆ニアラス但深クヲロストキハ柔毛ニメ書シャスミ、惜ラクハ筆頭中ニカタキモノワリト云リ、余マタ思フニ唐筆ハ墨ヲタモチャスク、和筆ハ墨ヲタモチカタンシ大抵唐毫ハ頭根痩テ、中肥タリ、和毫ハ根ヨリ頭二至マテ次第二痩テ細シ、コレ自然ト彼是ノ違ヒナリ余力筆二生花堂兄弟トモニ制筆ノ妙ヲ得タリ此コト彼ヨリ委ク聞ケリ」"

④ 《瓊浦雜綴》上卷，《大田南畝全集》第八卷，吉川弘文館，東京，1908 年。第 579 頁。原文如下："崎尹成瀬因州正定の家にて毎年十二月朔日三杵餅といふを人々に食はしむ、これは大坂各御陣の時先祖弌斎君この日出陣をいそぎて、舂きかけし餅をそのままに厩の馬にくはしめて、さて自分も食ひ士卒もくひて出陣し給ひしとそ、今も赤飯のやうにてやはらかなるものに豆粉をそへてまづ厩にそなへ後に自らも人々もめすなり、一斎君の墓大坂の仏照寺にあり、今年甲子林祭酒に文をこひ清国醫胡振兆新にかかしめて、仏照寺にたてらるっといふ、十二月朔日。"

此外,《五山堂詩話》收録“伊澤蘭軒”中有關於胡兆新的記述,原文如下:“星池秦其馨,書法遵逸,名聲日興。舊嘗游崎陽,私淑吴人胡(兆)新,遂能傳其訣,獨喜使羊毫筆。”[①]

秦星池《和漢對照書札》附其秦書目中所記“十三跋蘭亭貼,嗣刻,墨本原本快雪堂法帖臨胡兆新先生書”“臨清人胡兆新先生山静帖,續刻墨帖”[②]。秦星池自江户游學長崎時,私淑胡兆新書法,其後於書法界博得聲譽。他自號星池,亦與胡兆新相同,足見其對胡兆新敬仰之情。

又據《杏林叢書》收録《蘭軒醫談》記載:“文化初年旅居長崎一年,與清客程赤城、胡兆新等人風雅文字交流。”[③]然而,此記載存有疑義。文化三年至文化四年,伊澤蘭軒暫居長崎期間[④],胡兆新已歸國,推知蘭軒與胡兆新會面并非屬實。

《長崎古今學藝書畫博覽》記:“胡毛新,享和三年來日,精通儒學、醫學,與文人墨客交流。”[⑤]此處誤將胡兆新作胡毛新。

四、心境

關於胡兆新當初應邀赴日的居留期限,未見資料記載。依據當時胡兆新活躍的情況,及所獲的醫界、學界好評,他理當留日更長時間,然而僅一年半左右就歸國了。溯其原因或有二,依據當時規定,渡航及返航必須搭乘相同船隻,故歸國日期當按照商船歸期而定。又如前所述,胡兆新時而難以應答幕府醫官提問,并驚嘆日本醫師水平之高及精心鑽研的熱情,同時對本國醫師學識不足感到慚愧,心境複雜。此外,其所作的詩文“客夢不離家”“海北人情異”“故園兒女在”“不堪回憶想,鄉思滿腔愁”,

① 池田四郎次郎等編:《日本詩話叢書》第五卷《五山堂詩話》,鳳出版,1972年復刊,第234頁。
② 《和漢对照書札》,户書林、文會堂、逍遥堂,1812年序刊。
③ 富士川游等編:《杏林叢書》上卷解題,思文閣,1971年復刻,第4頁。
④ 新名規明《大田南畝の長崎》,《長崎史談會編長崎談叢》第84輯,1995年,第136頁。
⑤ 西琴石《長崎古今學藝書画博覧・芸苑叢書》,圖畫刊行會、吉川弘文館,1919年,第8頁。

足以表明胡兆新身處異國,不適應當地人情世故,心緒焦慮,有强烈歸鄉之望。總而言之,長崎一年半的生活對胡兆新而言,并非輕鬆愉快。這或與受同鄉友人之邀,未經深思熟慮草率赴日有關,亦或與其樸實内斂的性格有關。

東瀛遺墨之《問答録》

江户幕府對胡兆新醫術頗爲重視,派遣江户醫官游學長崎,親炙胡兆新,其間中日醫生的問答記録具有較大意義。幕府醫官向胡兆新提問,胡兆新一一作答。文化元年(1804)五月,翻譯官神代太十郎、穎川仁十郎聯名將對談内容以《問答録》形式上呈幕府。該《問答録》抄本以及有關史實記録僅存於日本,中國至今未見所藏。

一、《問答録》構成

《胡氏方案附録》所收《清醫胡兆新江相尋申度事》《清国醫事問答》《清醫胡兆新問答録》《胡兆新問答書》,《栗園叢書》所收《胡兆新御答書和解》,以及《清客筆語》皆屬《問答録》之抄本,各抄本順序、文字、内容等均有不同。各種抄本傳存至今,可知江户時代《問答録》曾廣泛流傳,同時反映出日本醫生熱切期盼瞭解中國醫療情況及傳統療法之實情。

《問答録》收録 16 條提問,内容包括中國醫療制度、傳授方法、考試科目、必讀書籍、民間病名、診療法、煎服法、字義、醫療風俗、地方名醫等,涉及内科、小兒科、婦科、外科以及腹診法,并記載日本俗稱早打肩、早手、百日咳病狀,詢問中國對此病是否有“奇方靈劑”,但并無高深理論問題。根據《問答録》的内容可知,提問者對於中國醫書所載的醫學理論以及臨床治療并無興趣，而更關心中國醫療現狀，希望獲得有效的傳統療法。胡兆新分 19 條回答，皆具有針對性，且客觀誠懇。

《問答録》各抄本雖有異，但内容基本相同。而僅《胡氏方案附録》中《清醫胡兆新江相尋申度事》附有便箋及三皇廟繪圖。

便箋曰："在館唐醫，至今於長崎行醫治病者，如朱來章、周岐來、趙淞陽之輩，以及此次胡兆新等，診察病人之時，脉診之後并無腹診。此問未言及。然而，醫書既有詳細記載腹部診法，而云無之。若另有口訣等，望詳細教授。"[①]

便箋記録腹診問題，而便箋前一條已經詢問中國腹診如何，故該便箋似乎略顯蛇足。爲何追加便箋，不得而知，但顯然提問者對於清醫臨床不施腹診頗感詫異。

可以推知，便箋提問者即多紀元簡，其著作《醫賸》[②]中有相關記載，對胡兆新有關腹診的回答表示不滿。

《胡氏方案附録》所收《清醫胡兆新江相尋申度事》漢譯本未收録該便箋，或因當時翻譯官認爲没必要向胡兆新轉達便箋中的内容。

《問答録》第一問有關醫學制度，内容涉及三皇廟，翻譯原文如下："但醫學内有三皇廟、先醫廟，皆有不同形式乎。均與醫學一體建築，廟堂學舍門垣様式，雖各地或有異同，所見大概様式如何，更請繪圖以示之。若胡兆新於市行醫，其廟堂場所或難以推測，僅據傳聞，或荒廢之所亦無妨。"[③]

對此提問，胡兆新答道："問三皇廟者，寺院也，非學也。亦甚寬大，外爲廟門，上有門額，刻三皇廟。進門有外殿，兩傍所供侍從之像。再進大殿五間中，供三皇像，冕旒紘繪五彩裳服。廟門大殿俱係南向，傍有張仲景先師殿，再

---

① 原文如下："在館唐醫是迄長崎にて治療致し候者朱來章周岐來趙淞陽之類及此度之胡兆新等病人診察之節脉之後に腹をも診候て此間には不及候乍然兎角醫書に腹部之診法を委く載候もの無之候間若別段に口訣等も候哉委しく承度候。"

② 多紀元簡：《醫賸》，《近世漢方醫學書集成・多紀元簡》一〇八，名著出版，1809 年，第 117—119 頁。

③ 原文如下："但醫學の内には三皇廟、先醫廟有之趣に候、弥作様に候哉、惣て醫學一体造營の様子廟堂學舍門の様子名地にて異同可有之筈に候へ共、其大概を何様にも見はかり、追而绘图に致し候を見申度候、若胡兆新市醫にて其場の義弁不申候哉も難斗候得共、傳聞にても存居候には荒增之所にても宜候。"

有客座。書房内有道士承應供奉。後静室爲道士居住。醫家朔望進香。”

胡兆新作答後,手繪三皇廟。三皇廟繪圖長四頁,爲水墨畫,見圖1。

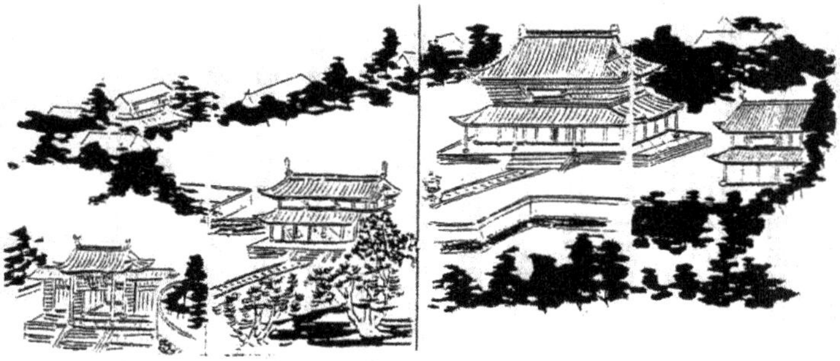

圖1　三皇廟

關於醫學校内是否設置三皇廟或先醫廟之提問,似乎亦出自多紀元簡。因其所著《醫賸》中有關醫學①、三皇廟②的記述。

多紀元簡確信,自元代始醫學校中即設有三皇廟,故對胡兆新所答頗感不滿,駁論:“此蓋就蘇門一地而言之。如兩直隸,恐不如此也。”

雖然胡兆新擅長書畫,但該三皇廟圖是否爲胡兆新親筆所繪,并無確證,亦不可否認是他人摹寫的。此外,其他《問答録》抄本中皆未收録此三皇廟圖。

二、《問答録》内容分析

1. 有關醫療制度的問答

有關唐山醫療制度、考試科目、必讀書等問題,胡兆新總括答曰:“問唐山醫士并無考試之例,然雖不考試,而上品業醫者皆已儒理通透,而後可以

① 《唐醫胡兆新治療効驗之次第相撰申上候書付　高橋作兵衛》,《胡氏方案附録》,抄本,東北大學附屬圖書館狩野文庫收藏,第九門,二一九六五,第22—27頁。

② 《唐醫胡兆新治療効驗之次第相撰申上候書付　高橋作兵衛》,《胡氏方案附録》,抄本,東北大學附屬圖書館狩野文庫收藏,第九門,二一九六五,第27、28頁。

博覽醫書，生心化裁。或已進未進，既可行醫治病，仍可儒業考舉，故亦有高發科甲者也。即或醫家子弟，亦須通透，然後家學傳業。其有外來不通之醫，或外科毒門傷科之類，强記湯頭，粗知藥性，則亦指虛道實，鼓舌摇唇，只不過哄騙鄉愚而已。此等醫者在唐山亦復不少耳。考選之制只有太醫院供職人家子弟，或已在院習學者，考取補職，外醫不能與也。業醫之始，是必先讀《内》《難》經文，《傷寒》《金匱》《脉訣》諸書，或再讀《醫門法律》、名醫諸論、其餘諸家書籍，在其人之好學者，博覽云耳。蓋習醫者皆非童稚，毋庸課背也。"

據胡兆新回答，可知中國選拔醫者制度，僅針對太醫供職人員子女，或太醫院就學者，民間醫者不需考試。儘管如此，民間優秀醫者仍需精通儒理、博覽醫書。行醫者亦可參加科舉考試，但亦不乏粗知醫學，而鼓噪矇騙病家之人。胡兆新雖爲民間醫者，但學有傳承，重視理論與實踐，被當地譽爲名醫。

一方面，日本醫學考試始於寬政改革時期。寬政元年(1789)幕府發布關於獎勵監督醫師學習的法令，但正式醫學考試始於寬政六年(1794)。寬政三年(1791)幕府接管江户醫學館，作爲幕府教育培養醫師的中心，此後開始實行醫學考試。

關於日本的醫學考試，橋本昭彦指出："當時實施醫學考試，幕府周邊提出不得損害個人名譽之要求。可知，寬政六年醫學考試，欠缺鑒定醫師資格之嚴謹性。總之，寬政時期醫學考試目的，既不在於審核醫師專業資格，亦不在於選拔啓用醫官，而在於監督和審查醫官個人修養。"[①]由此推之，10 年後的文化元年，向胡兆新提問中國醫學考試制度者，或緣於對當時日本的考試制度存有疑義，希望參照中國制度以加强日本的醫師教育。

2. 有關治療方法的問答

胡兆新所答反映出中日兩國對於相同病症，采用不同治療方法的情

① 橋本昭彦：《江戸幕府試験制度史の研究》，風間書房，1993 年，第 230—245 頁。

况。比如,胎兒出生切斷臍帶以後,日本先實施灸法,然後將陳艾灰、熊膽汁塗抹臍上;而中國則等臍帶自然脱落後,用柔軟棉絹布包扎,不用灸法及藥物。另外,在日本用酒湯治療痘瘡,對此胡兆新提出異議,認爲孩童痘瘡損傷真氣,難以忍受酒湯之苦。

關於腹診,胡兆新答道:"問唐山診治但有按脉而無按腹之説,况古來亦并無此法。然亦有之,或患腫脹腹滿之症者,視其腹之形色,按其腹之堅軟耳。再或幼科童稚未免傷於食者,故亦按之。其他癥瘕痞塊,病人自能詳述,亦毋庸按之也。"對此回答,多紀元簡在《醫賸》中反駁曰:"臨病必診按其腹,詳見於《四十九難》楊玄操、丁德用注。此醫家四診之外,不可缺之事也。(中略)蓋此彼邦近代之弊習爲然。振不考諸古今醫書,漫爲之答,亦何陋也。"①

但是,多紀元簡所提楊玄操、丁德用注,并非《四十九難》,乃《四十八難》②,其記憶有誤。多紀的提問重點强調日本診脉之外必有腹診,但中國僅重視脉診,是否還另有腹診口訣。而胡氏認爲,腹診與望、聞、問、切四診有别,雖然一般不作腹診,但爲診察病狀,亦按壓腹部。多紀指責胡兆新不考醫書,草率作答,見識何其淺薄。然而,胡兆新僅僅陳述中國的現狀,并未否認腹診的重要性。多紀元簡以日本繼承古代腹診自居,認爲古來中國腹診與四診并重,而近代中國忽略腹診,皆因不習古書所致,與胡兆新腹診觀相左。

3. 有關疑難雜症的問答

對於日本俗稱早打肩、早手、百日咳等疑難雜症,幕府醫官詢問中國是否有"奇方靈劑"。胡氏答曰:"肩痛而卒倒致死者,唐山并無此症,或有心腹痛及肩背而昏迷卒死者,病爲痧閉,或此類歟","小兒徒然泄瀉無度,壯熱大渴,煩悶致死者,或即急驚風之變症乎。原由熱甚化風,角弓反張,痙厥症類","幼稚咳嗽不止而成童勞者,在處皆有也。"

① 《唐醫胡兆新治療効驗之次第相撰申上候書付　高橋作兵衛》,《胡氏方案附録》,第 29 頁。
② 王九思:《難經集注》,人民衛生出版社,1956 年,第 68、69 頁。

因中國没有與"早打肩""早手"等相對應的病症,所以胡氏列舉類似病症并加以説明。胡氏認爲,早打肩類似痧閉病症,而江户醫師鈴木良知亦有相似見解,指出"青筋:素行按:豆咬即是痧病,以其身上見青筋一條,故名之爲青筋也。最爲急卒之病,故關以東之人呼爲早打肩,言以刀子早打肩上,取出惡血即愈也。"[1]另外,胡氏認爲早手、百日咳非屬罕見病症。關於"奇方靈劑",胡氏訓誡曰,内科方脉當以古方、古法爲重,不應偏倚奇方靈劑。

4. 有關風俗習慣的問答

幕府醫官提問關於妊娠腹帶與中國南方治病習俗。

對於妊娠腹帶,胡兆新答道:"婦人受胎至五月,即用兜肚音杜、即腹也。自脘下而少腹,兜裹緊束,約四五寸闊,實非帶"。胡兆新將日本妊娠腹帶誤解爲中國肚兜,答非所問。

又關於中國南方治病習俗的問題,提問者當爲多紀氏,其《醫賸》"福醫藥案"中有相關記載[2]。

與有關"腹診""三皇廟"的問答不同,多紀對胡兆新回答未提出質疑。此前多紀據《雲林暇筆》得知南方醫師的治病習慣,而且曾於中國福州醫師處獲得兩枚藥方,此次欲要蘇州醫師診病處方、藥貼、藥袋圖様。但胡兆新答曰,醫者至病家診察僅限内科,醫生開方,由病家至藥店取藥,各店不同,藥方并無統一様式。關於外科、毒傷、眼科、咽喉等,醫者常携帶"秘方靈藥"。

如上所述,《問答録》所提的問題既簡單又實際,而胡兆新的回答亦簡明易瞭。《問答録》提問的重點在於瞭解中國實際醫療情況及傳統方法,而未涉及中國醫書中所載的内容。可知,當時日本醫者并不滿足於自中國醫書獲得知識,更期待人文交流,及時瞭解現實情況。《問答録》提問者雖然身份不明,但可以推知來自幕府醫學館的醫官,其中包括多紀元簡所提的

① 鈴木良知:《醫海蠡測》,影印天保五年(1834)刻本,北里大學白金圖書館藏,第367、368頁。

② 多紀元簡:《醫賸》,《近世漢方醫學書集成·多紀元簡》一〇八,第120、22頁。

問題,類似問題見於其著作《醫賸》,如"三皇廟""腹診"等。多紀元簡《醫賸》序文云:"余辛酉冬,被黜於外班,公事頗閑,然日省病家,不遑寧處。"依此推之,享和辛酉(1801)冬,多紀元簡因故遭免職,故無法以幕府醫官身份與胡兆新會面,只好將所提問題委託翻譯官轉達。正如《醫賸·腹診》所云:"甲子(文化元年)冬,使譯官問之於蘇門胡振(兆新)。"此時多紀元簡雖遭罷免,但對幕府醫學館仍極其關注,其權勢亦未衰減。

多紀元簡對胡兆新的回答表示不滿,或提出質疑,其原因不僅在於兩人意見的分歧,更反映出當時日本一流醫家對清代醫學水準抱有疑問的現實[①]。但幕府對於胡兆新的長崎行醫、醫學知識等,仍然給予較高評價。於是,文化元年秋,派遣幕府醫官小川文庵、千賀道榮、吉田長禎等自江户赴長崎向胡兆新求教。

---

① 中村久四郎:《近世支那の日本文化に及ぼしたる勢力影響》第六回,《史學雜志》第25編第10號,1914年發行,第234頁。原文如下:"『時還読我書』の著者たる多紀茝庭は同書巻一に"蓋清人の治術は一味配剤にて、迂緩混雑なること、其弊日に甚しと見えたり。古方を運用する人は絶えてこれなきに似たり。亦怪認すべき事ならずや"と当時一流の醫家の清醫に対する非難不足の一声として聞くべきものなり。又茝庭の父多紀桂山も其《醫賸》巻中に記して曰く"近間呉中醫士、寓於崎嶴者、独診脉而不及腹。予心訝之。甲子冬、使訳官問之於蘇門胡振。振覆曰、唐山診治、但有按脉、而無按腹之説。云云。蓋彼邦近代之弊習爲然。振不考諸古今醫書、漫爲之答、亦何陋也。"この桂山の清醫非難の言に至りては、更に有理の言ふくし。"

東瀛遺墨之《筆語》

文化元年，幕府醫官吉田長達、千賀道榮、小川文庵等與藍川玄慎(後爲松平出羽侍醫)於七月下旬自江户出發，九月上旬抵達長崎，直至十二月上旬，隨從胡兆新學習約三個月①。

據《唐人番日記》所收《享和四子年二月十九日文化ニ改元》所載，醫官每月逢四、九之日，造訪唐人館，與胡兆新問答，問答或以筆談方式，或依靠翻譯。而且每月逢二、七之日，前往崇福寺、聖福寺，隨同胡兆新出診。問答內容被編輯成册，題名《筆語》。幕府醫官赴長崎，跟隨清醫胡兆新學習，對醫學界産生了一定的影響。名醫淺田宗伯評價曰："三人跟隨胡氏學醫，理論、治療皆獲得成果，之後名聲遠揚，求醫者甚衆。"②

一、《筆語》成書經緯

據筆者調查所知，《筆語》有《胡氏筆語》(外題《崎館箋臆》)及《清客筆

① 森立之：《枳園隨筆先哲美談二》，自筆稿本，明治十二年，大槻文彦舊藏書，青裳堂書店影印，1997年，第47頁。

② 五弓久文：《事実文編》第四册，早川純三郎，1911年，第424—426頁。原文如下："征府侍醫小川先生碑一淺田惟常征侍醫小川先生碑昔征府之盛、経文緯武、其政施及元元、以済生爲念、下令長崎鎮台曰、有清醫足資者、宜致之、於是蘇州胡振來、乃使醫官子弟三人就學焉。讀傷寒論十卷、又注老子、後奉命赴崎奧、與胡振論醫、極理療之蘊、於是名声大震、請治者履常滿門。弘化二年以傷寒貫珠集版納於醫黌、此書在長崎日聞之於胡氏、令訳官陳惟賢模之、以刻於家、本邦有尤在涇傷寒之書是爲始。"

語》兩種抄本。

1.《胡氏筆語》(外題《崎館箋臆》)

此書封面敷貼富士川游親筆紙片,記録編成《筆語》緣由:"文化元年胡兆新來長崎,幕府醫官小川文庵等前往訪問胡兆新,求教醫事而成此書,記述當時實情。小川文庵親筆所成,題爲《崎館箋臆》。"①

次頁,胡兆新親筆題字,説明該書的成書經緯。原文曰:"僕三人發江户,時秋仲也。季秋而到於崎,而與清客筆語數回,而未有得一善也。萬贏之寶不如一經,雖然此舉也,一片南鐐優數卷,可發一笑一笑。蘇門胡兆新題。"内容語義不明,文脉不通,難以想象出自胡兆新之筆。此或爲受幕府醫官所托,胡兆新戲謔之作。

正文爲醫官與胡兆新問答的内容。

後記由大田覃作於甲子(1804)立冬後一日,内容如下:"頃年有胡兆新名振者,受業於太醫院何鐵山,附載賈舶寓於崎館。每月六次出游崇福、聖福二寺,間有乞藥者,創意授方往往有效云。東都醫官小川文庵、吉田長達、千賀道榮三君請官告暇,將問其道,以試吾技。甲子秋附崎尹來,數至客館與二寺問難,往復殆爲一書。立冬後一日江户大田覃。"

據後記可知,胡兆新每月六次前往崇福寺、聖福寺治病,且其治療方法頗具特色,效果顯著。大田覃明確説明《胡氏筆語》即幕府醫官小川文庵、吉田長達、千賀道榮於甲子秋赴長崎,於客館、崇福寺、聖福寺向胡兆新請教醫學的問答記録。

2.《清客筆語》②

本書由《栗園叢書》所收《胡兆新御答書和解》、吉田菊潭《筆語》以及《胡氏筆語》構成。該書首頁爲吉田長達的識語:

① 《京都帝国大學和漢圖書分類目録》第四册《醫學》,富士川本目録キ・九,京都帝國大學附屬圖書館,1942年,第246頁。

② 《胡氏方案》,原吝手抄本,附有原吝寫於文化甲子冬後記。松江日赤病院附屬圖書館藏,架號:四十五。

文化元年甲子,清醫胡振來於崎陽,官命施治而頗有驗,秋七月祥告官乞暇,與小川文庵實、千賀道榮輯,同至崎陽客館,止百有餘日,與振應酬問難,逐録爲册,名曰《清客筆語》。菊潭吉田祥仲禎識。

繼之,吉田與胡兆新的自我介紹:

僕姓源氏吉田,名祥,字仲禎,號菊潭,又號長達,江户醫官也。時年二十有五。

僕姓胡,字兆新,號星池,又號侶鷗。蘇州人。時年五十有九。

正文記録問答内容。

書末柳園正衡識語,説明抄本由來。原文如下:"得諸池田先生,仍請恩借謄寫本,有《清客謹覆》一卷,吉菊潭《筆語》一卷,千賀、小川、藍川三子所録《崎館箋臆》一卷,今并爲一云。時文化五年歲次戊辰秋八月觀濤日,柳園正衡志。"據此可知,柳園正衡自池田借得《栗園叢書》所收《胡兆新御答書和解》、吉田菊潭《筆語》及《崎館箋臆》,於文化五年(1805)匯編而成。

二、《筆語》的内容

《胡氏筆語》與《清客筆語》内容基本相同,但編寫形式不同,《胡氏筆語》無規則列記醫官提問及回答。《清客筆語》則將每一提問者的問答内容集中編輯,首先記録吉田菊潭與胡兆新筆談,其後依次爲千賀道榮、小川文庵、藍川玄慎的問答内容。其中收録十一月二十七日吉田菊潭與胡兆新往來書信,該書信《胡氏筆語》中未載。

《清客筆語》分爲上下兩部分。上部收録九月十九日、二十四日吉田長達、藍川玄慎、千賀道榮、小川文庵的提問及胡兆新的回答。下部收録前述胡兆新醫治的四例病例,但内容并不完整。

《清客筆語》中所收提問與《問答録》基本相同，包括基礎理論、臨床、針灸、本草、方劑、藥量、藥具、字義、風俗等各種醫學相關問題。幕府醫官向胡兆新提出各種問題，大多爲平日所遇的疑難雜症，或感興趣之醫學問題。胡兆新回答簡捷，且具有針對性。胡兆新本爲蘇州吴縣的民間醫生，與掌握古典文獻中的醫學理論和知識相比，更擅長臨床治療，因此回答臨床問題皆令日本醫官折服；但是回答醫學文獻及考證問題時，其答案則不盡如人意，甚至直言無可奉告。

譬如，《清客筆語》記載，九月十九日吉田長達、藍川玄慎提出新生胎兒斷臍、小兒牙病等問題時，胡兆新答曰"此乃産婆或兒科醫事，不知其詳"。

醫官不僅與胡兆新筆談，而且隨同至聖福寺、崇福寺診病，探討脉學。醫官對胡兆新脉學的造詣深感欽佩。如《清客筆語》記載，九月二十四日小川文庵提出："往日於崇福寺示實輩脉象，多謝多謝。古人説脉各懷已見，紛紛無定，實不才，至洪大軟弱牢革弦緊之類甚難知覺，雖指下之玄理，心之所得，先生陳各脉象形，以示梗概，何幸加之。"胡兆新答曰："按脉辨脉，全在心領心會，不可言語形容也。總在熟讀《脉訣》，脉證相參，臨診千萬，乃能心領神會也。一時何能詳述。"强調掌握脉學，積累經驗至關重要。

醫官與胡兆新筆談，討教醫治疑難雜症治法。一日，小川文庵提問婦人腹診症狀及治療方法。胡兆新詢問病狀後，分析病機、病理，并闡述自己的見解。

然而，據《清客筆語》二十四日所記，醫官與胡兆新交流中曾出現尷尬場面。千賀道榮提出《黴瘡秘録》中"陽城罐"，《明史》中"縊死"，《十便良方》"傷風吹𩃬"等偏頗問題，胡兆新一時無言以對。胡兆新幼時攻讀儒學，醫學師事名醫，乃重視正統理論之民間醫者，而對奇特的民間療法并無興趣，故如此問題令他束手無策。千賀道榮察覺提問令胡兆新陷入窘境，便停止追問。

當日筆談結束後，胡兆新出一論示於醫官，曰："凡讀書看書與食物相同，人之食物則食其肉，去骨，去渣滓，此人情之常也。至若醫書所論，其中亦有骨肉,亦有渣滓。然各有精華,眼光到處,全在辨其精華渣滓,得其精華,棄其渣滓,庶幾有益於學問。諸先生毋以書中渣滓,徒爲博考,再爲博問。僕實久棄不問,所不知也。再如雜書所論奇方異術,皆欲博考細詳,則如涉海茫茫矣。”胡兆新訓示醫官讀書切勿追求異説。醫官惆悵無言而歸。

過日,醫官於聖福寺,向胡兆新出示一文,云:“過日見示精華渣滓之論,審悉賢懷,謝謝不既。凡本邦學醫讀書者,自上古迄今日,汗牛之書讀之,苟係吾道者,莫不搜索而采擷也。而其所疑,就明者而正之。我輩越山海之艱難而到此地,亦惟在辨其精華渣滓而已。故問所疑者與未詳者,欲取其精華。先生爲之博考,然則學醫者,要在讀何書乎? 精華者,何書乎? 渣滓者,何書乎? 我輩實所不知也。伏乞示教”。胡兆新深感其誠意,答曰:“學醫讀書,先從讀《靈樞》《素問》開始,然後《傷寒論》《金匱》自須熟讀,其下朱丹溪、劉河間、李東垣之書是須詳閱。此四家各立門户,皆可爲治法章程。近代明人喻嘉言、張景岳、柯韻柏亦須考閱,其間用方用法已屬有本之學矣。寧有餘力再爲博覽群書,則亦諸子百家不可勝數,此前日所云全在辨其精華渣滓耳。至若用方遵從何人,則亦不能執定一家也。”雙方通過真誠的問答,解除了誤會,體現真正交流的意義。

《清客筆語》收録十一月二十七日吉田菊潭致胡兆新的書簡及回函。

十一月,吉田因患瘡病,暫時休養,此間未與胡兆新會面,爲探討中日醫師研究學問方法,吉田以書信徵求胡兆新的意見。

兩人的書信反映出當時中日兩國學者學術思想的差異及兩國醫學發展的不同。

衆所周知,多紀家以私人財産創建躋壽館,於寬政三年(1791)十月二十四日移爲官府管轄,更名醫學館,成爲江户中後期醫學教育的中心,培養了衆多優秀的醫者,爲江户時代的醫學發展做出了極大的貢獻。胡兆新赴日期間,正值以醫學館爲中心的考證學派興盛之時,日本學者對古典文獻的研究達到頂峰,并建立以古典爲基礎的漢方基礎學問。醫學館的幕府醫官尤其刻苦鑽研,主要在中國典籍翻刻、考證學等方面取得卓越成就。幕府醫官吉田長達僅 25 歲既已熟知經典,精勤不倦,可證明當時日本漢方學界的水平。胡兆新感嘆日本醫者學識深博,欽羡日本設立學校及醫學教育制度的國策。當時幕府醫官接受最高水準的醫學教育,可以利用豐富的中國典籍,而胡兆新雖然學有傳承,但更重視近代醫書與學術,尤其對臨床實踐傾注了大量的精力。正因如此,對於日本醫師而言,清醫赴日親談中國現狀具有實際意義。

《問答録》與《筆語》不同之處,在於《問答録》僅記録紙面問答内容,而《筆語》生動地呈現出面對面交流的情景,而且感受到日本年輕醫官强烈的求學欲望和追求知識的熱情。日本醫者偶爾會提出偏狹問題,但并非故意爲難胡兆新,而是思維方式不同所致。正如《胡氏方案》中收録的原脊致胡兆新信中所云,由於受官府限制,難以長期追隨胡兆新學習,僅因機會難得,故追問難解疑問,期望盡可能得到胡兆新的指教。懷着對胡兆新的崇敬之心,盡量回避胡兆新不擅長的問題,可見年輕日本醫官求學的態度與《問答録》提問者懷疑清醫的態度顯然不同。

三、結語

綜上所述,胡兆新在長崎的醫療活動獲得了高度評價。當初,幕府僅允許胡兆新對唐人館商人實施診療,對其與當地醫師交流采取謹慎的態度。然而實際上,胡兆新抵日後不久,即於文化元年(1804)開始在聖福寺、崇福寺爲日本百姓治病。同年五月,胡兆新與江户醫官筆談問答,其内容被編寫成册。其中題爲《筆談》的抄本中記載胡兆新與吉田長達、千賀道榮、小川文庵及松平出羽侍醫藍川玄慎的問答内容。

文化二年(1805),大田南畝在《醫林蒙求》序中寫道:"清醫胡兆新者來於崎陽,視病授方,名噪一時。"

古賀穀堂在漢詩《寄清醫胡兆新》中給予胡兆新高度評價,其詩如下:

濟世神功藥一囊，異人忽爾到扶桑。
旭輪跳海紅霞湧，鯨背摩船黑浪揚。
漢館月明莊賦就，越天雲起烏吟長。
近聞崎港人相慶，妙訣誰傳肘後方。[①]

僅一年半多，胡兆新在傳播清代醫療狀況及中國醫學、醫術方面留下了卓越的成績。本文通過考查胡兆新在長崎的活動及其對江户後期醫學的影響，揭示了前近代中日醫學交流史上重要的一幕。調查同時期訪日人物，概括其業績是深入研究該時期中日交流史的切入口，期待本文或可爲該項研究的新起點。

① 古賀穀堂：《穀堂遺稿抄》卷一。

胡兆新相關文獻概述

胡兆新爲一介民間醫生,雖然受日本幕府的正式邀請赴日行醫,但只由中國貿易商船爲中介,未在中國地方政府備案,仍屬個人行爲,所以罕見中國方面的相關記録,至今未見有關胡兆新研究論文的發表。而胡兆新相關史料大多收藏於日本各地圖書館及地方鄉土資料館,或散見於各類文獻中,可知其對當時日本的漢方醫學産生一定影響。此外,日本仍留存頗多的胡兆新的書畫及詩文等。筆者經過多年調查,獲得如下資料,并根據文獻記載,對胡兆新的長崎活動及行醫業績加以整理研究,爲前近代中日醫學交流史增添一頁。

(1)《胡氏方案附録》,一册,抄本,東北大學附屬圖書館狩野文庫收藏,第九門,二一九六五。

(2)《清醫胡兆新江相尋申度事》,收録於《胡氏方案附録》,第 7—25 葉。

(3)《清国醫事問答》(一名《清醫胡兆新問答録》),《宫内廳書陵部和漢圖書分類目録》二七六函三六五,宫内廳,1953 年,第 1478 頁。

(4)《清醫胡兆新問答録》,《宫内廳書陵部和漢圖書分類目録》二〇五函一五七。

(5)《胡兆新問答書》,《東京大學綜合圖書館目録》v 十・一三六・東京大學綜合圖書館,財團法人日本古醫學資料研究中心,1978 年,第 3 頁。

(6)《栗園叢書》所收《胡兆新御答書和解》,《東京大學綜合圖書館目録》v 一一・二二一〇。

(7)《胡氏筆語》(外題《崎館箋臆》),《京都帝国大學和漢圖書分類目録》第四册《醫學》,富士川本目録キ・九,京都大學附屬圖書館,1942 年,第 246 頁。

(8)《胡氏方案》,五册本,原昚手抄,附有原昚文化甲子冬後記。松江日赤病院附屬圖書館,架號:四十五。

(9)《胡氏臨証醫按》,兩册本,千賀道榮手抄,附文化七年(1810)六月千賀序。蘇州市圖書館古籍部,架號:八一四・九三三。

(10)《清客筆語》,一册,抄本,北里研究所東洋醫學綜合研究所書庫委托修琴堂藏書收藏。

(11)《醫林蒙求》,樋口季成《醫林蒙求》序文,文化元年(1804)刊,修琴堂藏書(1167),北里研究所東洋醫學綜合研究所書庫委托收藏。

(12)《穀堂遺稿抄》,手抄本,渡邊庫輔《來舶唐人史料》,《穀堂遺稿抄》卷一,長崎市立圖書館鄉土資料室渡邊文庫,三一六一一三一二六九。

(13)《唐人番日記》,收録於《海色》,《鄉土志史料雜志》第 4 輯,海色社,1934 年,第 181 頁。

(14)《唐人番倉田氏日記》,收録於《來舶唐人史料》。

(15)《瓊浦通》下,收録於《來舶唐人史料》。

(16)《蜀山人尺牘》,收録於《大田南畝全集》第八卷,第 454、458 頁。

(17)《長崎志續編》,收録於《來舶唐人史料》。原文如下:

胡兆新:享和三癸亥年八艘入津外二番船二艘當年十二月子二番船ヨリ唐醫胡兆新ト申者運渡ル処世中ノ者トモ療治トシテ毎月二七日聖福寺崇福寺エ寺出致ス付療治請度キ者アラハ願之上同寺エ可罷出旨命セラル翌々丑四月子九番船ヨリ帰唐ス。

中編　校注編

解　題

一、《答朝鮮醫問》與《醫學疑問》

《醫學疑問》成書於明萬曆四十五年(1617)六月,作者傅懋光,時任明朝太醫院御醫。書中記載了以傅懋光、朱尚約、楊嘉祚等爲首的明朝太醫院御醫、教習與朝鮮使節團隨行醫官——朝鮮内醫院醫官崔順立等之間的筆談問答。這一份筆談共計 37 條,所涉及的問題僅限於醫學,其中包含醫學理論釋疑 7 條[①],藥材、輔料辨析 17 條,病症及醫方探討 13 條。本次筆談是明末中朝兩國醫學界頂尖人物之間的對話,無論從醫學,還是史學角度來看,都具有極高的價值。

本次問答的兩方,主問者崔順立,朝鮮内醫院正,生平不詳。主答者傅懋光(1573—1644),會稽(今浙江紹興)人。二十餘歲北上京師習醫,乃精於醫。1604 年曾往邊東救治疾疫,次年又施藥救治京師疫病,均獲良效,求治者益衆。萬曆三十五年(1607)經禮部考核,授以太醫院吏目,兼任教習官。萬曆四十五年升爲御醫,并爲朝鮮内醫院教習官御醫崔順立等講析

① 其中,第一問"《素問》,運氣有應,干前二干爲初運之説。又有南北之論而藴奥難明,切願詳知"與第十四問"醫書中難疑之處甚多,浩汗難盡,如運氣中南北政之意,及歲中五運論,有以應干前二干爲初運之説,殊未知之,切願詳知"相類,然其回答有較大區别,故分爲兩問計算。

醫學疑義，任正教，其討論紀要整理爲《醫學疑問》。後擢升爲上林苑右監丞、太常寺卿，掌太醫院事院使。行醫五十餘年，其治醫心得著成《醫宗正脉》5卷，今佚。另輯有《醫學集要經驗良方》8卷。

萬曆四十五年(1617)的這次醫學筆談是兩國醫家之間的官方會談，而非私人筆語。在《醫學疑問》開篇即附有相關部、司的移文，包括使團遞呈祠祭清吏司的陳情、祠祭清吏司呈送禮部的查議結果、禮部回覆的札文，以及祠祭清吏司官員發往太醫院的意見，一應手續俱全。對會面的時間與人員也有嚴格的要求，僅限單日入太醫院講習，并確定了與朝方醫官質論的太醫院醫官。

本次兩國間的醫學筆談歷時兩個月左右。雖在《醫學疑問》一書中并未明確指出，然查《李朝實録》中的記載："丙辰八年，明神宗萬曆四十四年，十一月辛未，遣使申請恭聖皇后冕服"，即此次朝鮮使明主要的目的在於爲朝鮮時任國王光海君之母恭聖皇后請賜冕服，更有"聖旨四月初九日準下……六月初領受冠服……十四日始離北京"的記録。而在《醫學疑問》一書中，則有"見今既蒙恩旨準下，欲令本醫與同通官得進太醫院衙門以通質問"的記録。因此可以推斷本次筆談的開始時間是在1617年四月。而從《醫學疑問》一書的結構來看，該書并無序跋，反而加入了上司衙門的文書，且書中多以"該國"稱呼朝鮮，與其説是一本書，更像是一份遞交有司，以俟查閲的文書。因而從其完稿日期"萬曆四十五年六月"來看，本次筆談的結束時間當在六月左右。

《醫學疑問》明刻本現藏於北京大學圖書館，《中國本草全書》第241卷(中國文化研究會編，華夏出版社，1999—2002)亦收録有明刻本的影印件，此外尚有注釋本收録於《海外回歸中醫善本古籍》第12册中。本次研究所采用的即是收録於《中國本草全書》中的影印本。《醫學疑問》正文共52葉，每半葉9行，天頭處多有批校，然字迹不清。

《答朝鮮醫問》成書於明天啓四年(1624)，内容爲王應遴(？—1644)與朝鮮醫官尹知微的問答録，共收録24條問答，涉及中醫學理論4條，經絡6

條,臨床各科症治 14 條。《中國本草全書》收録了此書明刊本的影印本。《答朝鮮醫問》另有日本享保五年(1720)刊本,書名爲《朝鮮醫問答》。本書即據此日本國立公文書館藏本進行影印、録文。

二、《崎館箋臆》與《清客筆語》

《崎館箋臆》與《清客筆語》是清朝醫生胡兆新與小川文庵、吉田長達、千賀道榮三名日本醫官之間的筆談記録。作者胡兆新,名振,號星池、侶鷗,1746 年出生於蘇州吴縣(現江蘇省蘇州市吴縣),自幼喜讀書,20 歲時立志成爲儒學大家,但因體弱放棄學業,後跟隨何鐵山學醫。59 歲時赴日。

胡兆新自日本享和三年(1803)十二月赴日,文化二年(1805)歸國,期間的一年半一直在長崎教授日本人醫術、詩文、書法等,是當時在醫學和文化兩方面中日交流的第一人。

胡兆新的旅日有其特殊背景。當時第八代將軍德川吉宗重視引進書籍與動植物,對中國的醫學也十分感興趣,因此他通過來訪的中國船隻積極招聘醫師和購入醫書。出於對國内醫學現狀的不滿,日本江户幕府亟待招聘清朝名醫來日教學。而胡兆新正是在這樣一種背景之下,以清朝名醫的身份旅日,受到了日本當地醫師的青睞。而小川文庵、吉田長達、千賀道榮三名江户醫官也正是因此告官乞暇,不遠千里來到長崎,跟隨胡兆新學醫,他們之間的筆談也正是在這種背景下産生的。

筆談開始於日本文化元年(1804)九月六日,小川文庵、吉田長達、千賀道榮三人與胡兆新分别質論。《崎館箋臆》一書可看作是《清客筆語》的未整理版,其中不乏塗抹與修正的痕迹,較之《清客筆語》更爲真實。《清客筆語》一書則是將其筆談記録按提問者分類整理。其中的問題包括清日醫療制度的對比、醫學典籍的探討、治療方法的討論、疑難雜症的問答、風俗習慣的交流等。當然,《崎館箋臆》與《清客筆語》也存在不少差異,《崎館箋臆》并未收録吉田菊潭與胡兆新的書信，其後記也有所不同。

《崎館箋臆》又稱《胡氏筆語》，一册，抄本，現藏於京都大學圖書館富士川文庫。全書 46 葉，其中胡兆新自序半葉，正文 44 葉。每半葉 9 行，每行 20 字，行、楷兼有，通篇有校勘，無句讀。書衣敷貼紙箋一片，爲富士川游親筆識語，記載《筆語》緣由，正文爲醫官與胡兆新問答内容。(本書影印的即是京都大學附屬圖書館富士川文庫藏本，并據此本録文、校釋。)

《清客筆語》一册，抄本，日本北里研究所東洋醫學綜合研究所書庫委託修琴堂藏書藏。全書 67 葉，半葉 10 行，行 20 字。由《栗園叢書》所收《胡兆新御答書和解》、吉田菊潭《筆語》以及《胡氏筆語》(外題《崎館箋臆》)構成，分上下兩部。上部收録胡兆新與吉田長達、藍川玄慎、千賀道榮、小川文庵的筆談問答；下部收録胡兆新醫治四例病例，但内容并不完整。

《醫學疑問》

禮部爲乞賜明移,俾質醫方事。祠祭清吏司①案,呈奉本部送。

據朝鮮國陪臣②,議政府③左議政等官李廷龜④等呈稱"竊照醫家所傳,實關生人。小邦之設局置官以濟夭瘵⑤,其來久矣⑥。唯是海外偏邦,聞見寡陋。奥秘之旨、藥性温凉之理,有未洞解。自前使价⑦之來,例遣醫官就質於太醫院衙門,而中曠有年,疑義滋多。今者,國王選委内醫院教習御醫隨職前來,以備證正。蓋亦欽戴同仁,遐邇萬民壽域之意也。皆緣大事未完,不遑煩稟出入。見今既蒙恩旨準下,欲令本醫與同通官得進太醫院衙門以通質問。而非徒館門有禁,且念下邦之人凡於上國衙門,不敢徑行觸

① 祠祭清吏司:禮部下屬辦事機構之一,主掌郊廟群祀之典及喪禮曆日方伎之事。

② 陪臣:古代天子以諸侯爲臣,諸侯以大夫爲臣,大夫又自有家臣。因此大夫對於天子、大夫之家臣對於諸侯,都是隔了一層的臣,即所謂"重臣",因之都稱爲"陪臣"。《左傳・襄公二十一年》:"天子陪臣盈,得罪於王之守臣,將逃罪。"杜預注:"諸侯之臣稱於天子曰陪臣。"此處意指朝鮮王族以明王室諸侯自居。

③ 議政府:李氏朝鮮時代最高行政機構。

④ 李廷龜(1564—1635),字聖徵,號月沙、保晚堂、凝庵。歷任兵曹判事、禮曹判事、刑曹判事、右議政、左議政等職。他經常接待中國使臣,四次出使明朝。曾在中國刊行彙編一百餘篇紀行文的《朝天紀行録》。他精通漢文,是研究漢文學的大家,和申欽、張維、李植并稱爲朝鮮中期四大文章家。著有文集《月沙集》,編有《大學講義》《南宫録》等。

⑤ 瘵:病,多指癆病,此處泛指各類疾病。

⑥ 其來久矣:朝鮮王朝開創初年(1392)即設立中央醫療機構。其轄下有專爲王室及官員服務的三醫司(内醫院、典醫監、惠民署)以及治療民間疾病的濟生院。其中内醫院是醫藥部門的最高管理機構,專責王室醫療事務,偶爾會外出診治官員及民衆,但一般其診治的非王室成員大都是二品以上高官。

⑦ 使价:指使者。价,指派遣傳遞東西或傳達事情的人。

冒,必得上司文移,然後方可出入。伏乞將此意轉行太醫院衙門,并發門票以便往來講質,務俾岐黄方訣曲暢無藴”等情。到部。蒙批司查議,教習官或雙日或單日進衙門,許該國醫官同入問難。一應事宜議妥,札院奉此隨行。查得御醫傅懋光[①],原係教習官,堪充正教。又據太醫院開送肆員,内朱尚約、楊嘉祚貳員,堪與原教習趙宗智等副教,其支如升、錢國祚或備輪流質論,定以單日進院講習。案呈到部,看得朝鮮陪臣隨帶醫官崔順立[②]呈乞進太醫院講習醫理,此亦濟人利世之意。既經該司查議前來,相應依擬[③],爲此合札該院,照札事理,即便轉行。單日進院,與之講習。即札傅懋光充正教,趙宗智、朱尚約、楊嘉祚充副教,支如升、錢國祚亦備輪流質論。務各盡心教習,以普同仁之化,毋失柔遠之意。

今將該國醫官質疑諸問逐一條答於後。

萬曆四十五年六月　日

禮部祠司朱老大人問答朝鮮各屬官所論意見來看何如論　傅懋光

夫治病必先天時而後地利,地利而後人和。所以黄帝問曰:“醫之治病也,一病而治各不同,皆愈。何也?”岐伯對曰:“地勢使然也。故東方之域,天地之所始生也,魚鹽之地,海濱傍水,其民食魚而嗜鹹,皆安其處,美其食。魚者使人熱中[④],鹽者勝血[⑤],故其民皆黑色疏理[⑥],其病皆爲癰瘍,治宜砭石。故砭石者,亦從東方來。西方者,金玉之域,沙石之處,天地之所收引[⑦]也。其民陵居而多風,水土剛强。其民不衣而褐薦[⑧],華實而脂肥,故邪不能傷其形體。其病生於内,治宜毒藥[⑨]。故毒藥者,亦從西方來。

---

① 傅懋光(1573—1644):本書作者。會稽人(今浙江紹興),明代醫學家。萬曆三十五年(1607)經考核以吏目一職入太醫院,萬曆四十五年(1617)升任御醫(正八品),爲朝鮮内醫院教習官御醫崔順立講析醫學疑義。撰成《醫宗正脉》5 卷,今已佚。另輯有《醫學集要經驗良方》8 卷。

② 崔順立:朝鮮内醫院醫官,生平不詳。

③ 依擬:公文用語,同“如擬”,指依照公文中已擬訂的事項辦理。

④ 熱中:魚性屬火,多食之則熱積於中。

⑤ 勝血:鹽入血,少則養,過則害,多食則傷血。

⑥ 疏理:指腠理粗疏,皮膚粗糙。

⑦ 收引:收斂引急,説明秋天的氣象。

⑧ 褐薦:褐,以粗毛或粗麻編織而成的衣服;薦,以細草編製而成的草席。

⑨ 毒藥:張景岳《類經》:“毒藥者,總括藥餌而言,凡能除病者,皆可稱爲毒藥”。又汪機《續素問鈔》:“藥,謂草木魚蟲禽獸之類,以能攻病,皆謂之毒。”

北方者，天地所閉藏之域也，其地高陵居，風寒冰冽。其民樂野處而乳食，藏寒生滿病[①]，治宜灸焫[②]。故灸焫者，亦從北方來。南方者，天地所長養[③]，陽之盛處也。其地下，水土弱，霧露之所聚也。其民嗜酸而食胕[④]，故其民皆緻理而赤色。其病攣痺[⑤]，治宜微針。故九針[⑥]者，亦從南方來。中央者，其地平以濕，天地所以生萬物也。其民食雜而不勞，故其病多痿厥寒熱，治宜導引按蹻[⑦]。故導引按蹻者，亦從中央出也。故聖人雜合以治，各得其所宜。故治所以異而病皆愈者，得病之情，知治之大體也。"[⑧]今朝鮮，東南人也，當從東南法治之，深得之矣。雖然，治病故當如此，今朝鮮內醫院正[⑨]遠來質疑辨惑，又當從中國圖書中詳答之也。問運氣，對以《内經》[⑩]；辨傷寒，無出仲景[⑪]。《百證》[⑫]《百問》[⑬]《指掌圖》[⑭]《南陽活人書》[⑮]，

---

① 滿病：脹滿之病。

② 灸焫：王冰《黄帝内經素問注》："火艾燒灼，謂之灸焫"。

③ 長養：南方法夏，氣候水土適宜長養萬物。

④ 胕：同"腐"，指腐熟的食物。

⑤ 攣痺：濕熱浸淫之病。攣，經脉拘急。痺，麻木不仁。

⑥ 九針：指鑱針、員針、鍉針、鋒針、鈹針、員利針、毫針、長針、大針等九種針具。

⑦ 導引按蹻：王冰《黄帝内經素問注》："摇筋骨，動肢節，抑按皮肉，捷舉手足"。

⑧ 此段黄帝與岐伯的對話見《素問・異法方宜論篇第十二》。

⑨ 内醫院正：當指前文中的朝鮮醫官崔順立。

⑩ 内經：即《黄帝内經》。

⑪ 仲景：即張仲景(約 150—219)，名機，南陽郡涅陽(今河南南陽市)人，東漢醫學家。被後人尊稱爲"醫聖"，著有傳世巨著《傷寒雜病論》。

⑫ 《百證》：指《傷寒百證歌》，宋許叔微(字知可)編撰，成書約在南宋紹興二年(1132)。作者將張仲景《傷寒論》中的證候等内容編爲一百證，每證用七言歌訣闡述，每句下配以注釋。

⑬ 《百問》：指《傷寒百問歌》，宋錢聞禮編撰，撰年不詳。作者根據《傷寒論》原文，以七言歌訣形式提出 93 個問題。内容包括六經證候、類證鑒别、症狀、治法等問題的分析和討論，并引前人有關《傷寒論》注文以闡析部分歌訣，便於對《傷寒論》主要論點的理解。該書卷一爲湯尹才所撰《傷寒解惑論》，對研究《傷寒論》亦有一定參考價值。

⑭ 《指掌圖》：指《傷寒活人指掌圖》，吴恕(字如心)編撰，成書於元朝至元三年(1337)。該書以張仲景之《傷寒雜病論》及《南陽活人書》《活人書括》等爲主，采摭群書，集諸精華，并附插圖以縱横治證，下附其説，及變異諸證，號曰"活人指掌"。書中首賦以八韻而詳其傷寒傳變之緩急，次則列諸圖計八十九數，包括司天在界圖、五運圖、六氣圖，及發熱、寒熱往來、嘔吐、痞、結胸等傷寒各症，多有附圖、列表以相互對比鑒别，并有文字予以注釋。

⑮ 《南陽活人書》：宋朱肱(1050—1125)撰，成書於北宋大觀二年(1108)，主旨在於闡發張仲景《傷寒雜病論》的義藴，并采《外臺》《千金》《聖惠》等方，以補仲景之未備，重加校正。書初名《無求子傷寒百問》，因張仲景係南陽人，而華佗曾稱醫書爲活人書，此書又成於官南陽鄧州時，於是改名《南陽活人書》。此書論述各類傷寒病症及處方，故明吴勉學重刊時，改名《類證活人書》。

其言精而奥，其法簡而詳。問虚損，應以東垣《脾胃論》[①]；調雜症，又有三子之治法。劉河間[②]有《玄機》《氣宜》三書；朱丹溪[③]有《心法》，有《纂要》，張子和[④]有《三法》全書，皆可隨問。

問：《素問》，運氣有應干前二干爲初運之説。又有南北之論而蘊奥難明，切願詳知。

答曰：運氣有主有客，主運萬載而不易，客運一歲而迭遷。何爲主運？木爲初之運，火爲第二運，土爲第三運，金爲第四運，水爲第五運。何爲客運？假如甲巳年甲爲土運，初之運即土也；土生金，二之運即金也；金生水，三之運即水也；水生木，四之運即木也；木生火，五之運即火也。每一運各主七十二日零五刻。此天干在前爲陽，主運乃一干，客運又一干，非二干乎。不惟初運爲然，五運皆效此矣。《經》[⑤]云有南政、北政，六氣之布令也，故曰視歲南北可知之矣。南政者，西南布政，以象君位，向明而治。北政者，面北布政，以象臣位，聽君之令。蓋六十年中十二年南政，餘者皆北政也。何以言之？甲巳之歲，土也。土爲萬物之尊，五行之主。萬物非土

---

① 東垣《脾胃論》：李杲(1180—1251)，字明之，晚號東垣老人，真定(今河北正定)人。創立"補土派"，提出"内傷脾胃，百病由生"的"脾胃論"。與劉完素、張從正、朱丹溪四位醫家并稱金元四家。著有《脾胃論》《内外傷辯惑論》《蘭室秘藏》《活法機要》等。

② 劉河間：劉完素(約1120—1200)，字守真，號通元處士，河間(今河北河間縣)人，世稱劉河間，金元四家之一，創立的學派被稱爲"河間學派"。他據《素問》病機十九條，闡明"六氣過甚皆能化火"，故治法上多用寒凉藥。《玄機》猶指《素問玄機原病式》，《氣宜》指《素問病機氣宜保命集》，相傳爲劉所著。

③ 朱丹溪(1281—1358)：名震亨，字彦修，又稱丹溪。婺州義烏(今浙江義烏市)人，故人稱丹溪翁，金元四家之一。自幼學習四書五經和程朱理學，30歲後纔開始學醫。其學術上受到劉底本文字漫漶、李杲等影響較大。主張滋陰降火，善用滋陰降火藥，後世稱其學術派别爲養陰派(或滋陰派)。他所創製的越鞠丸、大補陰丸、瓊玉膏等至今仍爲常用方劑。著《格致餘論》，創論疾病多由"陽有餘、陰不足"所致以及"相火論"。由後人整理的醫著有《丹溪心法》《本草衍義補遺》。《纂要》指《丹溪先生醫書纂要》，簡稱《丹溪纂要》或《醫書纂要》，明盧和據世傳各種題名爲朱丹溪的醫書删正、編注而成。

④ 張子：張從正(約1156—1228)，字子和，號戴人，金睢州考城(今河南蘭考縣)人，金元四家之一。創立"攻邪論"。其學又下傳麻知幾、常仲明、張伯全等人，得以流傳和發展，形成金元醫學一大學術流派"攻下派"。《三法》指《儒門事親》中的《汗吐下三法該盡治病詮》，張從正主張"汗、吐、下"三法以攻邪。

⑤ 經：此處指《黄帝内經》。

無以生，五行非土無以備，貫統四時，寄旺四季，故土運居中，司天司泉之氣皆南面而處尊也。餘運居中，司天司泉之氣皆北面而處卑也。又《經》曰北政之歲謂水火木金四運之歲也，南政之歲謂土運之歲，此之謂也①

問：《〈本草〉序例》有榆皮爲母、厚樸爲子之説，又有湯酒之中無等分言，俱願詳知。

答曰：榆皮爲母，厚朴爲子，此論其色之象也。蓋榆皮其色白，而象金；厚朴其色紫，紫者黑之漸也，而象水。水乃金之子，金乃水之母，故以子母取義焉。

湯酒之中無等分，蓋湯者，蕩也，取其藥之易行也；酒者，散也，取其氣之能升也。然藥可以分兩權衡，湯酒則難以等分較量，所以古人有斗升合之法，即等分之意也。但藥多則多用，藥少則少用，惟在人之活潑耳。

問：《東垣十書·格致論》有"左右必墮""本來面目""頭舉""自滿""空減"之説，所謂"左右""本來""頭舉"三條切願詳知。

答曰："左右必墮"，胎至於墮者，乃氣血虚損，不能榮養，猶枝枯則果落，藤萎則花墮。且三月胎養，又屬手厥陰心胞絡，相火所主。火能消物，造化自然之理，是虚而繼之以火，雖用保胎之藥而終不能保者，乃曰"左右必墮"。"本來面目"之語是道釋二家印證長生。先身謂之神，又謂之精。此精血交媾之始，胚胎未成之際，先生二腎，即造化天一生水之義。男子以藏精，女子以繫胞，故謂之"本來面目"也。"頭舉""自滿""空減"之説，其"自"字本是"身"字，昔仲景云："婦人本肌盛，乃爲軀脂所壅，氣閉身滿，胞爲胎所壓，而小便爲之不利。""中空減"者，因婦人羸瘦，氣血虚弱，無以榮

① 南政北政的劃分歷來衆説紛紜，主要有兩種觀點：其一，以天干五運立論，即以甲巳爲南，其餘爲北（王冰、張景岳爲代表），或以戊癸爲南，餘八爲北（張志聰爲代表）；其二，以地支立論，首出陸莞泉《運氣辨》。

養，其胎乃下墜而中空減，壓住膀胱，則胞系[①]了戾[②]而不通。大抵氣血調和，胎自舉起，懸在中央，不致有偏墜就下，自然胞系得疏而水道通利矣。

問：《醫學正傳》或問有"尋常來兑"之説，又有"閃肭"之言。"肭"，字書曰："月生三日爲肭。"未知以此字爲病名也，俱願詳知。

答曰：痞[③]與痃癖[④]、積聚[⑤]、癥瘕[⑥]之症，其病由漸而成，積久不已，耗氣耗血，以致尩羸[⑦]，腹脹鼓急，危殆之候，非若尋常初感風寒、乍傷飲食，來之速而退之易。"兑"即"退"字之義也。

月生三日爲"肭"者，月生三日，狀如彎弓。人感腰痛之疾，屈而不伸，其取義如此，然"閃""肭"皆病名也。

問：《直指方·耳病門》"耳中三昧"之説，病名有"茄子疾"，煉藥有"黑盞"，俱願詳知。

答曰：三昧者，佛經云："得其奥妙之語也。"大都耳病，非風熱則腎虚，當參其脉之浮盛、宏實、澀軟，而風則疏之，熱則清之，虚則補之，即得治耳之三昧矣。

"茄子疾"者，乃耳中聤聹[⑧]、津液[⑨]結聚而成。雖人人有之而不能爲害，但加以風熱，乘之則結成丸核塞耳，故名"茄子疾"，是即停耳之症也。

黑者，北方水之色也，耳乃腎之竅，腎爲水臟。大都用藥，逢黑則歸腎，故煉藥用黑盞者，取此義也。

---

① 胞系：一指臍帶，一指膀胱。此處當指膀胱。
② 了戾：縈回盤曲貌。
③ 痞：中醫上指胸腹間氣機阻塞不舒的一種自覺症狀。
④ 痃癖：臍腹偏側或脅肋部時有筋脉攻撑急痛的病症。
⑤ 積聚：腹内結塊，或痛或脹的病症。
⑥ 癥瘕：腹腔内有包塊腫物結聚的病症。明李梴《醫學入門》認爲積聚爲男子病，癥瘕爲女子病。
⑦ 尩羸：瘦弱。亦指瘦弱之人。晋葛洪《抱樸子·遐覽》："他弟子皆親僕使之役，采薪耕田。唯餘尩羸，不堪他勞。"
⑧ 聤聹：指"耵聹"，外耳道中耵聹腺所産生的分泌物，俗稱耳屎。
⑨ 津液：此處泛指一切體液及其代謝産物。

問：謹按《本草》，大麻子固是作布之麻，而醫方中别有火麻子。或云“火”字與“大”字相似，誤書之致。或云火日采取，故云火麻子。二説不同。

青黛乃瀉肝火、治熱瘡、解諸毒之良劑，而《本草》只言“以藍爲之”，且言“出自外國”，不言其造成之法。所謂小邦之青黛，必交海蛤燒粉而後成，故閭閻[①]習俗，惟知小邦海蛤粉多用之於去毛之家，毒之而不用，醫士之流亦疑之而不敢施用，豈非大欠也哉？天朝上下之人皆着藍染黑色之衣，必是青黛至賤故也。其染色之青黛、入藥之青黛同異與否？及造成之法，切願詳知。

答曰：大麻子，《釋名》火麻，日用之名也。黄麻，俗名漢麻，載於《爾雅翼》。又有雌雄之辨，雄者名枲麻、牡麻，并載《詩疏》[②]。花名麻蕡，一名麻勃，即牡麻，無實。七月七日采之，今人爲織布履之用。以蕡爲麻，勃謂勃勃然如花。《本經》又云：“是麻花上之勃勃者，非麻花也。”醫方中火麻子即大麻子，一名麻藍，一名青葛，乃連殼之子，非去殼之仁也。《周禮》朝事天籩[③]，《月令》食麻，即此子之去殼者。二名同實，非“火”“大”字迹有訛也。若云火日采者爲名，深誤《本經》之意矣。

青黛之真者，出自波斯國間，與靛花絶不相類。因路遠，罕得真品，遂以靛花，即藍實之精英成者抵之。藍實邇來本處種者甚多。藥中惟用蓼藍，采取精莖葉，絞汁成浮沫，方入藥用。若染色之需，即他藍雜用沉濁之汁，且攙入石灰而成，竟不入藥。至於蓼藍之汁，功效如之。該國所用青黛，必交海蛤燒粉成者，恐未然也。

問：頃年貝母自天朝貿去者大如栗，辨其色且黄，近古所未見之物也，其形則略似，而大小極不相類，欲詳真假與否。切願詳知。

---

① 閭閻：泛指民間。

②《詩疏》：應爲答者誤記，實際出自《儀禮・喪服》：“齊者何，緝也；牡麻者，枲麻也。”

③ 籩：古代祭祀和宴會用的一種禮器。形狀似豆，竹製，用來盛放果實、乾肉。此處當指籩内所盛放之物。

答曰：貝母荆襄[1]多生，因瓣如聚貝子，故人以貝母名。潔白輕鬆，形圓而如小算盤子者佳。邇來市家貿利，多采遼東或兩浙産者，即所問大如栗而其色黄、堅硬，竟抵貝母，以欺衆目，本院不用。

問：方書[2]有木香、南木香之名。小邦亦有木香云云之物，俗稱青木香，或於典賣處用之，而未知其的否。至於南木香，則《本草》亦不言其詳。切願詳知。

答曰：木香有青、南之異。青者出於天竺，是草根狀，若甘草。南者出於廣州舶上，形如枯骨，苦口粘牙。其主治：青者以療腫毒，消惡氣；南者乃三焦氣分之藥，能升降諸氣。豈得以青、南同一用耶？

問：破故紙，即補骨脂，而今典賣處或以輕麻實爲破故紙而用。藥物之真假，人命之係干，而不知何所見，何所辨而用之耶？若亂真誤人，則其害非輕；若因土地之殊，形色之異爲致疑而去之，則恐負天地生物救人之意。切願詳知。

答曰：破故紙即補骨脂，生廣西諸州，圓扁而緑。酒浸，浮酒面者去之，蒸過曝乾，微炒，拌烏油麻，炒熟去麻。所問用輕麻代故紙，毋乃泥於油麻之炒而誤用之耶？本院并未有以輕麻代故紙之説。

問：《本草衍義》曰："白油麻與胡麻一等"，但以其色言之。其取油之法：炒熟，乘熟壓出油而謂之生油之法，但可照點。須再煎煉，方謂之熟油，始可食，復不中點照，亦一異也。如鐵自火中出而謂之生鐵，此亦一義耳。以此觀之則所謂油之生者，即較經炒熟者也。而今之惟拘於生麻油

---

① 荆襄：古地域名，泛指今湖北省一帶。
② 方書：即方劑學著作。指專門收載方劑的著作，或以方劑爲主要内容的著作。

"生"字之説,不經火炒,生搗壓取汁,若蠏[1]渤漲潤而已。故萬端壓笮[2],所取杪忽[3],遂使治效不一。其用之生麻油不得盛試於醫士之手,良可嘆哉。取生油之法,切願詳知。

答曰:白麻油取生油之法亦不難,或以木石壓出津液成油,不經火煉,本然之性具存,即生油之義。未聞炒熟油而爲生油者,其於"生"字何義?至於取油多寡,多壓多得,豈有升斗之麻亦取其杪忽?未之有也。若云與胡麻一等,以其胡地産之,故名異云。

問:《本草》云:"牡荆,俗方黄荆,此即作挾箠[4]者。"其取瀝之法:荆莖條截於火上,燒之兩頭,以器盛取瀝汁。治心風、心悶、煩熱、頭風、暈眩、目眩、心中瀁瀁欲吐;卒失音、小兒心熱驚癇;止消渴,除痰,令人不睡。《聖惠方》云:"荆瀝治濕㿉瘡[5]。"《外臺秘要》云:"荆瀝治頭痛、頭風。"《千金方》云:"荆瀝治心虚驚悸不定、虚羸。"《千金翼》云:"荆瀝治喉腫。"《肘後方》云:"荆瀝治目卒痛,又治赤白痢五六年者。"《醫學正傳》云:"荆瀝能治熱痰,功勝竹瀝,但不補耳。"已上治效不一,固是要藥,而獨於我國不用,何也?無乃慮其不産於小邦而然乎?切願詳知。

答曰:牡荆,此即作箠杖者,俗名黄荆是也。荆有三種,惟牡荆烹瀝,體慢汁實,烟火不入其内。開經絡,行血氣之要藥。諸如此症,無不可用。但丹溪有云"虚用竹瀝,實用荆瀝",不可不知。然該國不用,未必不産此物,或未之用耳。

---

① 蠏:即"蟹"。蟹渤,證名,指便下多氣泡,如蟹吐狀,爲氣痢證候之一。

② 笮:此處當作"榨"。

③ 杪忽:本指極小的度量單位,多形容甚少、甚微。《後漢書·律曆志》:"夫數出於杪忽,以成毫秏,毫秏積累,以成分寸。"

④ 挾箠:小木棍。

⑤ 㿉瘡:生於手足間的疸瘡。

問：《本草圖經》曰：大豆黄捲以生大豆爲蘗[①]，待其芽出，便曝乾取用而已，别無他語。而今人只取其芽，去其身而用之，不知天朝亦如此否？麥蘗之用，與此黄捲無異。俱願詳知。

答曰：大豆黄卷即生大豆以水漬生芽蘗立名。本院入藥未嘗去身存芽。用麥蘗亦同此意。

問：諸方中藥材之難辨者，不可盡記。姑以其中要用之切者言之。巨勝子，方家或云黑芝麻，然耶？且麻種有胡麻、大麻、火麻、芝麻不同，詳細分辨。生於粉種，亦有胡粉、膩粉、鉛粉、胤粉、定粉、韶粉、輕粉、粉霜之號，各各不同，切願詳知。

答曰：巨勝子有七稜，色赤，味酸澀者爲真，非黑芝麻之一種。此方家怪誕之語耳。再問麻種不一，有胡麻、大麻、火麻、芝麻，已答前篇，不贅。又問粉種，胡粉、膩粉、鉛粉、胤粉、定粉、韶粉、輕粉、粉霜之類。胤粉即鐵華粉，銅鐵飛煉而成也。鉛粉、定粉、胡粉、韶粉俱化鉛爲之英也。定者，言其形；胡者，和脂以糊面也；韶者，出於韶州也。膩粉、輕粉、粉霜皆水銀升煉之類也，膩粉言其性；輕粉言其質；粉霜以汞粉轉升成霜也。

問：醫書中難疑之處甚多，浩汗[②]難盡，如運氣中南北政之意，及歲中五運論，有以應干前二干爲初運之説，殊未知之，切願詳知。

答曰：夫五運者，五行金木水火土之健運也。運者，動也。運行乎天地之間，司一年之化令也。故《經》曰："先立其年，以明其氣，然後應見。"吉凶死生之法，可預定而知之。蓋先立其年者，每年先立運氣，如甲巳二年爲土運，乙庚爲金運，丙辛爲水運，丁壬爲木運，戊癸爲火運。凡立其運者，獨以爲之主；當其時者，專以爲之客，共行天令也。五運之中，惟甲巳二年尊

① 蘗：類似釀酒的麯。
② 浩汗：通"浩瀚"。

爲南政。蓋土居中央，貫金木水火而爲成數，故南面而行君令。其餘乙丙、丁戊、庚辛、壬癸四運以臣事之，北面而聽令焉。所以南北政而論脉者，正如男子南面受氣而尺脉恒弱，女子北面受氣而尺脉恒盛，其理相同。如遇少陰司天，則兩寸口不應；厥陰司天，則右寸不應；太陰司天，則左寸不應；少陰在泉，則兩尺不應；厥陰在泉，則右尺不應；太陰在泉，則左尺不應，此南政之脉也。如遇少陰司天，則兩尺不應；厥陰司天，則右尺不應；太陰司天，則左尺不應；少陰在泉，則兩寸口不應；厥陰在泉，則右寸不應；太陰在泉，則左寸不應，此北政之脉也。大抵南政三陰司天，則皆寸不應，三陰在泉，則皆尺不應；北政三陰司天，則皆尺不應，三陰在泉，則皆寸不應。凡此者乃歲運之所宜，非有故之脉也，不當求其治；若治之，反伐其天和矣。又以六氣之至，與人身之脉隨至而相應者吉，不相應者凶。但厥陰之至，其脉弦；少陰之至，其脉鈎；太陰之至，其脉沉；少陽之至，其脉大而浮；陽明之至，其脉短而濇；太陽之至，其脉大而長。凡至而和者則平，至而甚、至而反、至而不至、未至而至者，皆爲病也。此五運南北政之大略。其干前二干爲初氣之説，悉於首篇，兹不必贅矣。

問：龍腦，《本草》云杉木之液，而曾將上品冰片擵[①]，視泯泯[②]。入口，雖小許入口，爽氣即透膈通腸。而今之所貿，黄濁，只口内微辛，硬濇，此是樟腦？切願真假詳知。

答曰：龍腦香出自波斯國，木直長類杉，皮有甲錯，枝傍發葉，背白正圓。香即木脂結成，狀若梅花細瓣，片片潔净。未嘗爲杉木之液，因龍腦木肖杉形耳，即用之，少有微功，殊失本義。所問貿之者，黄色辛味，果是樟腦壓扁，用此不可不細擇，毋爲人所愚焉。

問：麝香，古語云過山草香，用以瀚衣，香聞於遠。小邦所產非但無香

① 擵：揩拭之意。《康熙字典·手部》："《唐韻》莫計切，《集韻》彌計切，并音謎。拭滅也。"。
② 泯泯：水清貌。唐杜甫《漫成之一》："野日荒荒白，春流泯泯清。"

臭，反有惡臭，無乃麝之種類不同，而所吃之草異耶？切願詳知。

答曰：麝香，陝西山谷俱生，文州[1]諸蠻中尤盛。形類獐，略小，香結臍近陰。凡臍閉滿之時，自將蹄尖剔出，所落之處，草木盡黄，一名遺香。若該國所産不但無香，反多惡臭，想山川之異，水土之殊，或非此類，焉有是香？至於食芝成香之説，非爲定論。

問：龍骨，《本草》云得於死龍處。云龍非常死之物，而諸家所説亦多，莫知是非。設是他魚骨，從來用之已久，亦龍骨之功耶？

答曰：龍骨，河東海邊崖穴中時有，或謂死遺之骨，或謂生脱之骨，紛紛未定。大抵龍乃變幻非常之物，生脱之説或然。若謂死骨，乃臆度之語耳。辨其真僞，舐竟粘舌乃妙，五色俱全上品，白中黄次之，黑者撿除勿用。魚骨之僞，難以冒真，本院不用。

問：牛黄金虎丹所入膩粉，何粉耶？切願詳知。

膩粉之性已見前篇。

問：煉臍法所入中有兩頭尖是何物？切願詳知。

答曰：凡小兒降生之後，剪臍落地，恐招風入内，用艾火以熏蒸。其製藥中有兩頭尖者，其性辛，即南白附子也。

煉臍法：治老人及女人腹中虚冷一切諸證。用人參、白茯神、蓮心、大附子、遠志以上各等分。右爲極細末，入麝香一分。先用麵以水和作，圈臍上，留臍眼。將前末藥納入眼中，上以槐樹皮蓋住，亦裁臍大一眼方，用艾作炷，放槐皮上炙之。炙時俟烟盡，上用茶一滴滴之，乃水火既濟之法。再炙再滴，以二十一壯[2]爲度。蓋人參爲金之精，白茯神爲木之精，蓮心爲水之精，大附子爲火之精，遠志爲土之精。一年四季蒸之，能延年益壽，祛百

① 文州：古州名，今甘肅文縣一帶。

② 壯：艾炷灸中的計數單位。每灸一個艾炷，稱爲一壯。

病，其效無窮。此彭祖所授之法也，虚寒陽脱者用之，有起死回生之功，凡諸火熱證不宜輕用。

問：《得效方·養生書》[①]云：勿以足置云玄處。"云玄"二字之意，切願詳知。

答曰：云玄處，言修養之人安睡時，慎勿以足置高懸，恐血、營、氣、衛，逆而不順之意。云玄即所謂高處也。

問：神枕法所入藥幾種？

女廉藥枕神方

用五月五日、七月七日取山林柏木，鋸板作枕，長一尺三寸，高四寸，以柏心赤者爲之。蓋厚四五分，工製精密，勿令走氣，又可啓閉。蓋上鑽如粟米大孔三行，行四十孔，凡一百二十孔。内實藥物二十四品，以按二十四氣計用：

飛廉、薏苡仁、款冬花、肉蓯蓉、川芎、當歸、白芷、辛夷、白术、藁本、木蘭、川椒、官桂、杜蘅、柏實、秦椒、乾薑、防風、人參、桔梗、白薇、荆實、蘼蕪、白蘅各五錢，外加毒者八味以應八風：烏頭、附子、藜蘆、皂角、蔄[②]草、礬石、半夏、細辛。

右總三十二物各五錢，㕮咀[③]爲末，和入枕匣裝實，外用布囊縫好。枕過百日，面目有光澤；一年，體中風痰一切皆愈，而且身香；四年，髮白返黑，齒落更生，耳目聰明，神方秘驗。此方女廉以傳玉清，玉清以傳廣成子，聖聖相傳，不可輕忽，常以密袱包蓋，勿令出氣。

孔子大聖枕中方

---

① 《得效方》：指《世醫得效方》，元代危亦林編撰，爲危氏五世家傳經驗醫方。以"依按古方，參以家傳"的編輯方法編撰，故名。内容包括中醫内、外、婦、兒、骨傷、五官等各科疾病 231 種。每門之下首論病源證候，繼則分症列方，并附針灸之法。

② 蔄：據明代高濂《遵生八箋》，當作"茵"。

③ 㕮咀：中醫用語。用口將藥物咬碎，以便煎服。後世雖用其他工具切片、搗碎或銼末，但仍用此名。

龜甲、龍骨、遠志、菖蒲，右四味各等分治，下篩，酒服方寸[1]。七日三服。常服令人大聰。

問：大青是何物耶？畫家所用亦是一物耶？切願詳知。

答曰：大青產江東州郡，葉緑似石竹，莖紫，花紅如馬蓼，根黄，春末夏初采收入藥。所問疑爲丹青所用之品。彼用者乃黔南之石，此則江東之産出草本，固相懸絶。施用者豈可泥於名之同哉？

問：海金砂，未知石藥耶？

答曰：海金砂非種於石，而種於草也。生於黔山谷中，初生作小株，高一二尺。七月采之，日中曝令乾，下以紙襯上。以杖擊，有細砂落紙上，旋曝旋擊，以砂盡爲度。

問：龜苓延壽丹材料中，海馬有雌雄分辨之語，未知何者爲雌，何者爲雄耶？此藥養火法有"火行三方"之語，"鈴内滴水響"之言，俱未詳之，切願見教。

答曰：海馬，形長腹小者雄，形短腹大者雌。"火行三方"之語，用炭火作"品"字樣，放灰缸内；"鈴上滴水響"之言，此云每换火時，以鈴内滴水響爲度。止宜中熱以文火，不可大熱而用武火，惟取温和以養之之意。水響之聲，其音漬漬也。

問：上熱眼疾。

答曰：眼者，五臟六腑之精華，目得血而能視。若用力勞心，飲食失節，嗜慾無度，以致心血虧乏，腎水不充，肝木無以滋養，木中生火，炎炎上

① 方寸：一寸見方。

目，爲隱澀作痛，視物䀮䀮[1]，赤腫羞明諸症。法當以清熱平肝、養血滋陰等方治之。

平肝養血湯

茈胡[2]八分、黄芩一錢、生地黄一錢、當歸梢一錢、薄荷八分、防風一錢、白芍藥一錢、甘菊花一錢、川芎一錢、黄連一錢、甘草二分、蔓荆子一錢、山梔子一錢。水二鍾，煎八分，晚間温服。

神效獨活湯

川芎、當歸尾、芍藥、甘菊、甘草、黄連、黄芩、黄柏、獨活、前胡、車前子、連翹、梔子、薄荷、防風、荆芥、木通，以上各等分。水三鍾，加燈草七根，煎七分，食後徐徐温服。

清熱滋陰丸

牡丹皮五錢、生地黄二兩，酒洗，曬、當歸二兩，酒洗、茈胡四錢、白芍藥八錢、甘菊花一兩、蔓荆子一兩、黄柏一兩，鹽炒、知母一兩，鹽炒、川芎二兩、白蒺藜一兩、决明子一兩。右爲細末，煉蜜丸如梧桐子大，每服七八十丸，空心白滾湯送下。

洗火眼、赤眼，暴發腫痛不可忍者。

黄連一錢、黄柏一錢、白礬二分。右剉一劑加膠棗一枚，水一鍾，煎半鍾，洗之甚效。

問：上熱咽喉痛。

清咽抑火湯

治咽喉腫痛，痰涎壅盛，初起或壯盛，人上焦有實熱者可服。

連翹一錢五分，片芩一錢、梔子一錢、薄荷七分、防風一錢、桔梗二錢、黄連一錢、黄柏五分、知母一錢、玄參二錢、牛旁子一錢、大黄一錢、朴硝一錢、甘草五分。

---

① 䀮䀮：《康熙字典·目部》："《廣韻》《集韻》呼光切，音荒。《玉篇》目不明也。《靈樞經·脉篇》目如無所見。《注》腎虚則瞳神昏眩。"

② 茈胡：即柴胡。茈同"柴"。

水二鍾，煎七分，頻頻温服。如生過楊梅瘡者，加防風二錢、土茯苓二兩，多加水三碗。

滋陰降火湯

治虚火上升、喉痛，并喉内生瘡、喉閉熱毒，最能降火滋陰。

當歸一錢、川芎一錢、白芍藥一錢二分、熟地一錢二分、黄柏一錢，蜜水炒、知母生，一錢、天花粉一錢、桔梗三錢，去蘆、甘草三錢、玄參一錢。水二鍾，煎七分温服，加竹瀝半盞更妙。

清上養中湯

治咽喉腫痛，屬素虚弱者，或服凉藥過多而作瀉者，皆可服。

小甘草二錢、桔梗二錢、玄參一錢、當歸一錢、黄芩一錢、陳皮八分，去白、白术八分、白茯苓八分，去皮、麥門冬八分，去心、連翹八分、人參五分、防風五分、金銀花五分。水二鍾，煎七分，食遠頻頻服，有痰加貝母一錢。

吹喉散

咽喉腫痛外治之藥

牙硝一兩伍錢、硼砂五錢、雄黄二錢、冰片二分、姜蠶[①]二錢。右共爲細末，每用少許，吹喉立效。

問：求嗣方，男服女服湯藥、丸藥之神方妙法。切願一一詳細見教。

千金種子丹

此方秘傳甚驗，令人多子，兼治虚損夢遺、白濁脱肛。

沙苑蒺藜四兩，熬膏、蓮鬚四兩，金色者、覆盆子二兩，炒、鹿茸一副，酥炙脆、山茱萸肉，三兩、芡實四兩、龍骨五色者，煅，五錢、仙茅三兩，酒洗。右蓮鬚等五味爲末，入蒺藜膏内，再加煉蜜入石桕[②]内，搗千餘杵，丸如梧桐子大。每服五十丸，空心鹽湯下。服藥後暫戒交會二十日，候月經盡日，施之即孕。

二神交濟丹

① 姜蠶：姜，當作"僵"。僵蠶，中藥名，有息風止痙，祛風止痛，化痰散結功效。

② 原文漫漶不清，據他本作"石桕"。

治心脾腎俱虚，平和之劑，久服甚驗。

茯神三兩、薏苡仁三兩、神麯二兩、酸棗仁二兩、枸杞二兩、白术二兩、柏子仁一兩、芡實一兩、生地黄一兩、麥門冬一兩，去心、當歸一兩、人参一兩、陳皮一兩、白芍藥一兩、白茯苓一兩、砂仁一兩、山藥二兩。右爲細末，煉蜜爲丸，如梧桐子大，每服七十丸，米湯下。血虚甚，去芍藥，加鹿茸二兩酥炙；脾虧甚，去地黄加五味子一兩。

續嗣丸

能助元陽，善起痿弱，補精益髓，延壽多嗣，神效。

山茱萸肉，五兩、天門冬五錢，酒蒸，去心、破故紙八兩，炒、枸杞子三兩、兔絲子三兩，酒洗者，煮爛搗曬、覆盆子三兩，炒、蛇床子三兩，炒、人参三兩、巴戟天三兩，用肉、熟地黄三兩、韭子三兩，炒、龍骨二兩，煅、黄蓍二兩，蜜炙、牡蠣二兩，煅、乾山藥二兩、當歸二兩，酒洗、鎖陽二兩，酥炙、杜仲一兩五錢，酥炙、陳皮一兩、白术一兩，麩炒、黄狗腎二對，酥炙脆。右爲細末，取初胎男胞衣一具，挑去血絲，同門冬、地黄在砂鍋内慢火煎熬，初水後酒，旋旋加添，常用竹棍攪動，毋使搭底。煮至如飴，以細夏布濾出，粗柤[1]入竪缽，研細，仍還汁中，同藥末拌匀，曬乾，或温火焙乾，再磨過，煉蜜，搗千杵，丸如梧桐子大，每服一百丸，空心或臨睡温酒淡鹽湯任下。

種子石斛湯

每日服下一劑。

當歸、川芎、茯苓、熟地黄、芍藥、杜仲、金櫻子、淫羊藿、人参以上各一錢、石斛三錢。水二鍾，早浸至午，煎九分，温服，渣再煎，隨用酒一二盞。

問：年少之人，小便頻數，神方妙法，各様藥物，切願詳知。年老之人，小便頻數，治療之藥，亦願詳知。

答曰：年少之人小便頻數，乃溺數多而短少。《内經》曰："飲食入胃，

① 粗柤：即粗渣。柤同"渣"。

游溢精氣，上輸於脾；脾氣散精，上歸於肺；通調水道，下輸膀胱。”蓋臟腑相安，脾土健運，肺金清肅，清氣上升，濁氣下降，人身之常也。或用心太過，色欲無節，致心腎不交，水火無制，故小便爲之頻數矣。若小便常急，遍數雖多而所出常少，歇而復急，不澀痛，却非淋證。亦有小便畢，少頃將謂已盡，忽再出些。少者，多因忍尿，或忍尿行房所致。若年老之人頻頻欲去而溺不多，但不痛者，此腎與膀胱俱虛，元氣不能約束，故令頻數。或客熱乘之虛，則不能制水，上盛下虛，致有此症。當照各方隨症施治。

加減清心蓮子飲

此方最妙，又兼治赤白濁。

石蓮肉一錢，味苦辛者是、人參、黄芪、黄芩、赤茯苓、麥門冬去心、地骨皮、車前子以上各一錢，炒、甘草三分。水二鍾，燈草十根，生薑一片，煎七分，食遠温服。上盛下虛，加黄柏、知母，俱酒炒，各一錢；有熱，加柴胡一錢、薄荷八分。

參智丸

治小便頻數，下元氣虛所致者。

人參五錢、黄柏五錢，酒浸、益智仁六錢、甘草二錢。右爲細末，煉蜜丸如梧桐子大，五更白滚水送下七十丸，臨睡再服七十丸。

滋陰降火湯

治血虛有熱，而小便頻數，用此方。

當歸、芍藥、生地黄、熟地黄、天門冬去心、麥門冬各一錢，去心、陳皮八分、白术八分，麩炒、炙甘草五分、黄柏八分、知貝母八分、山梔子八分，炒。水二鍾，薑一片，棗二枚，煎七分，食遠温服，渣再煎。

滋陰地黄丸

治小便頻數，宜久服之。

牡丹皮二兩、白茯苓三兩、山茱萸四兩、麥門冬二兩，去心、澤瀉三兩、熟地黄八兩、山藥四兩、五味子一兩、黄柏二兩、知母二兩。右爲細末，煉蜜丸如梧桐子大。每次七十丸，空心滚水下。

加味補中益氣湯

治老人氣弱,不能運用水道而小便頻數或成諸淋也。

人參五分、陳皮八分、升麻四分、白芍藥八分、白术一錢,麩炒、甘草五分,炙、柴胡四分、熟地黄八分、半夏八分、黄芪五分,蜜炒、當歸一錢,酒洗、川芎八分、茯苓八分、牛膝八分,去蘆、知母一錢、蒼术八分。水一鍾,煎七分,食遠温服。

益元固真湯

治縱慾强留不泄,淫精滲下而作淋者。

人參二錢、白茯苓二錢、蓮蕊二錢、巴戟一錢,酒洗,用肉、升麻一錢、益智一錢,炒、黄柏一錢,酒炒、山藥一錢、澤瀉一錢、甘草二錢。水二鍾,煎七分,食遠温服。

加味六君子湯

治氣虚、小便頻數。

人參、白术、茯苓、半夏、陳皮、猪苓、澤瀉各一錢、甘草六分、木通八分。水二鍾,煎七分,食遠温服。

加減六味地黄丸

治老人淋瀝不通、虚寒,并患死血作淋痛不可忍。

白茯苓六兩、熟地黄八兩、山茱萸肉,四兩、山藥四兩、牡丹皮三兩、澤瀉六兩。右爲細末,煉蜜丸如梧桐子大,每服百丸,空心白滚水下。若小便不禁,去澤瀉换益智,炒三兩。

加味八味丸

治老人陰痿,思色不出,内敗,小便不通,水道澀痛頻數。

白茯苓三兩、澤瀉三兩、牡丹皮三兩、熟地黄八兩、山藥四兩、山茱萸肉,四兩、肉桂二兩、車前子三兩,炒、牛膝二兩,酒洗、大黑附子二兩,童便煮透。右爲細末煉蜜丸,如梧桐子大。每服百丸,空心白滚水下。

又吹法:以兔絲子研極細末,用鷄翎管吹入小便孔内,極效。

問:氣虚治療湯藥、丸藥,切願詳教。

加味四君子湯

人參、白术、茯苓各一錢，甘草五分、陳皮、當歸、山藥、白扁豆炒、棗仁炒、白茯神各一錢。水二鍾，薑一片，膠棗二枚，煎七分，食遠温服。

倘氣虚有痰，用：

加味六君子湯

人參一錢、白术一錢、茯苓一錢、甘草五分、半夏八分、陳皮一錢、黄芪蜜水炒，一錢、小草八分。水二鍾，薑二片，棗二枚，煎七分，食遠温服。

如飲食勞倦氣虚，當用：

加味補中益氣湯

人參一錢、白术一錢，麩炒、當歸一錢、柴胡四分、升麻四分、甘草炙，五分、陳皮八分、黄芪一錢，蜜炙、麥門冬一錢，去心、五味子五粒。水二鍾，薑一片，棗二枚，煎七分，食遠温服。

養氣健脾丸

治氣虚，因脾胃虚弱，飲食少進，四肢倦惰，精神不足，服之最效。

人參一兩五錢、白术一兩五錢，麩炒、茯苓一兩五錢、甘草五錢、山藥一兩五錢、白扁豆一兩五錢，炒、蓮肉一兩五錢、薏似[1]仁一兩，炒、砂仁五錢、桔梗五錢、當歸一兩。右爲細末，神麯末炒，打糊爲丸，如小豆大。每服一錢五分，空心、食遠俱可服。

問：血虚治療湯藥、丸藥，切願詳教。

養榮加味四物湯

當歸、天門冬、芍藥、熟地、生地、枸杞、棗仁、麥門冬各一錢，川芎五分、遠志七分、甘草五分，炙。水二鍾，棗二枚、龍眼肉七個，煎七分，食遠温服。

補血湯

治血虚發熱，或去血過多發熱，服之效。

---

① 薏似：即薏苡。

黄芪六錢，蜜炙、當歸四錢，酒洗。水二鍾，煎七分，食遠温服。

又補血湯

凡過勞心思慮，損傷精神，頭眩目昏，心虚氣短，驚悸煩熱。

當歸一錢、川芎五分、芍藥一錢，炒、生地黄五分、人參一錢、茯神一錢、酸棗仁炒，一錢、麥門冬一錢、陳皮五分、梔子五分，炒、甘草五分，炙、五味子十粒。水二鍾，煎七分，食遠温服。

滋陰加味腎氣丸

山藥四兩、牡丹皮三兩、熟地黄八兩，薑汁炒、當歸三兩、山茱萸肉，四兩、澤瀉三兩、白茯苓三兩、麥門冬二兩、五味子一兩、天門冬二兩，去心、枸杞子四兩。右爲細末，煉蜜丸如梧桐子大。每服七八十丸，空心白滚水下。

問：白髮雖曰終難變，然内服潤黑之藥、外塗之藥、奇方神藥，切願詳知。

烏鬚羊肝丸

不獨烏鬚髮，亦能明目。

黑羊肝一具，竹刀切片，擺磁盒内，羊膽汁塗，曬乾。日日將膽汁曬，至百個爲止，少則三五十個，惟膽汁多爲佳。曬時以稀絹蔽之，免蠅蟲污點，次用：

當歸四兩，酒浸、何首烏四兩，酒蒸九次、旱蓮草四兩，蒸、生地四兩，酒洗、熟地六兩，酒蒸九次、川芎四兩、白芍藥四兩，酒炒、覆盆子四兩，炒、山茱萸肉，四兩，酒洗、白茯苓四兩，用人乳浸，日曬夜露，候乾。又用壯年男女髮或胎髮，并自己髮，不拘多少，俱用花椒煎，沸湯泡過，洗净曬乾，入小瓦罐内，黄泥、鹽固濟，炭火煅之通紅，埋地中。三日取出，去土打破罐，刮下研入。要以四兩爲佳，無則二三兩亦可。右藥俱不可犯鐵器。曬乾，磨爲細末。另用熟地黄十二兩，以酒煎濃汁二碗，去渣，煮糊爲丸，如梧桐子大。每服百丸，空心酒下；臨睡酒下七十丸。極能烏鬚髮，聰耳明目，悦顔色。

固齒烏鬚方

晴明天氣采指大槐條六斤，斷作一二寸長，用水六瓢，煎至六碗聽用。旱蓮草不拘多少，洗净搗汁，濾净二碗聽用。淮鹽三十二兩、明亮青鹽二十兩研細，猪蹄後角二個，川椒填滿，外用鹽泥固濟，火煆存性。三物同前，二汁下鍋，拌炒老米，色不可太乾，取起用。加絶好甘州枸杞子八兩，炒爲末，用磁器收貯。每日清晨用白滚湯擦牙，含口内少刻，用淡水送下。

烏鬚藥酒方

生地黄、熟地黄、旱蓮草、没石子、何首烏、當歸、紫茄皮、油核桃、枸杞子以上各五兩、遠志肉，二兩、黑桑椹一斗，取汁。右用火酒十五斤，煮三炷香去火氣，不時任用。

染鬚方

五棓子不拘多少，去灰研入，新鍋内炒，存性。再以青布兜脚，踏成餅，以瓦罐收之，每次一錢、紅銅末醋炒過通紅，再用醋淬，又炒通紅，收起，每次五分、白礬一分、枯礬二分、青礬一分五厘、没石子半分。右爲細末，用細茶五錢，石榴皮、訶子肉各一錢，煎濃汁一小盞調藥。盞内以銅杓注水，將藥盞入煮，待藥面如緑雲色、皺起爲度。次將皂角、白礬水澆净鬚、髮、鬢，拭乾。將盞内藥齊根擦之數十次，微火烘，略乾却。將前藥搽染鬚髮上，以濕紙數層摺貼在鬚上，外以青布兜之。至天明鬚下乾了，將温皂角水洗净根下。若黑，以指蘸油擦之。少頃，如鬚乾燥，再以絹包核桃肉擦之。連染二次如法，其光潤可同生成者。鍋内煮藥水且留下，每夜擦鬚根下一二次，則不生白短髮，如同自然之妙。

問：秃頭生髮内服之藥、外塗之方，切願詳教。

治秃瘡内服加减通聖散

當歸一錢、甘草一錢、石膏六分、川芎八分、連翹一錢、滑石一錢、芍藥八分、桔梗一錢、白术一錢、薄荷八分、山梔六分、菊花八分、荆芥五分、黄連五分、防風五分。水二鍾，薑一片，煎七分，食遠温服，渣再煎。

天麻散

治秃瘡神效。

天麻五錢、藜蘆五錢、狼毒五錢、白芷五錢、貫衆五錢、細辛五錢、雄黄二錢、輕粉一錢、鈎藤皮五錢、草烏頭五錢。右爲細末，用薄綿紙作袋盛藥，以香油三兩浸於磁碗内。三日後蘸油擦患處，一日二次。油乾再添一兩，添油二次，然後换藥。

秃瘡生髮方

桑寄生、秦椒、桑白皮、麻子、桐葉、猪膏、雁肪、黄荆子、松葉、棗根、鷄肪以上各等分。右爲細末搽患處，髮即生。

又方

側柏葉陰乾爲末，用生麻油調，塗面上。

又方

瘡愈後而髮不出者。

生薑、生半夏研細擦之，每日擦一次，效。

問：面上滅痕，内服之藥、外塗之方，切願見教。

滅瘢方

鷹屎白、白姜[①]蠶、衣魚、白附子、蜜陀僧，右各等分爲細末，猪骨髓調敷。

又方

用鷹糞爲末，和人精調敷之，效。

問：小兒痘瘡神方妙藥，切願見教。

稀痘丹

治發熱三日之内，紅點未見之先，壯熱頭疼，腰腹疼痛。一切熱毒盛者服之，解散熱毒，出痘稀少。

---

① 姜：當作"僵"。僵蠶，見前注。

雄黄一錢、硃砂一錢、冰片二分、射香一分。右各研匀,取蟾酥爲丸,如緑豆大。每七歲五丸,納生葱管内,濕紙包裹,灰火中煨,候紙乾取出。用升麻、紫草、防風、荆芥穗、蟬退、葛根、白芷、牛旁子、紫蘇、木通、甘草,加燈心三十根,連鬚葱白五莖,水煎,乘熱送下前丸。取汗則毒自解矣。

按日所用方

凡痘瘡初出,顔色紅潤者,不須服藥。若隱於肌肉之間,不即見點者,宜服:

加減升麻湯

升麻四分、桔梗三分、羌活三分、甘草一分。水一鍾,燈草十根,煎三分,不拘時服。

見點兩三日,如黍如粟,光澤明净,身無大熱者,不須服藥。若熱盛瘡多,宜服:

消毒飲　有熱加柴胡、乾葛、地骨皮

當歸酒洗、川芎、山查、連翹去穰,各四分,前胡三分、木通三分,去皮、甘草一分。煎法同前。

四日、五日,大小不等,根窠紅澤者,不須服藥。若色暗、陷頂及欠起發者,宜服:

牛旁湯

牛旁子五分,炒,研碎、當歸酒洗、川芎、黄芪蜜炙、茯苓以上各四分、桔梗、陳皮、連翹去穰、大腹皮酒洗净,各三分。煎法同前。

六日,毒化漿行,瘡形肥滿者,不須服藥。若欠起發者,及不潤澤,宜服:

托裹散

當歸酒洗、川芎、黄芪蜜炙、白术土炒、陳皮、牛旁子炒,研碎、茯苓去皮,各五分、桔梗、通草各二分。水一鍾,炒糯米一撮,煎四分,食遠服。若毒已化漿欠足者,加人參三分。

七日、八日,漿色充足,飲食不減者,不宜服藥。若瘡平漿薄者,宜服:

八味保元湯

人參去蘆、白术土炒、黄芪蜜炙、當歸酒洗、陳皮以上各五分、炙甘草五分、通草二分。煎法同前。若發癢加白芷四分、蟬退酒洗净三分。如漿色虚白，再加人參五分，癢用燈草縛成一箒，輕輕刷之。

九日、十日，漿老黄蠟色，結成靨高厚，别無他症者，不須服藥。若漿不足及靨薄者，宜服：

十奇散

人參六分，去蘆、白术土炒、芍藥酒炒、牛旁子炒，研碎茯苓去皮、當歸酒洗，上各五分，桔梗、通草、甘草炙，各二分，陳皮五分。水一鍾，圓眼肉五枚，煎四分，食遠服。

十一日、十二日，身不潮熱，飲食不減者，不須服藥。若當靨不靨，及痂落無托靨者，宜服：

解毒飲

此方毒未盡而發躁，加川山甲一錢，倍加黄連服之。

當歸酒洗、芍藥酒洗，炒、人參去蘆、山查、黄芪蜜炙、荆芥、牛旁子炒，研碎、防風各五分。煎法同前。

若是陽症，各照本方加黄連酒炒四分、黄芩酒炒二分。如熱甚，生用各五分，或加銀柴胡二三分亦妙。熱盛發狂、譫語弄舌者，宜服：

犀角地黄湯加味

犀角、生地、連翹去穰、黄連、牡丹皮、芍藥、當歸酒洗，各五分。水一鍾，煎四分，不拘時服。

若是陰症及咬牙寒顫，各照本方加附子，取頂臍端正、重一兩一枚者佳。用小便浸，鹽水、甘草水三次製過。用附子二分，桂枝、丁香各四分，麥門冬三分，生薑三片同煎，温服。

痘疔

凡痘大者爲疔，紫黑者爲疔，臭爛者爲疔。若痘瘡灰色不起發者，即當認出痘疔。速用銀針挑斷其根，吮出惡血，隨以：

四聖散塗之。

頭髮灰、珍珠、豌豆各等分。豌,音碗。

右爲末,研極細,用好油胭脂調入疔瘡内,能令遍身痘瘡即轉紅活而自愈也。

治泄瀉

凡陽症泄瀉輕,陰症泄瀉重,皆當以健脾利水爲主。若用澀藥太早,反致腹脹氣促,難以施治矣。宜用:

調中解毒散　治陽症泄瀉。

陳皮、山藥、川芎、白术土炒、赤茯苓、木通、黄連酒炒、連翹去穰、甘草、山查肉各等分。水一鍾,薑皮一小片,蓮肉三顆,煎四分,食遠温服。久瀉不止,加訶子肉四分。

補中健脾湯　治陰症泄瀉。

陳皮、山藥炒、通草、人參去蘆、白术土炒、訶子肉煨、砂仁微炒,研、川芎、熟附子、木香不見火,各等分。水一鍾,薑三片,炒糯米一撮,蓮肉五顆,煎四分,食遠温服。如不止,加肉豆蔻煨五分。

豆蔻丸

肉豆蔻濕麵裹,煨熟,去油、木香不見火、砂仁、白龍骨煅、訶子肉濕紙裹,煨、赤石脂各等分。右爲末,神麯糊爲丸,如黍米大。每服三十丸,炒米湯下。

痘後發疳

凡痘瘡已靨,潮熱未除,須防小兒口鼻内即發疳矣。當速治,宜服:

如聖散　仍以蘆薈散敷之。

史君子肉、胡黄連、黄連、山查肉、荊芥穗、白术麩炒、陳皮、薄荷各等分。水一鍾,燈草十根,煎四分,不拘時温服。

蘆薈散

胡黄連、孩兒茶、薄荷各五分、青黛二分、硼砂二分,一方不用硼砂而用人中白下、冰片五厘、蘆薈五分。右共研細末,吹敷患處。

治痘後餘毒

凡餘毒發頸項胸背在十二日以前者，重；若發於四肢及在十四日之後者，輕。重甚亦無大害，宜服：

托裹解毒散

牛旁子炒，研碎、荆芥、防風、白芷、人參、黄芪、薏苡仁炒、連翹、羌活、桔梗、薄荷、甘草各等分。水一鍾，煎四分，食遠服。

一方治餘毒：初發紅腫時，取赤黑緑豆，將醋浸爛，搗汁，用鵝翎時時刷患處，其毒自退。

如痘瘡入眼，宜服：

穀精草湯

穀精草、白芍藥、荆芥穗、玄參、牛旁子、連翹、菊花、草决明、龍膽草各五分、桔梗三分。以上各方注定分數，止舉三歲孩兒爲則，須量童大小臨時加減用之，不可執一也。

凡治孕婦痘瘡，以安胎爲主，宜服：

安胎散　治孕婦痘瘡，六日以前，宜服之。

當歸、白术麩炒、條芩酒炒，各一錢、陳皮、川芎、香附童便炒、連翹去穰、牛旁子、阿膠麩炒成珠、桔梗五分、砂仁八分，帶殼炒。水二鍾，炒糯米一撮，煎八分，食遠服。熱甚者加鬱金五分。

加減八物湯　治孕婦痘瘡，六日以後并宜服。

阿膠珠、當歸酒洗，各一錢、人參去蘆，一錢二分、黄芪蜜炙、熟地酒洗、白术麩炒、條芩酒洗、白茯苓、白芍藥酒炒、陳皮各八分、甘草炙，二分。煎法同前。

一方治胎動：用帶殼砂仁炒，去殼，研爲細末，每服一匙，熱酒調下。胎動即服，胎即安矣。

一痘瘡色乾暗不紅者，各照本方加紫草、紅花。

一痘瘡見點五六日，尚欠起發者，用川山甲數片，酒洗净，火上炙黄，各研爲細末，好醋調服一匙。

又方用絲瓜，不拘根數，連皮子燒灰存性，爲末。每服二匙，用炒糯米煎湯，不時調服。

痘後雜症,凡痘後聲音不清,宜服:

清肺飲

牛旁子、杏仁去皮、尖、阿膠炒珠、荆芥、天花粉、馬兜鈴、桔梗、黄芪生、甘草、訶子肉、麥門冬去心,各等分。用水煎服。

一痘瘡正出及收靨之時,痰嗽不止,并飲食蚪喉,各照本方加貝母、膽星、麥門冬、杏仁。八九日之外,宜加五味子。

祛風散　治痘瘡靨後冒風。

天麻、姜蠶酒洗炒、全蝎酒洗,微炒、防風、稀簽草、薄荷、羌活、山查、洛陽花子各等分。水煎,不拘時服。

一因父母不謹房事,或月經及乳母腋氣,并外人諸穢觸犯,以致痘瘡黑陷者,宜燒辟穢丹。仍以芫荽(胡荾)酒噴掛床帳上,以黄茶、紅棗燒熏之,皆妙。

蒼术、甘松、川芎、細辛、降香、乳香各等分爲末入火熏之。

一痘瘡濃汁不乾,或瘡出太盛,表□難靨,以致膿水粘衣及搗破者,即用敗草散敷之。

敗草散

用蓋屋蓋墻遠年腐草,去土,焙乾爲細末,添(帛□□)上或鋪在床席上極佳。若頭氣汗出多者,亦以此散添之,勿令泄氣。如無敗草,取黄牛糞曝乾,火煅成灰,取中心白者,爲末敷之,亦佳。

一方治小兒出痘吐蛔不止。取薏苡仁根,用井水洗净,搗汁,以磁盆盛之,置於床上,其蛔自安。仍照日逐本方加薏苡仁煎服,即愈。

活命飲

治痘瘡黑陷,急宜煎服。四齒散。人、狗、猪、猫齒各□□,砂鍋因濟紅爲末,熱酒調服而下。治痘不紅不起發灰或黑陷而焦,取效如神。

川山甲一片,用蛤粉炒,搗碎、天花粉四分、甘草節四分、乳香九分、白芷四分、赤芍藥六分、貝母五分、防風五分、没藥四分、歸尾酒洗,五分、陳皮五分、金銀花一錢、皂角刺五分。右水一鍾半,煎五分,作二次,不拘時温服,渣再煎。若痂落瘢黯或凹或突者，用韶粉一兩、輕粉二分半細細研勻，猪油調塗。見風太早以致成瘢痕者，用蜜陀僧爲末，水調，或炒白蒺藜爲末，鷄子清調敷。或馬齒莧攪汁熬膏，塗之皆效。

問：齒痛服藥及取蟲之法，切願見教。

答曰：東垣曰："齒者，腎之標。病有生蟲作痛者，胃熱火旺之故。"治方：取韮菜子，碗蓋，火燒之，却以竹箸捲一小角兒，通蛀處熏之。如下蟲蛀，則以韮子濃煎湯，頻嗽，其蟲自出。

外敷蟾黄散

蟾酥三分，研細，乳汁些少溶化磁盞内、雄黄二分、細辛二分、冰片二分。右將酥乳調和，細細納在蛀牙孔内，或痛牙縫中，口中涎任流出之。内服：

加味清胃湯

當歸尾、生地、牡丹皮、升麻、黄連、加防風、荆芥、軟石膏各等分。右剉水煎服。

問：痔疾，今人人所患尋常之病，然一得其證，快差者鮮少。必有行用奇方妙藥，切願詳教。

秦艽羌活湯

治痔漏成塊，下垂作痛，或不任其癢，神效。

羌活一錢三分、秦艽、黄芪各一錢，防風七分、升麻、甘草炙、麻黄、柴胡各五分、藁本三分、細辛、紅花各少許。右剉作一服，水二鍾，煎八分，空心服，忌風寒處大小便。

敷藥方

用熊膽少許，水浸化，塗患處，效。

問：已下各種藥性，小邦未能詳知。各種名下産出之處、用藥之方，且解俗名，俱願詳教。

答：土茴香，土字未詳。

葉似老胡荽，極疏細。作叢至五月，高三四尺。七月生花，頭如傘蓋，黄色。結實如麥而小，青色。北人呼爲小茴香。療惡毒癰腫等症。

土芎藭，土字未詳。

生川蜀秦地者良。若土者，乃各處所産，難以入劑。

土當歸，土字未詳。

同前。

土烏藥，土字未詳。

出天台山，乃曰台烏藥，别處産者俱云土烏藥也。

舶上茴香，舶字未詳。

一名蘹香子，産交廣諸蕃，及近郡有之。入藥多用蕃舶，故名之。味辛平，無毒。主諸瘰、霍亂及蛇傷、膀胱冷氣，調中止痛。

巴戟天，天字未明。

生巴郡，乃天明則出苗，又曰不凋草也。能補先天元氣，故有天字。

隨風子

即訶子初成實，風落地者。

金星鳳尾草

味苦，氣寒，無毒。多生陰濕石上，葉長，凌冬不凋，背有黄點兩行，狀若金星相對，故名。專理外科，凡諸未潰陽毒、沿頸瘰癧、發背癰疽，或剉碎煮酒頻吞，或研末調水旋服亦可。

枳椇

味平，甘，無毒，主頭風、小腹拘急，一名木蜜。其木皮温，無毒，主五痔和五臟。以爲屋，屋中酒則味薄，此亦奇物。其樹徑尺，葉如桑柘，其子作房似珊瑚，核在其端。人皆食之。

火麻子

即火麻仁，潤腸通結滯。

荆瀝

多截莖條，磚架火上炙熏，瀝取兩頭，流滴加薑汁傳送，消痰沫如神。虛痰用竹瀝，實痰用荆瀝，二味俱開經絡，行血氣要藥也。

紅娘子

即樗鷄，味苦平，有小毒，出岐州。有二種：五色具者雄，入藥良；其青黑質白者是雌，不入藥。凡用，去翅足，以糯米麵炒黄色，去米麵用。治心腹邪氣，益精强志，補中輕身，通血閉，行瘀血，主瘰癧，散目中翳。

乾菜子

即萊菔子，又名蘿蔔子。

柏油木

乃柏樹也。其子外白，作燭燒明。子内肉打油，南人用之點燈照明也。

地松

即天明精。味鹹，止金瘡血，解惡蟲螫毒。生人家及路傍，陰處有之，高二三寸，葉似松葉而小。

黄荆子

即黄荆條所生之子。其子炒爲末，鷄子清調敷腫毒，乾則以水潤之，神效。又能治婦人赤白帶下。又治心疼，炒爲末，酒調下二錢。

山裹棗

即山查。因其赤色而名之也。

京墨，京字未詳。

乃佳墨也。因帝王建都之處所産，故名。今墨多出南京。

木饅頭

即木蓮蓬。能澀精之藥。

桑羊

即桑螵蛸。止小便遺瀝，又固精。

魚腥草

南方水邊處有之，葉如桑，臭之則其腥如魚。煎湯洗痔，可以消縮止痛。

乞火婆蟲

即螻蟈,又螻蛄,又名土狗。通水道之藥。

節皮

即華皮也。治癰腫諸毒。

鹿苜根

即敗醬。

橄欖

出嶺南。樹大數圍,實長寸許,其子先生向下,後生者漸味酸。甘温無毒,開胃下氣,止瀉。

螺青

乃青魚之膽也,因此魚食螺螄者,故名之。其膽汁點火眼,甚效。

女青

是蛇含根,《釋名》雀瓢。生平澤,葉似羅摩兩相對,子似瓢形,大如棗許。我國多未用。

啾唧

即促織,又名蟋蟀。乃利小便之藥也。

紫金皮

注見藤條。

江茶

山茶花。去瘀血,能引血歸經。因產浙江,名江茶也。

縮砂蜜

生南地,味苦辛,苗莖似高良薑,高三四尺,葉青,長八九寸,闊半寸。三四月開花,五六月成實,五七十枚作一穗狀,似益智,皮緊厚而縐。主氣腹痛及安胎等證。

石絲

即寒水石。出趙郡,有縱理、橫理不同。

楊芍藥

即白芍藥。楊樹曰白楊樹，故名楊芍藥也。

木猪苓，木子未詳。

生衡山山谷，今蜀州、眉州亦有之。舊説是楓木苓，今則不必楓根下乃有。生土底，皮黑，作塊似猪糞，故名之。又有施州刺猪苓。

杜茴香，杜字未詳。

佛經"土"字讀作"杜"字。

乾桑黄茹

味甘，有毒。療月水不調，治癖飲積聚。處處生之，取根用皮，即桑白皮。

晚禾根

禾有早中晚三種。其味甘，入陽陰之經。其色白，入肺而解熱。惟十月收者謂之晚禾，以冬時其氣在根也。

釣鈎藤

微寒，無毒，出涼州。葉細莖長，節開有刺若釣鈎。治小兒寒熱，十二驚癇。

敗醬

一名鹿首，生江夏川谷。花黄，根紫色，似柴胡，作陳敗豆醬氣，故以爲名。味苦鹹，平，微寒，無毒。治暴熱火瘡、赤氣疥癬、癰腫結毒。

蓴

味甘寒，無毒。主消渴熱痺。

槐

即槐枝也。槐花、槐角、槐膠，有槐白皮，處處有之。

懷地黄

出懷慶府，故名之。

沙苑蒺藜

味苦辛，氣温，微寒，無毒。多生同州沙苑。治婦人癥結積聚，止男子遺溺泄精。

仙茅

生西域，今川湖兩浙皆有之。葉青如茅而軟，或稍闊，面有縱理，冬盡春初乃生。味甘，微温。有小補，暖腰脚，久服能輕身，益顔色，故名仙茅。

凌霄花

即紫葳。味酸，微寒，無毒。莖葉俱用，主婦人崩中，癥瘕血閉寒熱，産乳餘疾，羸瘦，養胎。

紫金藤

出福州山中，春初單生，葉青色，至冬凋落，其藤似枯條。采其皮曬乾爲末，治丈夫腎氣。

椿根皮

即臭椿根皮。味苦澀，氣寒，有小毒。南北俱生。主疳䘌，惟白者良，止血功同，女科任用。

川蘗

即山蘗也。

大青

即藍葉也。青黛即其汁所成。

《答朝鮮醫問》

朝鮮醫問目錄

問答二十四條

凡人無子,調治婦人而不能取效,云何?

《格致論》賈氏婦但孕三個月左右必墮,何故?

目疾腫熱,欲盲,用苦寒之藥,不效,云何?

咽喉腫痛,服盡寒凉之藥不愈,云何?

血氣并虚,當調治何臟爲先?

齒痛、上下牙腫,經絡何屬?

小便不利,何藥療之得效?

痔漏當何法治之?

中風口眼喎[①]斜,經絡之辨?

咳嗽日久不愈,何以治之?

婦人乳汁未産先流,既産不吮自出,是何經受病?

癩症,何經受病?

水腫鼓脹,治法云何?

傷寒、寒熱似瘧,表裏陰陽安在?

① 喎:通"歪"。嘴歪,即由顔面神經麻痺,口角向另一側歪斜的症狀。

奇經八脉,既不拘十二經,何起何繼?
陰虚火動,用滋陰降火之藥不效,云何?
頭痛頭風,有何妙法可療?
理中湯用白术,有動氣去术加桂之説,此動氣果病名否?
結核瘰癧,係何經絡?宜何治法?
鬚髮多寡,及婦、宦無鬚之髮?
上盛下虚,當暑畏寒,何故?
聲暗,服清肺之藥不效,云何?
夜不得寐,服安神之藥不效,云何?
鶬鶊能化婦妒,果否?製服之法若何?
問十條
《本草序例》榆皮爲母、厚朴爲子之説。
《醫學正傳》尋常來兑之説。
《直指方》耳中三昧之説。
《得效方》養生書云"勿以足置云玄處"之説。
《格致論》本來面目頭擧日滿空减之説。
《醫學正傳》"閃肭"二字何解?
《直指方》茄子疾云何?
《直指方》煉藥黑盞何物?
龍骨是真龍之骨否?
《本草》楊芍藥、木猪苓,上一字何解?巴戟天、縮砂蜜、天竺黄,下一字何解?
朝鮮醫問目録終

答朝鮮醫問[①]

朝鮮國貢使内醫院正崔順立安邦正尹知微問

① 和刻本外題作《朝鮮醫問答》,内題作《答朝鮮醫問》,一般從内題。

文淵閣管理誥敕大理寺左寺左評事王應遴答

問：凡人無子，調治婦人而不能取效，云何？

答：凡人艱子，其因不同。寧獨婦人不能生育之故耶？蓋多有男子之故焉。夫男子腎虚，病有精滑、有精冷、有精清，或臨事不堅。即堅矣，或流而不射。症爲盗汗、爲夢遺、爲便濁淋瀝、爲腰憊不能轉摇、爲勞熱、爲虚寒。或服熱藥過多而精耗。諸如此類，必各按其症以藥之，乃可望生機耳。蓋世無不草木之地，然必栽培灌溉得法，始足上承造化之氣。然又有人不及知，而已獨知之之病，不語諸人，不療以藥，既無剖露之言，復無調治之法，則終於孤獨，委之天命，亦可悲矣。蓋男女之交，交其精亦交其神也。神交而精不泄，何以成形？精交而神不接，何以入彀？有等陰精未到，陽精先施。如宫墻外望，不睹室家之好者。又有等陰精先拋，陽精後泄，如陣後放炮，望空而投者。總之，兩無氤氳光景，而神與精不齊到。如袁了凡[①]所云“自有一種漠然無味處”是也。夫兩石相擊而後火生。吾中國五行先水，彼西方四行先火，至理存焉。大凡物生，皆藉一點動氣火性。《内經》所云少火生氣[②]是也。若命門火衰，何以成生育？觀此，則艱子者，難獨咎婦人矣。

問：《格致論》賈氏婦但孕三個月左右必墮，何故？

答：陽施陰化，以致成胎。必榮、衛[③]調和，乃經脉周足。倘或氣血虚損，不能養胎，則胎必致墮。三個月時，兒形方化，尚未定像，手少陰養之，

---

① 袁了凡：明浙江嘉善人，名黄，字坤儀，號了凡。萬曆十四年(1586)進士。官至兵部職方司主事。曾佐經略宋應昌軍援朝禦日本。通天文、術數、醫學、水利。著有《曆法新書》《皇都水利》《群書備考》《評注八代文宗》。

② 少火生氣：典出《素問・陰陽應象大論》：“壯火之氣衰，少火之氣壯。壯火食氣，氣食少火。壯火散氣，少火生氣。”少火，指正常的陽氣，即正常的陽氣有生發氣機、維持生命活動的功能。

③ 榮、衛：中醫學名詞。榮指血的循環，衛指氣的周流。榮氣行於脉中，屬陰；衛氣行於脉外，屬陽。榮、衛二氣散布全身，内外相貫，運行不已，對人體起著滋養和保衛作用。《素問・熱論》：“五藏已傷，六府不通，榮衛不行，如是之後，三日乃死。”

心主養。此臟不足，則不能榮養。蓋心爲五臟之君，主血。血少，則氣必虛。氣血俱虛，或偶加以喜怒不調，將理失當，則邪熱内熾，焉得不墮？此賈氏婦一人之病，非謂凡胎皆然。下文云診其脉，左寸大而無力，重取則澀、知其血少云云，則治法固自在也。左右猶云前後相近，蓋三月之前爲二月，足少陽養之。膽主精，而兒精方成。三個月之後爲四月，手少陽養之。三焦内屬府，而兒六府初成。此時如花之結果，瓣方卸而實未堅。風雨驟侵，勢必難於葆毓[①]也。不以文害意，又何疑"左右"二字耶？至於世醫療治胎動，大都謂血熱則行，輒投以芩連梔柏[②]，一切凉血之藥。不知寒凉能傷脾，血生於脾，而又統攝於脾，脾氣困弱則不生不攝。不用治本之藥，而徒以寒凉療之，何異揚湯止拂，非徒無益矣。此又治胎墮者，不可不知也。

問：目疾腫熱，欲盲，用苦寒之藥，不效，云何？

答：目傷精，眇弗能眎[③]，世醫止知赤腫熱，當從火治，而概用苦寒之藥，不知目之爲體，輕膜裹水；目之爲用，陽以生明。執定套方，用寒藥點洗者，譬如内蘊伏火，外封冰雪，不能消散，鬱熱日深。目液受煎，久之，必乾枯而爲塌陷矣。用寒藥服餌者，譬如火方内灼，注水急澆，烈焰被衝，熱氣必熾。熾而上起，燥木被燔。久之，必努肉[④]而爲翳障矣。或云"此是陽有餘而陰不足。"夫陽果有餘，目但一時燥赤，而何至欲盲？不知此有餘特相火耳，不可以陽言也。蓋陰陽虛實，貴在平調。王太僕[⑤]云："無陽則陰無以生，無陰則陽無以化。"故補陰必佐以補陽，而益血當兼乎益氣。如謂目病但屬血，而與氣不相關，則《内經》何以云氣脱者目不明耶？眼科諸書，有

---

① 葆毓：呵護、養育之意。葆，保全、保護。毓，同"育"，生、養。

② 芩連梔柏：即黄芩、連翹、山梔、黄柏。

③ 眎：同"視"。

④ 努肉：眼病名，中醫指眼球結膜增生而突起的肉狀物，即翼狀胬肉。努，向外突出。

⑤ 王太僕：即王冰，唐代醫家。自號啓玄子。曾官太僕令。王氏認爲《素問》的"世本紕繆，篇目重疊，前後不倫，文義懸隔"，乃"精勤博訪，曆十二年"方臻理要，又於先生郭子齋堂受得先師張公秘本，一以參酌，詳加次注，"兼舊藏之卷，合八十一篇"，於 762 年撰成《注黄帝素問》24 卷，是繼全元起注《黄帝素問》後又一次整理注釋，世稱《次注黄帝素問》。王氏在《次注》中作了不少發揮，對中醫學的發展有很大影響。

謂肝木不平，内挾心火，火勢妄行，故神水受傷而爲内障者；有謂酒色不節，胃氣内傷，目失其明，宜服補腎之藥者；有謂足厥陰肝主目，在志爲怒，怒甚傷肝，傷肝則神水散，久則光不收者；有謂凡治目宜先補腎，次治肝，肝是腎苗，腎是肝主，治肝則神魂安定，補腎則精魄自流通者；有謂目是肝之外候，肝取木，腎取水，水能生木，母腎子肝，故肝腎氣充則明，肝腎氣乏則昏。可見氣所以帥肝腎、導精血，而發光明於兩目者。有謂臟腑精氣皆上注於目，而爲之精，故目爲魂魄所常營，神氣所自生者；有謂血氣不至則目盲，雖《内經》有"人卧血歸肝，肝受血能視"，與"目得血能視"之旨，然令氣衰乏，則血雖盛，亦必不能自致於目。陽先陰後，氣運而血必隨之者。凡此皆所謂補陰必佐以補陽，益血當兼乎益氣之説也。丹溪[1]治一老人，目忽盲，他無所苦。急服參膏二斤，輒效。愚昔病目半年，粤主健脾方愈。余友何大魯患此，云用熟附而痊。又云見一人用稜莪消食積之劑，蓋病源多在血氣脾胃，必非概用苦寒之藥所能療也。

問：咽喉腫痛，服盡寒凉之藥不愈，云何？

答：咽喉之症不同，總之，火熱爲患。夫降火以凉，治熱以寒，理也。然有用盡寒凉之藥而病依然，反生泄瀉之症而痛甚者，安可無變通救本之術？蓋亦有腎虚而虚火上客者矣，亦有肝虚而病生於咽者矣。《經》曰："真陰太虚，陽氣飛越，遂成咽病。六脉浮大，重取必澀，可辨也。"又曰："形樂志苦，病生於咽。"又曰："肝者中之將，取决於膽，咽爲之使，六脉弦而帶數，可辨也。"夫肝腎既虚，火必上厥，務以大劑補藥療之。若概用凉瀉，知其必不效矣。予親見一人喉痛兼瀉，六脉沉微，意其上熱者假熱，下瀉者真寒也。投以温補之劑立愈。又一人喉痛，六脉洪數動摇，意其必虚火上泛也，用大補陰藥，佐以熟附下，咽痛即除。蓋喉痛雖上熱，實由下虚寒。世人徒治上而不治下，何怪乎久病不痊耶？

[1] 丹溪：即朱丹溪(1281—1359)。

問：血氣并虚，當調治何臟爲先？

答：凡人根本，此性命只血氣兩者。若男若女，非不均有血氣。但不量精神，不調勞逸，終日役役，勉强運爲，神力疲倦，飢飽越常，喜怒失節，憂思過度，色慾無窮，遂使五臟氣血偏枯，此虚損所由生也。其症晝少精神，夜多惡夢，或頭眩眼昏，或胸滿氣短，或耳鳴口苦，或心煩不安，或咳嗽面紅，或汗多發熱，或寒熱交作，或四肢怠惰，或百節酸疼，或腰膝無力，或食減形瘦，皆虚損之症也。是雖五臟皆病，然當治心腎爲急。蓋人得病，多在二臟失調也。調治之法，唯當補精益血爲主，固不可峻用熱劑以熾虚陽，亦不可固用凉藥以傷胃氣。《經》曰："虚者補之，勞者温之。安其五臟，調其寒熱。"又云："形不足者，温之以氣。精不足者，補之以味。"凡滋補之藥，當用和平。然補腎又不如補脾爲捷。蓋人身以脾胃爲主，土寄王於四時也。人能節飲食、省勞役，使脾胃充實，元氣上升，飲食美節，生精輸運，灌溉四臟，上交心火，下益腎水，則水火既濟，百病不生。又何有氣血虚損之症耶？

問：齒痛、上下牙腫，經絡何屬？

答：古人有謂上牙屬胃，惡寒而喜熱，下牙屬大腸，喜寒而惡熱，全於腎家無屬者。不知腎主骨，齒爲骨餘，故腎氣充而牙生，腎氣衰而齒墮。足陽明脉入上齒縫中，手陽明脉入下齒縫中，其屬胃、屬大腸者，自其脉之所屬，在上下齒縫中，非齒之上下，分屬胃與大腸也。故有齒病用清胃散者，謂齒間之肉屬胃，胃熱則凉之故也。要之，齒之槁與不槁，還屬腎之枯與不枯耳。故齒之真牙，乃牙之最後生者，其生於腎氣之方盛，故其槁獨先也。然又有由於内有濕熱，忽被風寒冷飲所鬱，則濕熱不得外達，所以作痛者。是寒爲標而熱爲本也，宜用辛温之藥擦漱，以散其外寒。用辛凉之藥服餌，以散其内熱，則標本兩攻，無不愈者。又有温熱被寒而痛亦在齦者，似齒痛而實非齒也，但燥濕解熱即愈。又有蟲蛀而痛者，非取蟲痛不止，亦不可不知也。

問：小便不利，何藥療之得效？

答：小便不利，其因有三。有因津液偏滲於腸胃，大便瀉而小便澀者；有因熱搏下焦，津液熱而不行者；有因脾胃氣澀，不能通調水道、下輸膀胱而施化者。一則分利之，二則泄滲之，三則順氣施化之，而病可愈也。然東垣又云："皆是邪熱爲病，宜分氣血而治。"在渴與不渴辯之。如渴而不利，則熱在上焦肺分故也。蓋小便太陽膀胱所主也。肺金生水，若肺熱不能生水，是絶其水之源也。《經》云："虚則補其母"，宜清肺而浚其化源，故當從肺之分，助其秋令，水自生焉。又如雨、如霧、如霜，皆從天而降也。且藥有氣之薄者，乃陽中之陰，是感秋清肅殺之氣而生，可以補肺之不足，淡味滲泄之藥是也。如不渴而不利，則熱在下焦血分故也。蓋熱閉下焦者，腎也，膀胱也，乃陰中之陰。陰受熱邪，閉塞其流。易老[①]云："寒在胸中，遏塞不入。熱在下焦，填塞不入。"須用感寒水之化，氣味俱陰之藥，以除其熱，泄其閉塞。經云："無陰則陽無以化。"若服淡滲之藥，其性乃陽中之陰，非純陰之劑，陽無以化，何以補重陰之不足也？須用感地之水運而生大苦之味，感天之寒氣而生大寒之藥，此氣味俱陰，乃陰中之陰也。大寒之氣，人感之生腎，此藥補腎與膀胱，受陽中之陰、熱火之邪而閉其下焦，使小便不通也。夫用大苦寒之藥治之，法當寒因熱用。如熱在上焦，則山梔、黄芩之類；熱在中焦，則黄連、芍藥之類；熱在下焦，則黄柏、知母之類是也。[②]

問：痔漏當何法治之？

答：凡痔漏腫痛，《内經》曰："因而食飽，筋脉横解，腸澼[③]爲痔。"久而

① 易老：即張元素（生卒不詳），字潔古，易水（今河北易縣）人，人稱易水先生。金代著名醫學家，中醫易水學派創始人。重視臟腑辨證及扶養胃氣的思想，對李杲創立以"補土"爲特色的系統的脾胃理論有重要影響，并最終成爲"易水學派"最突出的理論特色。著有《醫學啓源》《臟腑標本寒熱虛實用藥式》等。

② 此段俱引王肯堂所撰《證治準繩》"雜病・小便不通"（刊於1602年）。

③ 澼：垢膩黏滑似膿似涕的液體。《集韻》："澼，腸間水。"

不愈，變爲漏。痔與漏，病異而治法則同也。《至真要大論》云："太陽之勝，凝凛且至，非時不冰，痔瘧輒發。"注云："水氣太勝，陽火不行。此言陽火畏水，鬱而爲痔也。"又曰："少陰之復，疿疹瘡瘍痤痔。"注云："火氣内蒸，金氣外拒，陽熱内鬱，故爲疿疹瘡疹痤，甚亦爲痔也。"熱少則外生疿疹，熱多則内結癰痤。小腸有熱，則中外爲痔。其熱復之變，皆病於身後及外側也。又《靈樞經》云："太陽經虚，則爲痔瘧癲疾。蓋水虚則火所乘故也。"大都此病是温熱風燥四氣相合而成。治法惟去其四者，當以順氣藥兼之以苦寒瀉火，解其熱毒。以辛温和血潤其燥、疏其風、止其痛。然必須大忌房勞，戒食炙煿[①]辛熱之物，庶乎其可瘥耳。

問：中風口眼喎[②]斜，經絡之辨？

答：中風口眼喎斜，世醫以掉眩治之而不效者何？蓋因知竅而不知經，知經而不知氣耳。夫人首有七竅，人但知目病歸肝、口病歸脾、耳病歸腎、舌病歸心。豈知目之内眦上下二綱，是足太陽及足陽明起於此。目之鋭眦，是足少陽起於此，手少陽至於此。鼻之左右，是足陽明、手陽明俠於此。口之左右，亦此兩經環乎此。故七竅有病，不可獨責之五臟，而當歸之六陽經也。此所謂知竅而不知經也。《靈樞經》云："足之陽明，手之太陽，筋急則口目爲僻[③]，此十二經及受病處也，非爲病者也。及爲病者，天之六氣也。"六氣者何？風火暑濕燥寒是也。此所謂知經而不知氣也。然則口耳喎斜，何經乎？何氣乎？足太陽、足陽明，左目有之，右目亦有之。足陽明、手陽明，口左有之，口右亦有之。此兩道也。又《靈樞經》曰："足陽明之筋，其病頰。筋有寒則急引頰移口，熱則筋弛縱緩不勝收，故僻也"。是左寒右熱，則左急而右緩；右寒左熱，則右急而左緩。故偏於左者，左寒而右熱，偏於右者，右寒而左熱也。夫寒不可徑用辛熱之劑也。蓋左中寒，則逼

① 煿：煎炒或烤乾食物。
② 喎：通"歪"。嘴歪，即由顔面神經麻痺，口角向另一側歪斜的症狀。
③ 僻：偏，斜。

熱於右；右中寒，則逼熱於左。陽氣不得宣行故也，而況風者甲乙木乎？口眼陽明皆爲胃土，風偏賊之，此口眼之所以僻也。是則然矣。七竅惟口目喎斜，而耳鼻獨無此病者何也？蓋動則生風，静則風息，理之常也。易象震巽主動，坤艮主静。動屬木，静屬土，卦名曰觀，視之理也。視，目之用也。目上綱眨，下綱不眨，故觀卦上巽而下坤，卦名曰頤，養之理也。養，口之用也。口下頷嚼，上頷不嚼，故頤卦上艮而下震。口目常動，故風生焉。耳鼻常静，故風息焉。常思目雖斜，而目之外廓未嘗斜；口雖喎，而口之輔車未嘗喎。此經之受病，非竅之受病昭昭矣。於此不得明治法耶。

問：咳嗽日久不愈，何以治之？

答：咳嗽日久不愈，大都先起内傷。繼挾外感，而後又藥誤以成之也。即使純是感冒，亦當窮其感之所自。感所自者，乃脾肺氣虚，腠理不密，《經》所謂"邪之所湊，其氣必虚"是也。若嗽而無痰，是脾肺虚熱，或心腎火邪，刑觸肺金，而作聲也。若嗽而有痰，是脾不攝涎，或腎不攝水，隨氣上泛而爲痰也。况脾肺一虚，則無以生腎滋肝。而肝腎真陰，因亦虚耗。又二臟俱挾相火，若真陰一虚，則相火隨熾，上爍肺金，亦令咳嗽。且肝又主筋，腎又主骨，位皆居下，主在腰膝。肝腎一虚，則遍身筋骨與腰膝間非苦攣縮，必患痠痛無疑矣。故此症初起審有外邪，便當以調補爲主，而稍兼疏散。若嗽已日久，則大忌寒凉克伐之藥，必用扶脾保肺，滋益化源。若或專主散邪，則邪未必散，脾肺益傷，脾傷則清氣下陷，而爲飧泄；濁氣上壅，而爲腹脹；穀氣不運，而爲惡食、爲瘠羸；血不華色，而爲面黑，爲黄稿矣。肺傷則水失化源，而爲焦渴。木寡於畏，乘脾侮土，而爲泄瀉。大腸氣脱，而爲便頻、爲脱肛。衛氣不固，而爲畏寒、爲自汗。又或重亡律液，而咳唾膿血，爲肺痿、爲肺疽矣。古云嗽久成癆，暫起者易治。若久而脾虚、潮熱、脉數，面時發紅、盜汗、肉削，可慮也。故凡治久嗽，切勿用瀉肺破氣，及燥劫苦寒之藥，而必從滋補消息之。然又有等素傷食物，腸胃垢積，濁氣上薰於肺，而爲熱嗽者。是必消積清脾，令痰凈胃和乃安。總之，必憑脉察症爲妙耳。

問：婦人乳汁，未產先流。既產，不吮自出，是何經受病？

答：婦人兩乳，并陽明之經也。陽明爲水谷之海，谷氣既盛，則溢於衝脉，而下爲月經。經血因養胎而不行，則津液自上溢而爲乳汗。未產先流，不吮自出，多是氣虚不能收持。然血不足者僅能養胎。血有餘者，養胎有餘，亦未產先流之故也。血不足者，吮之不來。血有餘者，不吮亦出，亦不吮自流之故也。大都下爲月經，上爲乳汁，總此陽明所主，不上則下，非有餘則不足，是必然之理，而非他經所受之病。治法補氣調血之外，無他術也。

問：癩症，何經受病？

答：癩之病，外則鼻柱壞爛，肌肉瘍潰，固是陽明經分所受風木之邪明矣。其内有臭涎惡血生蟲之類，何以致然？蓋厥陰主生五蟲，本於相火。熱甚而制金。金衰，故木來克侮。肺受熱而氣不清也。况血隨氣運，涎隨氣降。既不能爲之施化，則血聚而涎積。血積久則污惡，涎積久則臭濁。濕涎熱血，相爲薰蒸，久則肌肉壞爛而生蟲。治之使邪出於齒縫穀道間者，是皆陽明經之脉絡。蓋真土敗木賊之症也。然又有因血熱得寒所致者，或夏月勞甚而入水澡浴，或冬月酒後而踢冰履霜及入水。由是濕熱鬱於内而不散，風寒客於外而不行，内外拂鬱既久，而漸成肌肉敗腐矣。《經》所謂熱勝而肉腐是也。大抵此症，歸重於手足陽明經。夫手足陽明胃與大腸主之，脾肺二經之府也。脾主肌肉，而肺主皮毛，乃腑及於臟病也。《經》曰："腸胃爲市，無物不受，無物不包"，故其熱毒積於中而形於外耳。治法宜先取陽明而後及太陰，亦本而標之之義也。又必先殺蟲，除濕瀉火，然後生血凉血，祛風導滯，降陽升陰，而病自愈矣。

問：水腫鼓脹，治法云何？

答：通身面目浮腫，曰水腫；腹大如鼓，而面目四肢不腫，曰脹滿。總之，脾土濕熱爲病也，但腫輕而脹重。水腫，則飲食如常；鼓脹，則飲食異昔。然其脹屬脾胃者飲食少，屬他臟腑者飲食如常。不可不分表裏淺深也。又脹在皮膚經絡間者，飲食如常；在腸胃肓膜間者，飲食減少。如其氣壅塞於五臟，則喘促不食而勢危矣。故病在表者易治，入府者難治，入臟者不治。更要分虚寒實熱。其臟腑之氣本盛，被邪填塞不行者爲實；其氣本不足，因邪所壅者爲虚。實者祛之，虚者補之；寒者熱之，熱者寒之；結者散之，留者行之。邪從外入而盛於中者，先治其外而後調其内；邪從内出而盛於外者，先治其内而後調其外。陰從下逆上而盛於中者，先抑之而後調其中。陽從上降下而盛於中者，先舉之而亦調其中。但使陰陽各歸其部而病自除矣。《内經》治法，謂平治權衡，去菀陳莝[①]，開鬼門[②]，潔净府[③]，宣五陽，巨氣[④]乃平，此之謂也。

問：傷寒，寒熱似瘧，表裏陰陽安在？

答：寒熱似瘧，即寒熱往來而邪正分争也。蓋邪氣之人，正氣不與之争，則但熱無寒。若邪正分争，則寒熱於是乎作矣。夫寒邪爲陰，熱邪爲陽。裏分爲陰，表分爲陽。邪之客表爲熱，而邪與陽争，則爲寒；邪之入裏爲寒，而邪與陰争，則爲熱。若邪在半表半裏，則外與陽争而爲寒，内與陰争而爲熱。表裏之拘，内外無定。由是且來且往，寒熱日發，有三五發甚而十數發不止者。若以陰陽相勝，陽氣不足，則先寒後熱；陰氣不足，則先熱

① 去菀陳莝：菀，鬱積；陳莝，陳草。意即去掉堆積的陳草，對人體而言即是驅除鬱積已久的水液廢物。

② 開鬼門：指發汗。鬼門，指汗孔。

③ 潔净府：指利小便。净府，指膀胱。

④ 巨氣：大氣，在人體指正氣。

後寒。此論雜病陰陽二氣自相乘勝則然，非可以語傷寒也。《趙氏》[1]曰，詳仲景論，止分皮膚骨髓，而不曰表裏者，蓋以皮、脉、肉、筋、骨五者，《素問》以爲五臟之合，主外而充於身也。惟曰臟、曰腑，方可言表裏。可見皮膚即骨髓之上，外部浮淺之分；骨髓即皮膚之下，内部深沉之分。與經絡屬表、臟腑屬裏之例不同也。是知虚弱素寒之人，感邪發熱，熱邪浮淺，不勝沉寒，故外怯而欲得近衣。此所謂熱在皮膚，寒在骨髓，藥用辛温。至於壯盛素熱之人，或酒客輩感邪之初，寒未變熱，陰邪蔽其伏熱，陰凝於外，熱畜於内，故内煩而不得近衣。此所謂寒在皮膚，熱在骨髓，藥之宜用温凉必矣。若以皮膚爲表，骨髓爲裏，則麻黄湯證骨節疼痛，其可名爲有表，復爲有裏之證耶。

問：奇經八脉，既不拘十二經，何起何繼？

答：《二十八難》所云，奇經八脉，督脉，行背而應乎陽，起於下極之俞。下極，長强穴。任脉，行腹而應乎陰，起於中極之下，以上陰毛之際。衝脉，若衝之衝，而氣行於上，謂十二經脉之海，起於氣衝，此三脉之源也。帶脉，如帶束腰間，循環一周，不可以端言也。陽維、陰維，乃維絡之經，如綱之目，亦無端也。陽蹻附於太陽，陰蹻附於少陰。陽蹻由申脉上行，陰蹻由照海上行。此陰陽蹻之端也。此八脉之概，非十二經所能拘也。

問：陰虚火動，用滋陰降火之藥不效，云何？

答：腎精爲吾人真水，雖曰真陰，然於卦爲坎。坎中一陽，而外包二陰。若人色慾過度，陰精消耗，止剩孤陽，無陰包養，則陽火飛騰，浮散於外，而假熱之症，種種見前。世醫但執以寒治熱之説，而反症誤投，元氣大壞，爲害豈細？是必用温養肝腎之藥，而使之合陽，兼用引陽歸經之藥，而

---

① 《趙氏》：即《趙氏醫貫》，明代趙獻可著，成書於明萬曆四十五年(1617)。該書以保養"命門之火"貫穿於養生、醫療等論題之中，故名《醫貫》。爲研究中醫命門學説的重要著作之一，其命門學説以及擅用六味丸、八味丸等方的治療經驗對後世影響深遠。

使之生陰，則水生火熄，神氣白清，而煩躁灼爍之火當自定矣。故古人謂陰虛，謂陽中之陰虛也；謂陽虛，謂陰中之陽虛也。若純於補陰，必是陰氣獨損，而陽氣未甚虧者，乃可耳。若陰虛之極，陽無以化，久之終至於陽陰俱虛矣。王太僕云："陰精損削於内，陽氣耗減於外。"《丹經》云："精失而元氣不生，元陽不見。"是皆明言。陰虛於前，陽亦隨絶於後也。故凡治陰虛，不可不兼補陽也。倘必執純於補陰，而弗窮真寒假熱之症，豈未聞陽盛則熱，陽虛則寒，陰盛則寒，陰虛則熱之説乎？倘虛陽漸盡，又復以苦寒之劑克伐之，則其劇也，必將熱之不熱，體冷如冰。如《靈樞》所云："六陽氣絶，則陰與陽離，離則凑理發泄，絶汗乃出，旦占夕死，夕占旦死。"又如仲景所云："陽氣前絶，陰氣後竭，其人死身色必青。"彼時計將安出耶？雖然，此論近亦有知者，但温養肝腎等藥，不過桂附等。倘用之不當，其禍立見。必於脉之陰陽詳察之，乃可耳。

問：頭痛頭風，有何妙法可療？

答：淺而近者名頭痛，深而遠者名頭風。頭痛卒然而至，解散即安。頭風時作時止，有觸輒發，且發時必嘔吐。《素問》曰："頭痛巔疾，上虛下實，過在足少陰、巨陽，甚則入腎。徇蒙招尤[①]，目眩耳聾，下實上虛，過在足少陽、厥陰，甚則入并。夫下虛者，腎虛也，腎虛則頭痛。上虛者，肝虛也，肝虛則頭暈。"徇蒙，如以物蒙首，招摇不定。目眩耳聾若暈狀，故肝厥頭暈。腎厥頭痛，大都清陽出於上竅。使清陽上升，則濁氣隨降。元首肅清，邪氣不擾。使腎陰充足，則水能制火。邪火不炎，使中氣不虧，則氣能乾運，無所壅滯。如是而何頭痛之有？然又有勞碌之人，因元陽虛損而痛者，宜補中益氣湯，加蔓荆之類。有房勞之人，因腎水不足，虛火上炎而痛者，宜六味湯加故紙、牛膝之類。有飲食之人，因陽明氣塞滯，上冲於太陽，顴頰而痛者，宜消食清痰。有因中氣虛寒，嘔吐清水而痛者，宜六君子補

① 徇蒙招尤：王冰《黄帝内經素問注》："徇，疾也；蒙，不明也。言目暴疾而不明也。招尤，謂摇掉不定。尤，甚也。"

劑。凡此，更出於風寒、暑濕、血氣諸例之外，又不可不知也。

問：理中湯用白术，有動氣去术加桂之説，此動氣果病名否？

答：動氣之説，出於仲景。而成無己[1]注曰："動氣出於臍下，或左或右或中，築築然跳動，乃下部腎中之氣挾外邪築觸而動也。"夫腎氣宜静不宜動。白术性燥，更能動氣，所以去此。而加桂，免滯使利之意。此動氣之説也。

問：結核瘰癧，係何經絡，宜何治法？

答：結核瘰癧，分别自明。薛立齋[2]云不變不痛，按之不硬者，名痰核。宜推其因而治其本。筋攣於項側耳前後，胸脅腫脹而發寒熱者，名瘰癧。總之，宜推因治本。大都此症，有因肝火血燥而不能榮筋者；有因嗜慾無節而腎弱水虧，致筋縮而蹺結如塊如核者；有因老年陽火内衰，下焦清冷，氣血弗榮，筋失所養，故燥縮而爲攣，結聚而成疣核者；有因曾經失血，血少筋枯，筋乏血濡，故攣急而結核者；有因過用凉藥以滋陰降火，伐正黨邪，而犯苦以堅之，寒則蹺縮绌結者。凡此皆見於肝膽部分，以肝經多血少氣，膽經多氣少血。少血，則濡潤有虧；少氣，則運行無力，故致此耳。治法不過滋腎水，生肝木，養陰血，培脾土而已。蓋腎水旺，則肝火自清；肝火清，則陰血自生；陰血生，則相火自寧；相火寧，則自無熱傷血氣、火乘木勢之患矣。若竟作痰火，而以辛燥苦寒之藥，收久服消散之功，則辛能散氣，氣散而肺主虚；燥能涸血，血涸而榮氣亡；寒以傷生化之原，苦以作堅强之禍，如是而求痰清核散，焉可得哉？雖然，結核竟非痰耶何？立齋又云："有痰核之症

① 成無己：約北宋嘉佑、治平年間(1056—1067)至海陵王正隆乙亥—丙子歲(1155—1156)，聊攝(今山東省茌平縣)人。撰有《注解傷寒論》《傷寒明理論》《傷寒明理藥方論》，注《衆傷寒論》。

② 薛立齋：即薛己(1486—1558)，字新甫，號立齋，明代吴郡(今江蘇蘇州市)人。家爲世醫，學術思想受張元素、李杲、錢乙等影響最大。自著《外科樞要》《内科摘要》《女科撮要》《癘瘍機要》《正體類要》《口齒類要》等，校訂有《婦人良方大全》《小兒藥證直訣》《明醫雜著》《外科精要》等數十種。這些校本中不少附有醫案，以臨床驗證來説理法、方藥依據。

耶？且使苦寒辛燥，不可久消，將何法治之？立齋推因治本之説可繹已。蓋所謂推因，謂求之七情也。所謂治本，謂責之肝腎也。夫痰症何與於肝腎乎？"曰：七情怒氣屬肝，即前云怒損肝脾，血虛火旺，血燥筋攣者是也。且云痰屬腎，其義微矣。蓋痰之生也，原於水；其動也，原於濕；其壅也，原於氣；其熱也，原於火。腎虛則水泛，脾虛則濕生，肺虛則氣滯，心虛則火炎。故治痰之本，必補腎以攝水，温脾以收濕。治痰之變，必益肺以升降諸氣，清心以制伏火邪。如是而痰弗净，核弗消，未之有也。

問：須髮多寡，及婦、宦無鬚之髮？

答：須髮所屬，各有專經。巢元方[①]云："足少陽，膽之經也，其榮在須。足少陰，腎之經也，其華其[②]髮。"衝任之脉爲十二經之海，謂之血海。其別上絡唇口。若血氣盛，則榮潤於頭，故須髮華美。若血氣弱，不能榮潤，故鬢髮禿落。觀此，則髮屬腎而非心，須屬膽而非腎明矣。乃有謂髮屬心，禀火氣而上生；須屬腎，禀水氣而下生，此蓋以炎上潤下取象而牽合之者，然與巢氏之説何如？《靈樞經》云："足陽明之上，血氣盛則髯美長；血少氣多，則髯枯短；氣少血多，則髯少；血氣皆少，則無髯。"又云："足少陽之上，氣血盛，則通髯長美，血多氣少，則通鬢美短；血少氣多，則少須。血氣皆少，則無須。"又云："手陽明之上，血氣盛，則髭美；血少氣多，則髭惡。血氣皆少，則無髭。"又云："手太陽之上，血氣盛，則多須。"又云："通髯極須者，少陽多血。美須者，陽明多血。"夫足陽明，胃也。足陽明之上，謂凡經脉穴道之行於上體，如巨窌穴俠鼻傍、地倉穴俠口吻，皆謂之上。而髯之所生者也，足少陽，膽經也。足少陽之上，謂凡經脉穴道之行於上者，如風池、腦空、正靈之類，皆行於耳後，而屬於膽。《經》曰：通髯乃髯之連鬢而生者也。手陽

① 巢元方：隋代醫家，約生活於隋唐年間，籍貫、生卒年均不詳，一説爲西華人。大業中(605—616)任太醫博士、太醫令。大業六年(610)，奉詔主持編撰《諸病源候論》50卷，分67門，1 720論，是中國第一部專論疾病病因和證候的專書，也是第一部由朝廷組織集體撰作的醫學理論著作。

② 原本作"其"。據《素問・六節藏象論》應爲"在"。

明，大腸經也。手陽明之上，如禾髎在鼻孔之旁，迎香在水溝之旁，皆穴道之行於上，而髭之所生者也。手太陽，小腸也。手太陽之上，如天容在曲頰之後，顴髎在骫骨之下，皆穴道之行於上，而須之所生者也。蓋口上曰髭，頤下曰須，在頰曰髯，各隨其本經氣血盛衰，而爲多少美惡者也。巢氏止舉足少陽少陰二經，而不及足陽明與手陽明、太陽三經，挂漏甚矣。惟"腎華在髮"一語，則《素問·六節藏象論》有云："腎者主蟄封藏之本，精之處也，其華在髮。"又《五臟生成篇》亦云："腎之合骨也，其榮髮也。"蓋以腎水主受五臟六腑之精而藏之也。又腎主骨髓。腦者，髓之海，而髮乃髓之所養，故華在髮。且《經》所謂榮髮華髮者，以腎爲精髓之原，而髮所賴以滋榮華美云耳，未嘗謂髮所由生，屬乎腎也。又以須鬢之長短美惡，由於手足少陽、太陽及陽明之氣血多少盛衰云耳，亦未嘗謂髯所由生，屬乎膽也。今巢氏之説，不本《内經》，豈其生知神解反出上古軒岐耶？又婦人無鬚，何也？婦人非無血氣也，其衝任之脉，血脉也。循腹上行，會於咽喉而絡於脣口。氣血盛，則充膚熱肉。血獨盛，則澹滲皮膚生毫毛。婦人之生，有餘於氣，不足於血。以其數去血，而衝任之脉不榮口脣，故須不生也。又宦者無須何也？宦者非無氣血也，宗筋與衝脉相連屬，去其宗筋，則傷衝脉。血瀉不復，皮膚内結，脣口不榮，故須不生也。又有男子終身無鬚，何也？由任衝不盛，宗筋不成，有氣無血，脣口不榮，天之所獨不足者也。大都膀胱多血者，必眉美；膽經多血者，必通髯；陽明多血者，必須長。總之鬚髮之生，必本乎血也。

問：上盛下虚，當暑畏寒，何故？

答：天之生人，不過陰陽。陰陽即血氣也，血氣即水火也。火熱而水寒，若周身之陽氣，流布不虧；真陰充足，陰陽交媾，上體下體，不熱不寒。縱有寒熱，亦不過旦夕偶然之疾。豈有當盛暑炎酷時，而不耐其寒耶？惟人勞傷太過，斫伐太甚，或五勞七傷，以致腎中之陽，合於二陰。二陰剥盡，下焦之陽，無以合制，飛越而上，水火不濟，火上升而水下降，上本陽而重陽，下本陰而重陰，故盛暑不能熱耳。乃若上之盛而熱，雖日服寒凉之劑，亦不能使之降也。治法徒用温下之藥，反以益上焦之熱。是必使心腎交濟，陽火下降，而不一於升；陰水上升，而不一於降。陰陽和暢，兩得其平。上體雖陽，而有陰以和之，則不盛；下體雖陰，而有陽以和之，則不虚。由是上體之熱自除，下體之寒不作。即遇冰雪嚴寒，尚無所畏，而矧暑月大熱時乎？藥用填補真陰之品，佐以引火歸經之劑。如是而上猶盛而下猶冷，吾不信也。

問：聲喑，服清肺之藥不效，云何？

答：聲喑多作痰火風寒治。謂肺如鍾磬，懸虚則鳴。若以物填實，則擊之無聲。故治法宜清痰降火，及疏散風寒，猶之去鍾磬之填。此蓋以肺爲氣主，而聲所從出也。然有不盡然者。夫肺屬乾金，位高覆下，清虚之體，毫不可干。若果有痰火風寒之感，則金被衝激，必且咳嗽而聲重，譬如撞鍾擊磬，欲不鳴不可得矣。何至反病聲喑？愚故於填實無聲之喻，未敢盡信爲然也。蓋人有媱[①]欲過度，形瘠而黧，初無痰火風寒之感，而聲響不揚者，病在腎，而未可專主於肺也。或曰："先醫云，肺主氣，五臟同受氣於肺。而五臟有五聲，皆禀氣而通之。今謂聲響不揚，不主於肺，何耶？"曰："肺爲音聲主，腎爲音聲根，喉爲音聲路，舌爲音聲機，會厭爲音聲户，口唇爲音聲扉，懸雍垂[②]者爲音聲關。是知聲從下發，腎實基之。喉舌等第接應腎音而上出者耳。夫水竭其源，則無以下注百川而流潤；人虧其腎，則無以上接清陽而出聲。故聲響不揚，未可專泥於清肺也。病屬大虚，只宜用六味地黄丸料，加五味肉桂；甚者加熟附數分以補腎根。戴元禮[③]云："聲音不出，服冷劑而愈甚者乃腎經虚寒，每劑投附子數片方效。觀此則知治

① 媱：游玩、嬉戲。此處當通"淫"。

② 懸雍垂：指口腔内軟齶游離緣向下突出的部分，又名小舌、蒂丁、喉花、蒂中等。

③ 戴元禮：名思恭，字元禮，以字行。浙江金華人。明朝金華名醫。早年從師朱丹溪。著作有《證治要訣》《證治要訣類方》《推求師意》，以及校補《金匱鈎玄》三卷。又整理朱丹溪的《丹溪心法》，并在書中提出自己的見解。

主於腎之説，非無稽矣。若或脉見細數，寢汗骨蒸，大便閉，小便淋，沉困著床，痰涎大出，則多是不起。如更清肺金而泄其母氣，又所以速其亡也。

問：夜不得寐，服安神之藥不效，云何？

答：吾人血氣晝行陽，夜行陰。陽明用事之候，人固惺惺。及陰柔主事時，則昏昏多寐。是氣陽血陰，充足有餘，行陰行陽，不爽其便也。惟血氣兩衰，陰陽倒行，所以晝寐而夜反寤耳。然亦有因胃氣不和而不寐者，法宜和胃。有因痰火爲患不寐者，法宜清痰降火。有因大病之後不寐者，法宜兼補氣血。大都諸書所言，多用鎮心凉膽、收斂神氣之劑是矣。第又有依法服藥不效者。余親見一人，不寐三月矣。大補氣血，了無一效。後一醫用八物湯，暗投附子二錢。藥下咽，即熟寐。蓋病以真陰虚損，真氣上厥，不能下行，而不得歸原之故也。向無附子，不能引藥下行，則氣血不得行陰道而歸於原；不歸原，則不寐之病無瘳期也。今藉附子健悍下達之性，引八物直抵下焦，補足血氣，得行陰道，所以夙疾頃除。伏睹光宗皇帝聖體違和時，七晝夜不寐，聲已喑。及李鴻臚可灼[①]進紅丸，服之，即刻熟寐，鼾聲外聞。逮寤而聲頓響，顔頃和，頭額微汗，遍體稍温。蓋紅丸中有首經性熱，投於真陰虚極時，自然取效。惜乎進之欠早，無挽於鼎湖之再泣[②]也。然陰虚不寐之不宜專用消痰火等藥，于此乎一明證矣。

問：鶬鶊能化婦妬，果否？製服之法若何？

答：鶬鶊爲膳能化妬婦之説，出於《山海經》，而驗於梁武帝。世之解有謂其羽必金衣，具黄中之色，能化妬者；有謂其鳴必嚶嚶，發和喈之聲，能化妬者；有謂其飛必兩兩、棲必雙雙，不見於秋冬肅殺之期，而必見於春和

① 李鴻臚可灼：即李可灼。明萬曆年間任鴻臚寺丞。泰昌元年（1620）八月二十九日，明光宗朱常洛身體不適。經内閣首輔大學士方從哲推薦，李可灼上呈紅丸，光宗服下後，病情稍緩，暖潤舒暢，直呼："忠臣！忠臣！"於是下午三時復進一丸，九月一日五更時光宗暴斃，在位僅30天。史稱"紅丸案"。事後李可灼遭遣戍。

② 鼎湖之再泣：此指明光宗之崩逝。鼎湖，傳説中黄帝乘龍升天之地。

明媚之候，全柔善之性，能化妬者。嗟乎！何其强爲之解也。凡鳥色之黄、聲之和，而見於春明時者，詎獨此一種耶？大都世醫冶病，必究其三因。妬之爲病，豈内因、外因、不内不外因乎？藥之治病，必緣其氣味之升降、浮沉、斂散，以五味投五臟之所善惡，而補其不足，瀉其有餘耳。未聞以色、以聲、以性也。語云："犬有義兮，雁有序，鯉魚能識君臣禮。"使食鶬鶊而能化妬，則請世之人日食犬、日食雁、日食鯉魚，而奈何日食犬、雁、鯉魚之人，率多不義不弟，而全不知君臣之禮也。爲是説者是寓言，即人而不如鳥乎之意也。故當時群臣，有順陛下廣修此膳，遍食群臣，便不才者不妬有才，挾私者不妬奉公，濁者不妬清，貪者不妬廉，亦助化之一端等語，則其意可知，焉得誕爲實然？而欲求製服之法，真所謂盡信書矣。夫缺疑有明訓，古今《本草》八百餘家，新舊本幾二千種，既不載鶬鶊，則明明無此藥性可知，存而勿論可也。

余書生，於醫道原未窺藩籬，兹答第偶呈蛙見耳。其來問而不能答者尚種種，既不能妄答以昧此心，又不忍終不答以令我天朝見誚於異國也。敬臚列於左方，以俟當世高明，各出所見以答之，庶免厚顔於彼耳。便中示知，懸睫懸睫。應遴識。

問：《本草序例》榆皮爲母、厚朴爲子之説。

問：《醫學正傳》尋常來兑之説。

問：《直指方》耳中三昧之説。

問：《得效方》養生書云"勿以足置云玄處"之説。

問：《格致論》本來面目頭舉目滿空減之説。

問：《醫學正傳》"閃肭"二字何解？

同：《直指方》茄子疾云何？

問：《直指方》煉藥黑盞何物？

問：龍骨是真龍之骨否？

問：《本草》楊芍藥、木猪苓，上一字何解？巴戟天、縮砂蜜、天竺黄，下一字何解？

朝鮮醫問答大尾

皇都中村孫兵衛富平鎸板

施治所綱領者，在虛與實爾。苟不察此二者，妄投藥，則有虛虛實實之誤，何獲更生？蓋論當時醫術之次，客語有偏温補者，自稱薛氏流。余曰："是何言？與夫。"薛氏第飽照虛實療之，於其實者視參附如蛇蝎，就想其自稱纔見流行之醫按，未知全集醫按中有偏補者，實實用寒凉攻擊等之按矣。彼流行之按者，黄承昊任所好蒐輯虛虛按於全編中，而備龜鑒焉。薛氏奚翅偏温補哉？惜乎！見醫按者偏也，屬《朝鮮醫問答》出焉。試其所答論薛氏之奥義，而能分辨虛實。今斯二十四條，殆雖侣省略，然藉兹擴充，則臨諸疾悟機變之活法歟。中村氏已登梓，乞余一言。幸樂讀東觀書，爲之跋。

享保五年庚子扶達子秃計望

洛東逸士長岡恭齋丹堂

《清客筆語》

禀

唐山[1]各州各縣皆有儒學、醫學之設，每見於府志、縣志矣。其儒學之制度及大成殿、尊經閣之成圖所載之書，間或有之。然而其醫學者，不過舉其名，所在未見詳録之書也。且在醫學教育子弟之法，先定日課，或早晨先生講書，或午後子弟討論，而其診脉療病之教導，或有别課乎？

竊聞醫學有供置三皇廟[2]，實有是乎？凡醫學造式以及廟堂、學舍、門垣等，或雖有各處異同，不妨略成圖樣，以觀其大概。如或未曾見其製造，則略圖所聞可也。

凡唐山醫士，不但醫學中之醫，其在市井，業醫者教尊蒙昧之法，習讀何書爲始乎？若其儒家背誦四書五經爲先務，醫家亦當讀《内經》《難經》[3]、仲景之書，皆課背誦乎？

---

① 唐山：此處意爲中國。

② 三皇廟：供奉伏羲、神農、黄帝的祠廟。文中"醫學有供置三皇廟"疑自《明史·志第二十六·禮四》："嘉靖間，建三皇廟於太醫院北，名景惠殿。中奉三皇及四配。其從祀，東廡則僦貸季、岐伯、伯高、鬼臾區、俞跗、少俞、少師、桐君、雷公、馬師皇、伊尹、扁鵲、淳于意、張機十四人，西廡則華陀、王叔和、皇甫謐、葛洪、巢元方、孫思邈、韋慈藏、王冰、錢乙、朱肱、李杲、劉完素、張元素、朱彦修十四人。歲仲春、秋上甲日，禮部堂上官行禮，太醫院堂上官二員分獻，用少牢。復建聖濟殿於内，祀先醫，以太醫官主之。"

③ 《難經》：原名《黄帝八十一難經》。舊題戰國秦越人(扁鵲)撰。共81章，以問答體裁解釋《内經》中關於脉法、經絡、臟腑、疾病、腧穴、針法等方面的疑義。特别對脉法、針法等内容有所發揮，是研究中醫學的重要文獻。

目今醫科及第、試舉之制未識何如。凡十三科[①]雖載《大清會典》[②]，而其試選之制，自有各試各科之本事也。乞詳細書示。

本邦醫家有視病症先診脉部，而令病人仰卧，乃爲按診腹部。但邇年看唐山醫案獨述脉診，而罕見其腹診之意。目今唐山止有脉診而無腹診乎？抑或别有别腹之口訣乎？乞示其大略。

凡唐山小兒初生，經四五日，臍帶脱後，其臍中不必用藥乎？本邦之人或灸真臍中，或將陳艾灰漿之，或用熊膽汁塗之之類，往往有之。未知唐山别有用藥之法。

妊娠婦人腹帶之事，近見石天基[③]之《傳家》[④]，實目下唐山都用腹帶之法乎？

平昔無病患之人忽爾自言兩肩痛而卒倒致死者，本邦之俗謂之"早打肩"[⑤]，偶或有針刺去血挽甦者矣。曾經徧閲諸書，并無此症，唐山或有此症乎？

小兒陡然泄瀉無度，壯熱[⑥]大渴，煩悶而死，急則一日，緩則二三日而致死者，諸藥無效，難以救其十之一二也，俗云"早手"。唐山亦有此症乎？

小兒并無他症，止患咳嗽，數十日不止，漸日羸瘦，竟成疳勞[⑦]，俗曰"百日咳"，唐山諒有此症也？

右三症病名爲何？且有奇方靈劑可得聞乎？

醫書所載煎藥用水一盞，又有大白盞、白茶盞之名，其盞自有大小，當

① 十三科：我國古代醫學分科的名稱。元、明的太醫院都將醫學分爲十三科。元代十三科爲：大方脉、雜醫、小方脉、風、産、眼、口齒、咽喉、正骨、金瘡腫、針灸、祝由、禁。明代十三科爲：大方脉、小方脉、婦人、瘡瘍、針灸、眼、口齒、咽喉、傷寒、接骨、金鏃、按摩、祝由。1571年，明代的十三科改作十一科，增設痘疹科，改瘡瘍爲外科、接骨爲正骨，去金鏃、按摩與祝由科。

②《大清會典》：是康熙、雍正、乾隆、嘉慶、光緒五個朝代所修會典的總稱，史稱《大清五朝會典》《大清會典》。它是按行政機構分目，内容包括宗人府，内閣，吏、户、禮、兵、刑、工六部等職能及有關制度。

③ 石成金：清初醫學家，字天基，號惺庵散人，江蘇揚州人，著有《養生鏡》《長生秘訣》《石成金醫書六種》等。

④ 傳家：即石天基所著《傳家寶》。分爲四集，每集八卷，共計32卷。書中涉及世事人倫的各種問題，是"人情世事須知，修身齊家要法"，且易讀易懂，適合各階層人士閲讀。

⑤ 早打肩：與後文"早撲肩"同，即急性心肌梗塞。

⑥ 壯熱：症名。見《諸病源候論》。指發熱熱勢壯盛，屬於高熱的範圍。

⑦ 疳勞：即疳癆，病症名，多與結核病相似。明萬全《育嬰秘訣》："兒童十六歲以下，其病爲疳；十六歲以上，其病爲癆。疳、癆皆氣血虚憊，乃脾胃受病之所致。"《證治準繩》："熱發往來，形體枯槁，面無神采，無血色，名曰疳癆。"

用幾合①、幾勺爲準可乎？凡量藥之盞有一定之器也乎？目下唐山通用之升合與本邦所用升合比較多寡，細爲酌示。《萬病回春》②，婦人門産後有修製回生丹，云："好酒大③壺，河水五碗。"此壺、碗亦當各有大小，以何爲準可乎？方内寫生薑一片者，約用幾戔④？其薑有大小，片有厚薄，其分量未知以何爲準。

麻疹流行本邦大抵二十餘年爲期，曾閲唐山幼科之書，云"陽數年而數行"，未識其説是乎？

本邦之人出痘瘡後有浴酒湯者，順痘是十二日爲期而浴酒湯也。不知唐山亦有仿佛其事者乎？

《瘍醫大全》⑤載有毒蛇咬，將烟袋内油塗抹。此烟袋疑是烟管頭也，然則其烟袋内油是烟油也，未知果否。又有救誤服銀焴，問此"焴"字。查字書未辨義理，銀焴爲何物乎？

目下唐山醫家必然高手者多矣，况吴中古來多出名醫之地。今稱其家爲第一等乎？其里貫、姓氏、字號及有無著述醫書，或已、未版行，乞細爲筆述。

南方之人有患病者，每延醫至家診視，後正索一方，令人購藥於市云，見《雲林暇筆》⑥。目今蘇衡州地方仍有然乎？雖然醫家當有一定某裹之式也，其藥貼封箇面，寫某某字樣之式，乞圖以示正。

胡兆新里貫、字號、年記、履歴細示知。

右者胡兆新江御尋之趣，申聞功，手既漢文，文御唐山。

子五月　神代左十郎

潁川仁十郎

---

① 合(gě)：容量單位，即一升的十分之一。

②《萬病回春》：明龔廷賢於萬曆十五年(1587)所撰醫書，全書共8卷。是一部涉及内、外、婦、兒諸科的綜合性醫學著作，刊本衆多。

③ 大：原文爲"天"，據《增補萬病回春》卷六孫奎亭方："紅花，炒黄，酒一大壺同煮。"

④ 戔：疑爲"錢"字。

⑤《瘍醫大全》：又名《顧氏秘書》。40卷。清顧世澄撰，刊於1760年。本書彙集自《内經》以來歷代的外科著作，分類編輯而成，内容包括脉診、内景圖説，以及全身各種外證，有圖有文，并注明出處。是一種資料比較豐富的外科參考書。

⑥《雲林暇筆》：收録於《萬病回春》，作者龔廷賢，號雲林山人，《雲林暇筆》即其隨筆。

謹覆

問唐山儒學之設

儒學者,設立教官,專管在學諸生,衙署學宫之傍。凡讀書人考取秀才,則知府、知縣送學内,教官迎進,拜孔聖後,即拜教官爲老師,所謂進學之稱也。教官皆舉人、進士,挑選愛職。醫學者,不過本地醫家寒士、寂寞宦長强默充任,雖名醫宦,實以備承應傳唤,兼治罪犯之人。每年捧穀無多,仍可在家診治,并無學官,亦不課教子弟。蓋閣閭醫士,一切衙門俱不承應,俱讀書人爲多,官長延請須用名帖,所以醫學之不屑爲也。凡習醫者必須先讀儒書通透,然後擇名師拜從,元備門生,門生再拜之帖,再備贄[①]見禮儀,或袍、套、靴、帽,或折送銀兩,多者百金,最少者三十兩,每年再送脩金[②]若干,三年爲卒。拜從之後,或住先生家讀書,俟先生暇時請論;或仍歸家用功,早晚趨謁請教,懸壺行道,再送謝儀,亦如前數。

問三皇廟者

寺院也,非學也,亦甚寬大。外爲廟門,上有門額刻"三皇廟",進門有外殿,兩傍所供侍從之像。再進大殿五間,中供三皇神像,冕旒纊繒,五彩裳服。廟門大殿俱係南向,傍有張仲景先師殿,再有客庫、書房,内有道士承應供奉。後有静室,爲道士居住。醫朔望進香。

問唐山醫士

并無考試之例。然雖不考試,而上品業醫者皆已儒理通透,而後可以傳覽醫書。生心他裁,或已進未進,既可行醫治病,仍可儒業考舉,故亦肩高發科甲也。即或醫家子弟,元須通透,然後家學傳業。其有外來不通之

① 贄:古代初次拜見尊長所送的禮物。
② 脩金:送給老師的薪金。

醫，或外科、毒門、傷科之類，强記湯頭[①]，粗知藥性，則亦指虚道實，鼓舌摇唇，只不過哄騙鄉愚而已，此等醫者在唐山亦復不少耳。考選之制，只有大醫院供職人家子弟，或已在院習學者考取補職，外醫不能與也。

業醫之始，是必先讀《内》《難》經文，《傷寒》《金匱》《脉訣》[②]諸書，或再讀醫門法律、名醫緒論[③]，其餘諸家書籍在其人之好學者博覽之耳。蓋習醫者皆非童稚，毋痛課背也。

問唐山診治

但有按脉而無按腹之説，况古來亦并無此法。然亦有之，或患腫脹腹滿之症者，視其腹之形色，按其腹之堅軟再再；或幼科童稚，未免傷於食者，故亦按之。其他症瘕[④]、痞塊[⑤]，病人自能詳述，亦毋庸按之也。

小兒初生，先與三黄湯去其胎毒、胎糞，然後進乳。臍帶脱落即用軟絹包束，并無炙火用藥之法。

婦人受胎至五月即用兜肚即腹也，自脱[⑥]下而至少腹兜裹緊，束約四五寸闊，實非帶也。

肩痛而卒倒致死者，唐山并無此症。或有心腹痛及肩背而昏迷卒死

---

① 湯頭：即湯方。清代汪昂撰《湯頭歌訣》一卷，選録中醫常用方劑三百餘方，編成七言歌訣二百餘首。分爲補益、發表、攻裏、湧吐等 20 類。每方附有簡要注釋，便於初學習誦，是一部流傳較廣的方劑學著作。

② 《脉訣》：歷史上以《脉訣》爲名的脉學著作頗多，其中以宋朝崔嘉彦所著《脉訣》流傳最廣，影響最大。又名《崔氏脉訣》《崔真人脉訣》《紫虚脉訣》。全書 1 卷，撰年不詳，崔氏鑒於脉理難明，“非言可傳，非圖可狀”，遂以較通俗易曉的文筆，以四言歌訣的形式闡述脉學義理，便於初學者習誦。其論脉以“浮、沉、遲、數爲宗，風、氣、冷、熱主病”。該書對後世脉學有相當影響，明朝李言聞曾予補訂，改名《四言舉要》，李時珍將其輯入《瀕湖脉學》中。此外尚有《王叔和脉訣》《劉三點脉訣》等書，清代劉璞、葉盛、董西園、朱銘石、陳璞等也曾分别撰《脉訣》，但流傳不廣。

③ 緒論：指言論。宋陳亮《與韓無咎尚書書》：“後生小子不獲聞前輩緒論，皆以爲天下安有定法，各出意見，自立尺度，惟平者可合律，奇者爲出倫耳。”

④ 症瘕：腹中結塊的病。堅硬不移動，痛有定處爲“症”；聚散無常，痛無定處爲“瘕”。明李時珍《本草綱目・果二・山楂》：“化飲食，消肉積症瘕。”

⑤ 痞塊：腹腔内可以摸得到的硬塊。元朱震亨《丹溪先生心法・積聚痞塊》：“痞塊在中爲痰飲，在右爲食積，在左爲血塊。”

⑥ 脱：疑爲“胸”字。

者，病爲痧閉[1]，或此類歟？

小兒徙然泄瀉無度，壯熱大渴，煩悶致死者，或即急驚風之變症乎？原由熱甚化風、角弓反張、痓厥証類歟？

幼稚咳嗽不止而成童勞[2]者，在處皆有也。

内科方脉只遵古方古法，不取奇方靈秘，外科毒門或有之耳。

煎藥用水或一盞，或一碗，或幾升，總要看藥之多寡、輕重，不以合勺爲拘、爲準。

唐山酒壺大小不一，所云之壺大約五碗，與水各半爲準。然亦不可以此五碗爲定論也。至升、合、斤、兩，與長崎仿佛耳。生薑一片約略錢許重。

麻疹流行，自昔皆有天時、令邪。在人，感之輕重、體之强弱爲凶吉，治之不善，内陷[3]致死。目今唐山年年皆有，較之從前尤爲繁重，豈隔數年流行邪？

小兒出痘之後，童真大泄，十二朝結痂未脱，保之，發發之尚恐不周，何堪再再以湯酒洗浴，更令開泄乎？或彌月之後，天氣温和，少爲稽之。

烟袋内油大約即烟管中油也。因烟管又中烟筒，以"筒"字北音爲"代"，以誤傳誤而爲"袋"。銀焴之"焴"，字典、音典俗呼爲"又"。蘇元監庫低色銀，面皆有"焴"也。再烊銀鎔化必用鈷硝，其氣結成，所以鎔罐之底亦必有此，誤食則爛人腸胃，無可解也。

唐山醫士通博世家只在蘇、松[4]兩府，他處皆不如也。現今松江何氏可稱世家第一，其於宋朝南渡隨從來吴，家於松江，相傳至今，已歷二十九世，其間名醫頗多。現有子弟業醫者亦頗頗有名，僕相徒何鐵山先生即其家二十七世醫裔也。所有著述皆係訓教子弟，相傳講論，并不刻印博名者

---

① 痧閉：即污濁不正之氣閉於體内。痧，指感觸穢濁不正之氣而出現腹痛、吐瀉等症，多見夏秋二季。

② 勞：通"癆"。童癆，見前注"疳勞"。

③ 内陷：病邪深入。中醫學名詞，指温熱病邪不從外解，深入臟腑，或瘡瘍病毒不外泄，反向内攻，從而出現高熱、煩躁、神昏、驚厥等症狀。《醫宗金鑒・痘疹心法要訣・見點證治》"已出復隱謂之陷"注："痘已見點，復隱藏不見者，謂之毒氣内陷也。"

④ 蘇、松：指蘇州、松江府。

也。吾蘇向有葉天士[①]者,其爲人也天分極高,而且好學,其爲道也用古不泥,約方而不執,發前人之未發,開後來之蒙昧,趨凡入聖,可爲一代名醫。迄今没已四十餘年,人猶稱之耳。今如蘇州顧雨田[②]、松江何元長[③]皆享大名者也。其餘機靈學傳者,不勝枚舉,和僕輩者,可謂車載斗量,然皆不及何氏之家學淵源也。

江浙等處内科診治不過但開方案,購藥則於藥鋪置買。每味各色,各店各記無一定之式也。外科、毒門、傷科、眼科、喉科等治症則有膏藥、末藥、吹藥、搨藥隨帶施用,彼則必藉秘方靈劑也。

胡兆新,名振,住居蘇州府吴縣地方,年五十九歲,幼曾讀書,二十歲入學,因病羸弱,棄儒習醫,又别號星池。

蘇門胡振兆新謹述。

清客筆語

文化[④]元年甲子,清醫胡振來於崎陽[⑤],官命施治而頗有驗。秋七月,祥[⑥]告官乞暇,與小川文菴(實)、千賀道榮(輯)同至崎陽客館,止百有餘日,與振應酬問難,遂録爲册,名曰《清客筆語》。

菊潭吉田祥仲禎識。

---

① 葉天士(1666—1745):清代著名醫家。名桂,字天士,號香岩。江蘇吴縣(今屬蘇州市)人。世醫出身,長於治療時疫和痧痘,倡衛氣營血辨證綱領,對温熱證的傳染途徑、致病部位以及辨證論治等方面,均有獨到論述,爲温病學奠基人之一。其於醫理,主遵張仲景,能師古而不泥古,亦能采納民間單方、驗方。其於温病,以仲景之説爲體,而以劉完素之論爲用;雜證則取材孫思邈、李杲、朱震亨、張景嶽、喻嘉言諸家,并有所發揮,但有時持論失之於偏。著有《温熱論》《臨證指南醫案》《葉案存真》以及《未刻葉氏醫案》,均由其門人編輯整理而成。

② 顧雨田:名文烜,字雨田,號西疇。清代名醫。乾隆年間著有《顧西疇城南診治》《顧西疇方案》,後由黄壽南輯抄傳世。底本"雨"誤寫作"爾"。

③ 何元長(1750—1802):清代醫家。名世仁,字元長,號澹安,又號福泉山人。青浦(今上海)人。何氏自宋代起數代業醫,何世仁爲第二十二代,長於望、聞之術,撰有《傷寒辨類》《何元長先生醫案》。其醫案另見《重古三何醫案》中,即何元長、何書田、何鴻舫醫案,由陸錦燧等選訂。

④ 文化:日本年号,公元 1804—1818 年。

⑤ 崎陽:長崎的異稱。

⑥ 祥:即下文所述吉田仲禎,名祥。

僕姓源氏吉田，名祥，字仲禎，號菊潭，又號長達，江户醫官也。時年二十有五。

僕姓胡，字兆新，號星池，又號侣鷗，蘇州人，時年五十有九。

稟：初生小兒斷臍法，諸説紛紛，今從何法爲佳歟？

復：小兒斷臍雖有紛紛諸説，唐山皆係穩婆[①]之任，醫家所不明也。

稟：婦人血氣方盛，乳房作脹，或兒不能飲其乳，蓄結作痛，名曰“妬乳”[②]，是自古所論也。頃閲徐靈胎[③]《蘭臺軌範》[④]，凡小兒變蒸之候有“口内微腫，惡乳之時，名曰‘妬乳’”，與古人之説相乖，今從何説歟？

復：乳蓄作脹，吸之不出，爲婦人之妬乳；口内微腫，不能食乳爲小兒之妬乳，同名異病也。

稟：徐靈胎之子若孫有現在行醫者歟？

復：徐靈胎先生住蘇州府吴江懸[⑤]地方方[⑥]，迄今去世二十餘年，其生壽八十餘歲，所製《徐氏六書》已刻入《四庫全書》矣。其子鼎和現在行醫，其年亦有八旬。

---

① 穩婆：舊時以接生爲業的婦女，又稱收生婆。

② 妬乳：病名，出《肘後備急方》卷五，又名乳妬。指兩乳脹硬疼痛或乳頭生瘡的病症。因産後無兒吮乳或産婦壯盛乳多，兒小未能飲盡、乳汁積蓄，與氣血相搏，而致乳房脹硬掣痛，手不得近；或乳頭生細小之瘡，或痛或黄，搔之則黄水浸淫。

③ 徐靈胎(1693—1771)：徐大椿，清代著名醫家，又名大業，字靈胎，江蘇吴江人。年輕時因見家人多病而學醫，曾兩次被皇廷召徵入京治病。著有《難經經釋》《神農本草經百種録》《醫貫砭》《醫學源流論》《傷寒類方》《慎疾芻言》《蘭臺軌範》等，并對《外科正宗》《臨證指南》加以評定。另有未刊稿《管見集》等。

④《蘭臺軌範》：綜合性醫書，共 8 卷，清朝徐大椿撰於 1764 年。卷一通治方；卷二至卷八内科雜病、時病、五官、婦、兒科病證證治。按病證分門闡述，辨證治療以《内經》《難經》《傷寒雜病論》等古典醫籍的論述爲本；宋以後諸方則采“其義有可推試多獲效者”。徐氏認爲所輯録内容均定爲治療典範，故以《蘭臺軌範》題名。

⑤ 懸：“縣”之誤。

⑥ 方：“方”似衍字。

稟：敝邦之俗，患痘之家，燈香徹夜而祀痘神，無貴賤全然，至其甚者則不務醫治，噀[①]符誦經也。貴邦之俗亦祀痘神，事見歐士海《保嬰録》[②]等書，今亦然哉？

復：唐山鄉俗出痘亦祀神禱求，亦有此風，至不務醫治，噀符誦經者，此則江浙絶無。在湖廣省分專事符呪，其名爲辰州法(地名)，即祝由科、符祝科也。

稟：《聖濟總録[③]》二百卷，考之程雲來[④]纂《要序》《總録》，久而佚脱。又按《四庫全書總目》有《纂要》之名，無《總録》之目，貴邦今實佚脱不得傳歟？

復：程雲來纂《要序》，述《總目》，久而佚脱，想必無從查考矣，所以《四庫全書》亦無《總録》之目矣。兆新未經查考，其在唐山藏書之家，或於舊書中未知尚有遺存否。

稟：吴儀洛[⑤]及吴又可[⑥]其子、若孫有現在行醫者否？

復：這多是明朝人，其後人無可查考矣。吴又可《温疫論》最爲明暢。

---

① 噀：含在口中而噴出。

② 《保嬰録》：明歐士海述。收録於鄭金生《海外中醫珍善本古籍叢刊》，中華書局，2016年。

③ 《聖濟總録》：方書名，又名《政和聖濟總録》，共200卷。宋徽宗時由朝廷組織人員編撰，成書於1111—1117年。後經金大定年間、元大德年間(名爲《大德重校聖濟總録》)兩次重刊。係采輯歷代醫籍并徵集民間驗方和醫家獻方整理彙編而成，内容有運氣、敘例、治法及臨床各科病證證治，包括内、外、婦、兒、五官、針灸等多科疾病，以及雜治、養生等。有論有方，録方近二萬首。

④ 程雲來：清代醫家，字雲來，安徽休寧縣人。其先叔祖程敬通爲安徽名醫。他曾在程敬通處及他處搜閱宋代官方所編的《聖濟總録》刊本和抄本，加以删定，去其繁蕪和神仙服食等荒誕部分，編成《聖濟總録纂要》。還曾於斷簡殘篇中，搜集到唐代杜光庭所撰《玉函經》，加以校訂刊行(1647)。另撰有《即得方》(1672)、《醫暇卮言》(1676)、《金匱要略直解》(1673)等書。醫理主宗《内經》《傷寒論》。

⑤ 吴儀洛(1704—1766?)：清代醫家，字遵程，浙江海鹽人。年輕時攻考科舉，并讀家藏醫書，後行醫，在當時以醫術著稱。所著《本草從新》是對汪昂《本草備要》的增補；《傷寒分經》是對喻嘉言《尚論篇》的訂正；《成方切用》采集過去和當時成方一千三百餘首。另有《四診須詳》《女科宜今》等書，已佚。

⑥ 吴有性(1582—1652)：明末醫學家，字又可，姑蘇(今江蘇蘇州)人。著有《温疫論》一書。提出"戾氣"之説，并指出其與瘟疫的暴發有關，對傳染病的治療有新的見解。他的理論對温病學的發展起了很大的推動作用。

稟：明戴曼公[①]歸化於我邦爲僧，號獨立，嘗言詳明痘疹之術。曼公在貴邦之日亦有精於治痘之名歟？本術[②]下有"而得《痘科鍵》[③]之旨"七字，今删。

復：戴曼公，明時唐山人，能知痘疹之醫，但無置書立説，迄今時二百年，且不知住址，所以無從查考也。

稟：《五雜俎》[④]有糯米宜産後之説，今弊邦之婦人産後必煮餅於味增汁，食之以助氣力，貴邦亦有似此類歟？

復：味增一物，唐山并無其物。婦人産後先以薄味調饗，俟其惡露下去，神氣漸復，庶以補物或補藥培之，補之。食物如建蓮、桂元、南棗，葷物海參、燕窩、鴨、羊肉。

稟：自古醫有十三科，然宋明各有出入，今貴邦有幾科歟？

復：醫之十三科：男科、女科、幼科、外科、眼科、喉科、痧痘科、毒科、傷科、風科、針灸科、祝由科、符祝科。祝由、符祝二科祇於湖廣地方有之，他所皆無其外各科處皆有，祝由、符祝二科近乎邪術，所以各處無此道也。彼其習學時另有一法教授，亦有能攝人財帛者，所以邪也。若其治病不取一文得人錢財，即不靈效。其術頗有起死回生，立刻見效，并不用藥，不過符呪而已。

---

① 戴曼公(1596—1672)：名笠，僧號獨立、性易，號天外一閂人。錢塘(今浙江杭州)人。明末清初醫家。博學多識，於詩文、翰墨、篆刻、醫學無不精通。明亡後寓嘉興濮院鎮行醫，鄉居九年後去日本，剃度爲僧，宣傳佛學臨濟宗，并行醫濟人，傳醫學於池田正直、高天漪、北山道長等人，對中日文化交流頗多貢獻。池田氏曾據曼公口授，整理有《痘疹治術傳》《痘疹百死形狀傳》《曼公先生痘疹唇舌口訣》等。

② 術："條"之語。

③《痘科鍵》：明朝朱巽撰，撰年不詳，共2卷。作者的本意編寫此書作爲痘科入門之鑰匙，故以"鍵"爲書名。書中對痘疹的理論、辨證、治法、預後、合并症、所用藥物及方劑等都作了較詳細的論述。

④《五雜俎》：明代謝肇淛所撰的筆記著作。全書16卷，説古道今，分類記事，計有天部二卷、地部二卷、人部四卷、物部四卷、事部四卷。本書是作者的隨筆札記，包括讀書心得和事理分析，也記載政局時事和風土人情，涉及社會和人物的各個方面。

稟：療疹之方中，用檉柳，見繆仲淳[①]及倪氏、吴氏等之書而云"痧疹之聖藥"也。弊邦上年疹大行，醫師專用檉柳，或云有驗，或云無效，先生有用之歟？

復：檉柳在本邦并無治痧疹之説，不知繆氏及倪、吴諸公何所意見。創法施治，此時蘇杭等處大行施用，然未見其大效。

稟：近聞《景岳全書》[②]有云："疹在痘[③]前者，痘後必復疹，惟痘後出疹者，方爲結局。"未必然，先生以爲何如？

復：痧與疹亦略有别，無論痘前痘後總發透。卅年前，凡小兒不過發一次，或間受風痧之類。近則不然，無論大人小兒，皆發痧疹，重則喉内陷，性命之虞。如疫癘之氣，今年發過，明年又發，極爲兇惡之症。此景岳所未見過，所以不準矣。

稟：自宋人立"虎口之關"[④]之説已降，乳子有病，則無不從其説者。雖

---

① 繆仲淳(約 1556—1627)：明代醫家，名希雍，字仲淳，號慕臺，江蘇常熟人。少時多病，年長嗜好醫術，尤精於本草，爲人療病，每奏良效。在内、外、婦、兒等科臨證上，頗多心得。對《神農本草經》一書十分推崇，前後用三十餘年對之加以參訂注疏，撰成《本草經疏》一書，對本草學，特别是中藥炮炙有一定貢獻。另有《本草單方》《先醒齋醫學廣筆記》。

② 《景岳全書》：明張介賓撰於 1624 年。全書共 64 卷，分傳忠録、脉神章、傷寒典、雜證謨、婦人規、小兒則、麻疹詮、痘疹詮、外科鈐、本草正、新方、古方、外科方等。擇取諸家精要，對辨證論治作了較系統的分析，充分闡發他"陽非有餘，真陰不足"的學説和經驗。治法以温補爲主，創制新方二卷，立論和治法有獨到之處。

③ 痘：此處指天花，又名天痘、天行痘，天瘡、痘瘡、天行發斑瘡、疫癘皰瘡、豌豆瘡、登痘瘡、百日瘡、虜寄瘡。由於發病有强烈的傳染性，故名天行。因先見點，起脹，灌漿，如花發蕾；七日後收靨，脱痂，如花之萎謝，故又名天花。或以其瘡形似痘，故又名痘瘡。《時後備急方》："比發有病，天行發斑瘡，頭面及身須臾周匝，狀如火瘡，皆載白漿，隨抉隨生，不及治療，劇者數日必死，療得瘥後，瘡瘢紫黯，彌歲方無。"初起與傷寒相類似，有形寒、身熱、嘔吐、驚悸、口鼻氣粗、耳尻不熱、遍身疼痛、耳後有紅筋等先驅症，整個病程分爲發熱、見形、起脹、灌漿、收靨、脱痂六個階段。在各個階段中，因毒邪的深淺、體質的强弱不同，會出現較多的變證。

④ 虎口之關：即虎口紋、虎口三關紋脉，實出於唐朝的《水鏡圖訣》。因小兒者病患者無法詳細描述自身病症，由此催生出了以觀察小兒指紋來診斷兒科疾病的方法，是獨屬於兒科的診斷方法。其法主要觀察三歲以下小兒食指掌側靠拇指一側的淺表静脉，以第一節爲風關，第二節爲氣關，第三節爲命關。指紋的變化可反映病變的輕重、淺深。紋在風關是邪淺病輕，紋透氣關是邪較深，紋達命關則病尤重，若指紋延伸至指端爲"透關射甲"，則病更重。正常指紋紅黄相兼，隱現於風關之内。紋紫爲熱，淡紅爲虚，青色爲風，主痛，青兼紫黑是血絡瘀閉。

然，其説是以迂誕不可取者，且試之病者，亦無驗。今貴邦之兒醫亦以虎口紋脉定其病歟？

復：小兒有病，既不能自述，又無脉按處，即其父母所述亦未必確實，所以爲之啞病。不得已，宋人擬立虎口三關之説，其説雖迂，然亦略有影響。唐山幼科都宗此法。此則且有按腹之法也。

稟：王璆[①]《百一選方》[②]云："小兒骨弱，至七八歲不能行立者，只服八味丸，功在澤瀉。"按，"功在澤瀉"一句未會其意，先生以爲何？

復：小兒至七八歲不能行立，此由先天不足而爲損症，不得不用温補。然童體純陽而陰真未全，其八味丸中附、桂[③]辛温，恐復傷其陰，所用澤瀉之苦瀉，瀉其剛燥之氣，監制桂、附之雄氣。或謂是歟，仍候酌之。

稟：弊邦之俗，無貴賤，患痘者衣被用紅絹在側，看病者亦著紅衣，至其甚者，坐中器玩無一不飾紅赤，此蓋象痘之正色也。貴邦亦有似此類？

復：唐山喜慶之事都尚紅色，小兒出痘，掛紅穿紅皆然。一以痘之色取其象，亦取其吉利也。

稟：痘疹初驗之時，用竹紙或燒錢草紙作撚子[④]，蘸香油燃照之。視其生意有無。又有作紅紙條蘸清油用者。貴邦今製紙條驗痘疹歟？且用何等紙撚子，其大小及撚照之法細示之，幸甚。

---

① 王璆：字孟玉，號是齋。山陰（今浙江紹興）人。南宋醫家，曾爲淮南幕官，慶元二年（1196）輯成《是齋百一選方》20卷。

②《百一選方》：即《是齋百一選方》，20卷，南宋王璆撰。原刊於1196年，日本寬政十一年（1799），日人千田恭（子敬）以其所藏鈔本與荻子元所藏元刻本互校，并補入《醫方類聚》中王璆選方。全書共31門，重點介紹各科病證的治療，共選一千餘方，包括男、婦、小兒各科病證的成方、單方，大多爲作者見聞所得或從有關文獻輯録的驗方、效方。

③ 桂：實查八味丸，此處桂指桂枝。

④ 撚子：同"捻子"，用紙搓成的條狀物，或用線纖成的帶狀物，用來點燈、點火。

復：照看痘疹俱用草紙(此時兆新出草紙作撚子詳示之)。

稟：種痘之説，查考之，前代書皆望洋，不知其端倪。至張路玉[①]，醫通頗，雖詳明，此亦未得其旨。蓋其説似自明末而起矣。貴邦今有施種痘之術者歟？其手段一一可得聞歟？

復：此法古時張路玉雖有其説，想未盛行。直至本朝乾隆二十年間，醫院須行之後，日漸俗習，近時江浙等處盛行矣。其苗即痘之結痂，微加冰片，用乳汁□□塞鼻中，并不在人工，要苗之好者爲上痘苗，要種苗爲妥時，苗則恐夾雜時氣而有風波也。

稟：小兒推拿法，宋、元以上未聞有其説，曾閲俞氏《續醫説》[②]，有摩脊法，蓋此類歟？明《藝文志》有周子蕃《小兒推拿秘訣》[③]一卷，世傳活幼秘旨也。貴邦今有施小兒推拿法者歟？

復：唐山小兒習俗成風，每多驚風之症，實即痘厥搐搦之症。每有推拿者以爲推去其驚，然未得真傳，每爲推壞，未見其高出也。

稟：《傷寒論》桃花湯方，赤石脂一斤，一半全用，一半篩[④]末，乾薑一

---

① 張路玉(1617—1700?)：名璐，字路玉，號石頑，江蘇吴江人。清代醫家，業醫六十年左右，著有《傷寒纘論》《傷寒緒論》《本經逢原》《診宗三昧》《張氏醫通》《千金方衍義》等書。然張璐玉并不長於種痘，其《張氏醫通》雖專著一卷(卷十二嬰兒門下)論述痘疹，多是對前人痘疹理論的歸納，其中并不包含種痘之説，故此處張路玉疑爲張遜玉之誤膳。張遜玉，名琰，字遜玉，山東寧陽人，清代醫家。長於痘疹，自稱其家遠祖承聶久吾之教，祖傳人痘接種術數代。他繼承父教，臨診治療痘疹病例近萬人，用數年功夫專研種痘術，於 1740 年編撰成《種痘新書》12 卷。

② 《續醫説》：明俞弁撰，共 10 卷，刊於 1522 年。《醫説》爲宋朝醫家張杲所著醫學著作，共 10 卷，收録了南宋以前文史著作中的醫學典故、傳説等，分爲歷代醫家、醫書、本草、針灸、診法以及多種病證、養生、修養調攝等 49 類。《續醫説》仿《醫説》體例，分爲原醫、醫書、古今名醫等 27 類，各類更列小標題，補充引録歷代文獻中的醫學掌故，自比《醫説》續集，故稱《續醫説》。

③ 《小兒推拿秘訣》：明代周於藩輯注，推拿專著，2 卷，書成於 1612 年，後經清代錢汝明參訂，於 1776 年重刊。上卷爲診法及手法總論；下卷列諸病症狀及其推拿治法的處方、推拿穴位圖、手法圖等。書後附有錢汝明《秘傳推拿妙訣補遺》1 卷，雜論手法口訣、小兒諸病的藥物療法、經絡、診候等。

④ 蓰：通“篩”。

兩，粳米一升，以水七升煮米令熟，去滓取七合，又取半斤赤石脂末，内方寸匕[①]，温服，一日三服。方中已有赤石脂，而後又内其末方寸匕者，未知何故，伏乞先生之高諭。

復：此方治便血以爲堵塞之意，不識是否。

兆新所答與余問不接屬，蓋似不知者，故重不問。

稟：《難經》以菽况診脉之輕重，前人之注解未明了。初持脉如三菽之重，則於與皮毛相得者爲甚重矣。何不言三菽、四菽、五菽，而以三累加之歟？

復：不過輕按輕取之意，若以菽數多少比之，一定又覺膠柱[②]矣。

稟：十六難[③]，掌中熱而啘。查之字書，"啘"音拙，不釋其義。滑伯仁[④]以爲乾嘔，未見所據，先生以爲何如？

復："啘"字，《康熙字典》其義闕而不知，而余何能知？

稟：正月元旦所用屠蘇酒，方近舶來之，書未覩載其方，千金之方有烏、附之峻，《難輕》用焉，故弊邦醫家各另製一方。貴邦目今所用屠蘇酒方據何方歟？抑另有一方之製歟？

復：唐山今正月元旦無飲屠蘇酒矣，近時歲暮或元旦詩中謂屠蘇酒事，其實絶矣。

---

① 方寸匕：古代量取藥末的器具。其形狀如刀匕，大小爲古代一寸正方，故名。一方寸匕約等於 2.74 毫升，盛金石藥末約爲 2 克，草木藥末爲 1 克左右。

② 膠柱：即膠柱鼓瑟。鼓瑟時膠住瑟上的弦柱，就不能調節音的高低。比喻固執拘泥，不知變通。語出《史記・廉頗藺相如列傳》："王以名使括，若膠柱而鼓瑟耳。括徒能讀其父書傳，不知合變也。"

③ 十六難：《難經》第十六難。

④ 滑壽(約 1304—1386)：字伯仁，晚號攖寧生。祖籍襄城(今河南襄城)，後遷儀真(今屬江蘇)和餘姚(今屬浙江)。元代醫學家，從師京口(今鎮江)名醫王居中，精讀《素問》《難經》等古醫書。著《讀素問鈔》《難經本義》《診家樞要》等。後隨東平高洞陽學針法，精通針術，曾用針砭法治療難産等多種病證。對經絡理論很有研究，認爲督、任二脉應與十二經相提并論，於 1341 年作《十四經發揮》。

稟：古無痘疹之病，周末秦初始有其説，至宋，錢[1]、陳[2]二氏有其治方。然其受病之源諸説紛紛，其説各雖似有理多端，甚迷。先生以何説爲當歟？

復：幼科痘疹余未嘗習學，其義未及查考。然自古以來，感氣之源并無一定之説，所以亦甚難明。

稟：明朱巽[3]精於痘疹之術，有《痘科鍵》之著，後之謂痘疹者，不能出其範圍。然其爲人查考之者，貴邦繁富夥夠之書中有載其傳者耶？

復：朱巽之書亦未見過，其人物無查考也。

稟：然則《痘科鍵》之爲書，先生未經瀏覽歟？抑貴邦《痘科鍵》一書佚脱不傳歟？

復：《痘科鍵》之書，唐山恐應有。余不在幼科之任，故未見過其書也。

稟：《醫學正傳》"閃朒"二字何解？

復："閃"字乃閃氣。"朒"字何解？

稟：《直指方》[4]茄子疾如何？

復：不知。

稟：龍骨是真龍之骨否？

---

① 錢：或指錢乙（約 1032—1117），字仲陽，宋代東平人。初以《顱囟方》而成名。行醫兒科，曾治愈皇親國戚的小兒疾病，聲譽卓著，被授予翰林醫學士。其一生著作頗多，有《傷寒論發微》5 卷、《嬰孺論》百篇、《錢氏小兒方》8 卷、《小兒藥證直訣》三卷。現僅存《小兒藥證直訣》，其他均已遺佚。

② 陳：或指陳文中（114？年—1236 年），字文秀，宿州符籬（今安徽省宿州市）人。精通内科、兒科。集家傳已驗之方，於 1254 年撰成《小兒痘疹方論》一卷，對痘疹進行了專門論述。還撰有《小兒病證方論》4 卷，論述小兒的保養和發育、小兒指紋及面部形色望治，并論驚風及痘疹證治，附列方藥。

③ 朱巽：明代醫家，字虚方。宛陵（安徽宣城）人。曾把古人關於治療痘疹的要論以及家傳治療痘疹的方訣加以編述，著成《痘科鍵》。

④ 《直指方》：指《仁齋直指方》，26 卷，南宋楊士瀛撰。"直指"出於楊氏自序"明白易曉之謂直，發蹤以示之謂指"。又名《仁齋直指》《仁齋直指方論》《（楊氏）直指方》、《楊（氏）仁齋直指方論》等。該書以論治内科雜病爲主，兼論外科及婦科病證。

復：乃河南山中之石，其形似龍。有傳説其山中之石，自山上而至山下連綿之象，宛似龍形，頭角爪牙，件件相似，然其間必缺少一件，若得完全則將飛去。然無其事也。

稟：《本草》中"楊芍藥""木猪苓"上一字何解？"巴戟天""縮砂蜜""天竺黄"下一字何解？

復：自來相傳，未嘗詳考。

稟：生下瘖[1]者，其人必聾而不可聞者，何故？

復：想或少陰之脉循喉嚨、腎開竅於耳，都由少陰之氣不上通於清竅，所以二者相連。然亦未嘗考之，古論也。

稟：婦人乳汁，未産先流者，何故？

復：爲之乳泣，生嬰難育。

呈星池胡先生梧下

近日祥患小瘡，幸辱先生之高論曰："惟謹食，忌專服解毒之劑。"祥即從其言而覺漸向愈。雖然屈伸不便，把筆未得，只口吟詩慰其間耳。以故不能趨陪於先生之梧下既旬日矣，實三秋之思也。祥竊有所疑，書以質之於先生，乃所謂"得長者而盡其辭也"，先生勿以爲煩焉。夫我國家置醫學館，撰才、高學、博者爲醫學教諭，常討論講説，以春秋試學生也。凡其爲法，先熟讀《素問》《靈樞》《難經》《傷寒論》《金匱要略》等書，而後如《病源候論》[2]《千

① 瘖：同"喑"。

② 《病源候論》：又名《諸病源候總論》《巢氏病源》，50 卷。隋巢元方等撰於 610 年，是我國現存的第一部論述病因和證候學專書。全書分 67 門，載列證候論 1 720 條。叙述了各種疾病的病因、病理、症候等。諸證之末多附導引法，但不記載治療方藥。全書内容豐富，對一些傳染病、寄生蟲病、婦科、兒科病證、外科手術等方面有不少精闢的論述，對後世醫學影響較大。《外臺秘要》《太平聖惠方》等醫著的病因、病理分析，大多依據此書。

金方》[①]及《翼方》[②]《外臺秘要》[③]《聖濟總録》《聖惠方》[④]《三因方》[⑤]《本事方》[⑥]《濟生方》[⑦]《和劑方》[⑧]《諸家本草》[⑨]，唐宋以上之書最著者取而讀之；次涉元明諸家之書，拾其精華，捨其渣滓矣；又旁經史子集頗勤通解，以

① 《千金方》：《備急千金要方》與《千金翼方》的合稱，此處特指《備急千金要方》。唐孫思邈撰於 7 世紀中期，共 30 卷。作者以人命重於千金，故取"千金"爲書名。卷一醫學總論及本草、製藥等；卷二至四婦科病；卷五兒科病；卷六七竅病；卷七至十諸風、脚氣、傷寒；卷十一至二十係按臟腑順序排列的一些内科雜病；卷二十一消渴、淋閉等症；卷二十二疔腫癰疽；卷二十三痔漏；卷二十四解毒并雜治；卷二十九至三十針灸孔穴主治。"總篇二百三十三門，合方論五千三百首。"書中所載醫論、醫方，較系統地總結和反映了《内經》以後、唐代初期以前的醫學成就，是一部科學價值較高的著作。

② 《翼方》：即《千金翼方》，唐孫思邈撰於 682 年。本書是作者爲補充其所撰《備急千金要方》而編。卷一藥録纂要，總論采藥時節、藥名、産地及用藥法等；卷二至四本草；卷五至八婦産科病；卷九至十傷寒病；卷十一小兒病；卷十二至十五養生、辟穀、退居、補益；卷十六至十七中風；卷十八至二十雜病；卷二十一至二十二萬病、飛煉；卷二十三至二十四瘡癰；卷二十五色脉；卷二十六至二十八針灸；卷二十九至三十禁經（祝由科）。書中收載了不少唐以前的醫學論述及方藥，也采録了一些國外醫學資料（如印度、朝鮮半島等）。

③ 《外臺秘要》：唐王燾撰於 752 年，40 卷。本書彙集唐以前及初唐的醫學著作。"凡古方纂得五六十家，新撰者向數千百卷"（自序），進行了編選整理。全書收羅宏富，内容廣博，共 1 104 門，均先論後方，所載醫方約六千餘首。書中引録各書均附出處，爲研究我國唐以前醫學的一部重要參考著作。1069 年，本書曾經北宋校正醫書局校刻。1640 年又經程衍道校勘。

④ 《聖惠方》：即《太平聖惠方》，100 卷，刊於 992 年。本書係北宋翰林醫官院王懷隱等人在廣泛收集民間效方的基礎上，吸取了北宋以前的各種方書的有關内容編寫而成。本書係總結 10 世紀以前的大型臨床方書。所輯方劑達一萬餘首，并保存了一些古典醫籍的佚文。

⑤ 原題《三因極一病源論粹》，簡稱《三因方》。宋陳言撰於 1174 年，18 卷。作者認爲："醫事之要，無出三因"。本書首叙醫學總論，并將三因（内因、外因、不内外因）作爲論述的重點；總論後列述内、外、婦、兒各科病證，并附治療方劑，其中有相當一部分方劑不見於宋以前醫學文獻。本書的特點是將臨床與三因相結合。

⑥ 《本事方》：又名《類證普濟本事方》或《普濟本事方》。宋許叔微撰，10 卷，約刊於 12 世紀中期。書中按病類分爲中風肝膽筋骨諸風、心小腸脾胃病、肺腎經病、頭痛頭暈方等 23 類。收載治療方劑及針灸法，所選方劑約三百餘首，多係當時試用有效者。方劑之末附有作者的驗案及論述。

⑦ 《濟生方》：又名《嚴氏濟生方》，10 卷。宋嚴用和撰於 1253 年，内容包括中風、中寒、中暑等内、外、婦科疾病 79 篇。每篇先述病候，後記方劑，共四百五十餘方。選方多經作者試用，切於實用。現存 1734 年日本的復刻本和 1782 年《四庫全書》據《永樂大典》的輯佚本。

⑧ 《和劑方》：即《太平惠民和劑局方》，10 卷。宋太醫局編，初刊於 1078 年以後。本書是宋代太醫局所屬藥局的一種成藥處方配本。宋代曾多次增補修訂刊行，而書名、卷數也有多次調整。最早曾名《太醫局方》。1107 年前後陳師文等重新修訂，又先後改名爲《和劑局方》和《太平惠民和劑局方》。卷數也有 5 卷本、10 卷本不一。現存通行本將成藥方劑分爲諸風、傷寒、一切氣、痰飲、諸虚、痼冷、積熱、瀉痢、眼目疾、咽喉口齒、雜病、瘡腫、傷折、婦人諸疾及小兒諸疾共 14 門，788 方。均係收録民間常用的有效中藥方劑，記述了其主治、配伍及具體修製法，是一部流傳較廣、影響較大的臨床方書。

⑨ 《諸家本草》：五代藥學家日華子所撰。劉禹錫稱此書"開寶中四明人撰，不著姓氏"。原書已佚，部分佚文見於《證類本草》等書中。

爲讀醫書之扶助也。故學者沿波討流[①],各創説著書,於是臨病施治,十不失一也。若祥,雖多口觸人發,性實魯鈍,故讀書亦無眼光之投紙背,碌碌細人也。忽聞先生遠來於崎陽,專行起死回生之術,祥卒爾發志告官,乞受業於先生。官許之,於是不遠千里,不險萬山來於兹地,親就先生而筆語,得益不尠矣。今也先生所言論多據朱丹溪、張景岳[②]、喻嘉言[③]、柯韵伯[④],木而不言唐宋以上之書者,何也?蓋《千金》《外臺》《聖濟》《聖惠》《三因》《本事》《濟生》《和劑》之諸書不益於治療耶?抑以祥等拙弱,示登高必自卑之理邪?先生又别有意而不取唐宋以上之書,徒從事於近時之人邪?未曉先生之賢懷,願詳審示焉。實可謂指南之車也,敢問奈何?奈何?更初二可復書也。時寒天栗冽,自愛不具。十一月廿七日。

---

① 沿波討流:沿著前人的路向前探索。

② 張景岳(1563—1640):名介賓,字景岳,又字會卿。山陰(今浙江紹興)人。明代著名醫家。先祖原是四川綿竹縣人,因有軍功被任爲紹興衛指揮。他幼年隨父親到京城,十幾歲時,從名醫金英;中年從軍,曾到過河北、東北等地。由於多年没有得到功名,於是回鄉致力於醫學。日久,醫名大振。他對《素問》《靈樞》很有研究,先後用了30年編成《類經》,以類分門,詳加注釋,條理井然,便於尋覽學習。又編有《類經圖翼》《類經附翼》《質疑録》。晚年結合過去臨床經驗,輯成《景嶽全書》。他在醫學理論方面,起初對朱震亨的"陽常有餘,陰常不定"的理論相當信服,中年以後,根據《内經》"陰平陽秘,精神乃治"等道理,對朱震亨的上述理論又大加反對,提出"陽非有餘"及"真陰不定""人體虚多實少"等理論,主張補益真陰、元陽,慎用寒凉和攻伐方藥,在臨證上常用温補方劑,被稱爲温補派。他的著述和學説,對後世醫學有較大影響。

③ 喻嘉言(1585—1664):名昌,字嘉言,别號西昌老人。新建(今江西南昌)人。清初著名醫家。年輕時以貢生被選入京城,清軍入關後隱居,并研讀醫書,周游於南昌、靖安等地,後(1644—1661)在常熟行醫,很有名聲。學術上特别推崇《傷寒論》,在方有執《傷寒論條辨》的基礎上,對傷寒論條文進一步分類歸納。强調"治病必先識病,識病然後議藥"辨證論治思想,以及書寫病案的重要性等。晚年著《尚論篇》(1648)、《醫門法律》(1658)、《寓意草》(1643年)等書。

④ 柯韻伯:此處原文作"柯韻栢",應是誤謄。柯韻伯,名琴,字韻伯,號似峰。清初醫學家。原籍浙江慈溪,後遷居吴之虞山(江蘇常熟)。鑽研《内經》《傷寒論》,頗有心得。撰《内經合璧》,已佚。另有《傷寒論注》《傷寒論翼》《傷寒附翼》,合稱《傷寒來蘇集》(1669)。根據《内經》理論,闡述仲景之學,認爲仲景之書,經王叔和編次,多所竄亂;其他諸家,如方有執、喻昌等注釋,更遠離原篇之旨。認爲張仲景之六經立法,不應限於傷寒一科,雜病亦應在其例。因采用以六經分篇、以證分類、以類分方的方法,對傷寒及雜證,據六經加以分類注釋,使辨證論治之法更切實用和易於遵循,是繼元王好古之後采用六經分類歸納某些雜證并有較獨特的見解的醫家,對後世有相當影響。

菊潭先生台啓

數日不語,時深馳企。昨於崇福寺[①]接讀手翰,欣知先生瘖疥既痊,日以咏吟自娱,深得優游樂境,不勝景羡之至。修述貴邦之習醫、業醫者,而能若此勤礪,可稱無書不覽、博學通品者也,敝邦醫士遠不如也。蓋夫究心好學,苟非天縱之質,豈能宏博群書,熟讀諸家本草[②]?且能傍及經史子集,不特醫理明博,儒理亦必大通者矣,臨症施治自然十不失一,即古之上工亦不及也。况貴邦法度極嘉,設立學校,徵別考試討論,則業醫者無不砥礪克勤,深得軒岐秘奥,創業精義皆得登峰造絶,所以貴邦博學之醫其多也。如僕者,觕[③]知醫理,管窺蠡測,從幼資愚質弱,不能博問廣記,如《靈》《素》《傷寒》《金匱》,雖曾寓目,終屬模糊;《千金》《聖濟》等書不過摭拾幾方,聊爲酌應;至於近代醫書,尚不能熟記詳明,而况唐宋以上之書乎?別無他意,是由才力不逮也。今先生之博問於余,正所謂以多問於寡,以能問不能耳。謹擬片語以陳朗鑒并候日和。

問　千賀道榮

聞先生曾從何鐵山先生受業,定應有何氏方論現行於世者。顧雨田、何元長名字如何?其爲人何似?學識通博否?先生曾有與此輩周旋乎?方論亦有印行者耶?

答　胡兆新

何鐵山先生(宋朝南渡時,從龍到松江府青浦縣居住,迄今二十七世行醫矣)人品高雅,詩學甚妙,有詩稿六本未刻,其醫爲餘事,行雲流水,不存

① 崇福寺:俗稱福州寺,創建於1629年,是由何高材、魏之琰等當時的福州籍僑領建築的。從開山祖師到十一代住持,也都是從中國延聘福州籍的高僧,其中最著名的是即非如一禪師。俗姓林,出家師事隱元隆琦,1657年東渡來到長崎,入住崇福寺,成爲名聲卓著的中興開山。他擅長書畫,草書最佳,被譽爲"草聖"。又如千呆性安禪師,俗姓陳,亦工書畫,善繪花卉人物。1681年日本大饑荒,他出售書畫什物,鑄一大鍋,每天煮粥賑濟饑民,傳爲中日友好佳話。至今這只大鍋還作爲重要文物被保存下來。

② 諸家本草:此處諸家本草當指諸多醫藥著作,而非特指《諸家本草》一書。

③ 觕:同"粗"。

底稿。然其醫學亦屬高手，其立論、立業精妙暢透，治病亦多效驗，決斷死生，十不失一。其祖又皆有儒醫之稱，曾有《傷寒注辨》，再魏伯鄉所注《傷寒》亦何嗣宗(即鐵山之父)之手筆也。何元長(二十九世)係鐵山先生之孫也，學問亦好，然不及其祖遠甚。顧雨田先生今年逾八十歲，臨症既多，自然學問日深，所謂"老醫少卜，人所不及"，與振同里，不時晤語，是亦深識病情者也(雨田、元長其字也，名皆不知)。

問　道榮

《黴瘡秘録》[①]等書有陽城罐者(或作羊城、揚成)，形製未詳，先生倘或有識，毋吝教示。

答　兆新

即楊梅瘡類，此毒門、外科之事也，不知，況形製乎？

問　道榮

明史嘉靖二十年，宫婢楊金英等謀逆，以帛縊帝，氣已絶，太醫院使許紳[②]急調峻劑下之，辰時下藥，未時忽作聲，去紫血數升，遂能言，又數劑而愈。後閱焦竑《獻徵録》[③]，所用桃人、紅花、大黄諸下血藥也。峻劑果能有起縊死否？

答　兆新

縊死之人，雖有急救之法，方書上未見有峻劑醫治者，此或隨機應變

① 《黴瘡秘録》：2卷。明陳司成撰，刊於崇禎五年(1632)。係彙集歷代醫家有關方論，結合家傳及個人多年治療梅瘡臨證經驗編成。内容包括總例、或問、治驗、方法、宜忌五部分。系統論述梅瘡傳染途徑、起因、發病症狀及治法，記述病案29例，選輯驗方49首，并有藥食禁忌。書中論梅毒有性交傳染、非性交傳染、遺傳傳染等途徑，以及用生生乳(砒及輕粉)治療梅毒等皆屬創見。本書爲我國現存最早的論述梅毒專著，流傳較廣，現存初刻本，且有清以後多種刊本及日刻本。

② 許紳：明代醫生，京師(北京)人。世醫出身。初任職於御藥房，嘉靖元年(1522年)任御醫，後任太醫院院使，因得明世宗賞識，升官至通政史、禮部侍郎、工部尚書，并曾主管太醫院。1547年宫女楊金英等造反，勒縊世宗，幾乎氣絶，由許紳救治而愈，遂又加官爲太子太保禮部尚書，是明代世醫中任官職最高之人。

③ 《獻徵録》：即《國朝獻徵録》120卷，明焦竑(1540—1620)撰，爲明代人物傳記資料選編。

之道。

問　道榮

郭坦《十便良方·傷寒條》[1]傷風吹霋似指感冒言，遍考字書義，覺不妥，如何？

答　兆新

并未看過。自古以來，醫書千萬，賢愚不等，偏見迂論者不可勝數，亦毋庸詳辨。博考只檢緊要之揣摩，詳究自然，學益日進。此等不通字句，置之不論，何必查考邪？

問　道榮

唐山小兒初生，頭上跳起處，留不剃胎髮，或云護風寒也，或云孩子體中極熱，不宜留髮，如何？胎髮既剃訖，嚙碎茶葉傅[2]之，或用杏仁、薄荷傅之，是亦護風之意乎？若云護風，則何爲用杏人耶？吾邦小兒初生七日必剃胎髮，聞唐山三十日剃去，蓋有所據耶？抑習俗耶？伏乞先生教示。

答　兆新

唐山小兒彌月剃髮，少則廿日之外，并不留餘，習俗相成。嚙茶葉傅之，取其清凉，膚色青秀，非護風寒也。杏仁、薄荷傅者，其兒頭上多瘡瘰故也。

問　道榮

① 《十便良方》：即《近時十便良方》，又名《新編近時十便良方》《備全古今十便良方》。方書著作。40卷。宋郭坦撰。刊於1195年。書名"十便"，指本書對讀者有十種便利。主要以選用方藥少而精，配合日常習見藥品組成的原則，以應隨時隨地之需。此書載述多種藥物，辨藥及炮製方法；介紹各科病證之方治，計二千餘方，并附記出處，另載述雜方、脉訣、養生、服食等。今存本内容已不全。

② 傅：通"覆"，覆蓋。

乳岩[①]治法雖諸説紛紛，存於往牒，而視今，試之多無效驗，如何則可？

答　兆新

乳岩一症，内、外科皆有責任。若穿破成岩，雖有古方古法，總不能治也。

問　道榮

一室女年十五，眼睛運轉，不能歸中，或米藏上瞼，出没不乏羞澀難堪，左右俱然，以故漠漠如在霧中，此所謂"轆轤轉關"[②]者也。頭眩且疼，心下亦痛，鬱鬱不樂曰："幼年曾患胎毒，常戴眼直視，氣絶而甦者數矣。"生長五六歲，遂得此病，月信未行，大便堅硬。輯按，即是痫症，肝經受傷也，諸瀉肝之藥無不服，二病猶依然。輯嘗親覩之，不知何方藥可奏效否？伏乞先生高教。

答　兆新

此因病而成熱，非藥石所能療治也。

問　道榮

"人氣彩犀"[③]，歐陽修《歸田録》詳言之，時珍《綱目》亦載其事，先生嘗試否？

答　兆新

僕不知，故不敢試過。

---

① 乳岩：即乳腺癌。出自《丹溪心法》："若不得於夫，不得於舅姑，憂怒鬱悶，昕夕累積，脾氣消阻，肝氣横逆，遂成隱核，如大棋子，不痛不癢。數十年後，方爲瘡陷。名曰乳岩，以其瘡形嵌凹似岩穴也。不可治矣。若於始生之際，便能消釋病根，使心清神安，然後施之治法，亦有可安之理。"

② 轆轤轉關：病證名。見《世醫得效方》卷十六。因肝經風熱壅盛，以致二目睛旋轉不定，與轆轤相似。類今之眼球振顫。

③ 人氣彩犀：即人氣粉犀。歐陽修《歸田録》卷二："餘偶見一醫僧元達者，解犀爲小塊子，方一寸半許，以極薄紙裹置於懷中近肉，以人氣蒸之，候氣薰蒸浹洽，乘熱投臼中急搗，應手如粉，因知人氣之能粉犀也。"

問　道榮

凡用香薷，連莖葉用之。輯[1]家相傳，以十月中采花茸成、穗立枯者，去莖取茸，收以入藥，香烈更甚，效驗亦多，不知高意如何？先生所用莖葉否？

答　兆新

香薷去莖用穗，自然道地爲是，然唐山藥店中未能盡去其莖也。

問　道榮

貴邦太醫院施治，有乞療者，不論貴賤，博濟耶？抑無一定之式耶？立案、立方其式如何？

答　兆新

太醫院不能在民間施治。各處施治者皆初懸壺者，因無人治求，故以此名，利人知也。再或地方上有大疫病者，沿門合境，則官家設局，延請本地有名之醫施治、施藥。太醫院醫士亦有品級，亦食俸禄，以備值皇上醫藥之用，或有大官病者，要俟御旨遣太醫往治。至於民間，各處俱另有醫家治也。

問　道榮

大人驚氣入心，不能言語，或少見驚死者，先生以孰法救之耶？

答　兆新

治以芳香開竅，如蘇合丸、至寶丹之類。

問　道榮

救溺死之法，古人雖往往有説，先生以孰者爲是？曾試以孰法？《金

① 輯：指千賀道榮。

匱》"竈灰埋著"[1]之法佳否？明示爲幸。

答　兆新

雖有此説，并未用過。至看溺死之人，并無求醫之例，即或相請，亦不到也。

問　道榮

古人云："煎人参須用流水，用止水即不驗。"或云："順流，利二便。"或云："逆流，吐痰飲。"如此之説，不一而定。唐山今所用煎藥水，以新汲水爲上，而餘水不爲用耶？抑因藥性、病機而各有所擇耶？

答

新汲水、長流水二者皆用，止水皆不用也。

問　道榮

火有文武火，文火和緩，武火急速。炭有桑、竹、櫟、烰（房鳩切，音浮，烝也，氣出盛也，又火氣也。徐曰："烝氣之上出也。"）之異。唐山今煎藥亦各有所擇耶？

答　兆新

補劑用文火漫煎，發散逐邪多用武火。炭用石炭無臭氣者。

問　道榮

先生方案中眵淚之字，多作眥音，通耶？

答　兆新

目内眥、目鋭眥，此眼角、眼内也。淚之濃者亦爲眥。眵，眼白上起高厚者，此説誤矣。

① 竈灰埋著：竈，即灶。出自《金匱要略方論·雜療方第二十三》："救溺死方：取灶中灰兩石餘，以埋人，從頭至腚，水出七孔，即活。"

問　小川文菴

脉床脉褥之制如何？

答　胡兆新

别無定制，任其所在而候之。

問　文菴

弊邦醫士修合[1]方藥，不秤斤、兩、錢、分，以一匕[2]抄剉藥，臨病修合，不無毫差。貴邦之醫家每各品秤而修合乎？抑别有合匕，以省其勞乎？

答　兆新

唐山醫家治病，不過設方立案。用藥，病家自向藥店取買。至製度之法，皆已預先製就，不待臨時措置也。再，藥料諸品非一省所出，各省客人裝載到蘇，先有藥行主人辨其真僞、高低，定其價值，而後發賣於藥鋪。藥鋪之人揀選，製度，切片爲之飲片[3]，然後零賣也。所以醫家竟有但知藥名，不識藥形者。貴邦聞之，可發一笑。

問　文菴

往日於崇福寺示僕輩脉象，多謝多謝。古人説："脉各懷己見，紛紛無定。"僕不才，至洪、大、軟、弱，牢、革，弦、緊之類甚難知覺，雖指下之玄理，心之所得，先生陳各脉象形，以示梗概，何幸加之。

答　兆新

脉訣之説，古人各有臆見，只取近代名醫之論，自然與近時之脉相合，如張景岳、喻嘉言，再或李士材[4]，亦入門之經道也。至於脉之洪與

---

① 修合：調合，調和。宋龐元英《文昌雜録》卷五："有一道人贈藥方，名�遇丹，因修合服之，舊恙頓愈。"

② 匕：即方寸匕。

③ 飲片：又稱咀片。藥材經過加工處理後，成爲片、絲、塊、段等形狀，便於煎湯飲服。

④ 李士材：名中梓，字士材，號念莪，華亭（今屬上海松江）人。明代醫學家。著有《内經知要》《醫宗必讀》《銅人穴經》等。

大，則大而且盛是爲洪；軟（浮沉俱有）與弱者，則弱（俱有沉弱）更無神之極矣；弦、緊之辨，弦者大，緊者細；牢、革之稱，絶無冲和之象，此皆沉痼危殆之脉，希見之也。按脉、辨脉全在神領神會，不可言語形容也，總在熟讀脉訣，脉、症相參，臨診千萬，乃能心領神會也，一時何能詳述。

問　文菴

緩與遲形容如何？

答　兆新

緩爲緩和之象，遲爲遲濇之形。諸家雖有形容論説，然此全在指下意會，難以言語形容也。古人脉訣是然要讀，讀可胸中稍有成見，乃診脉時細細參察念意可也，以多爲妙。

問　文菴

古人於肺癰疑似之間，貯水於器，使病者唾其中，以膿唾之浮沉，定然與否。僕往年作此法，使肺癰已成者唾水中，有膿血不沉者，然則疑似之間，以此試法難準。先生别有試法乎？付乞示教。

答　兆新

肺癰以膿血吐水中，以浮沉定論。雖有此説，未必準也，若吐膿血，則肺癰已成，何待試也？凡讀書、看書與食物相同，人之食物則食其肉，去其骨，去其渣滓，此人情之常也。至若醫書所論，其中亦有有[1]骨肉，亦有渣滓，然各有精華，眼光到處，全在辨其精華、渣滓，得其精華，棄其渣滓，庶或有益於學問。諸先生毋以書中渣滓徒爲博考，再爲博問。僕久棄，不問所不知也。再如雜書所論奇方異術，皆欲博考細詳，則如涉海茫茫矣。

① 原文如此，疑衍享。

問　文菴

過日見示精華、渣滓之論，審悉賢壞，謝謝。不既凡本邦學醫讀書者，自上古迄今日，汗牛之書讀之，苟係吾道者，莫不搜索而採擷也。如其所疑者，就明者而正之。我輩越山海之艱難而到此地，亦惟在辨其精華、渣滓而已，故問所疑者與未詳者而欲辨其精華。先生以此爲博考，然則學醫者要在讀何書乎？精華者何書乎？渣滓者何書乎？我輩實所不知也，伏乞示教。

答　兆新

學醫讀書，先從《靈樞》《素問》，然後《傷寒》《金匱》自須熟讀，其下朱丹溪、劉河間、李東垣之書，是須詳閱。此四家各立門户，皆可爲治法章程。近代明人喻嘉言、張介賓、柯韻柏亦須考閱，其間用方、用法已屬有本之學矣。寧有餘力再爲博覽群書，則亦諸子百家不可勝數。此前日所云全在辨其精華、渣滓耳，至若用方遵從何人，則亦不能執定一家也。

問　文菴

《素》《靈》載"十方"[①]，雖上古遺方，先輩亦有試用者。先生有試否？

答　兆新

鷄矢醴大可用得，曾用過一次治瘡蠱，曾效。用母鷄一隻，餓空其腹，餽以糯米，俟其下糞，取其白炙脆，研細末以酒冲服。（鷄矢醴能治蠱脹，鷄能食蟲也。）

藘茹[②]飲尤爲妙方，治不寐，半夏湯[③]用者頗多。其他未曾用過。

問　兆新

① 十方：《黄帝内經》中提出的方劑。其實《黄帝内經》提出的方劑實有十三種：湯液醪醴、生鐵洛飲、左角發酒、澤瀉飲、鷄矢醴、烏鰂骨藘茹丸、蘭草湯、豕膏、翹飲、半夏秫米湯、馬膏膏法、寒痹熨法、小金丹。

② 藘茹：即茜草。

③ 半夏湯：即半夏秫米湯。

蘆茹之藥，貴邦是有之乎？

答　文菴

此藥敝邦出之否？僕未識蘆茹也。

問　文菴

"十方"中所載麋衔草、蘆茹、蔆翹、蘭之數品未詳，伏乞高諭。

答　兆新

麋衔草(或謂之鹿衔草)，世上雖有，人多不識。蘆茹、蔆翹久無此藥，蘆茹或用茜草代之，蔆翹或連堯未詳，與仲景之"連韶"亦未詳也，蘭用佩蘭爲是。

問　文菴

舌病、牙痔、牙癰、走馬下疳[①]、重舌瘡包之諸症，本邦之醫士爲難治。僕通家有口科，托僕乞先生之高喻，倘或有治方，毋吝。

答　兆新

此等病自然難治之症，大抵火毒爲多，亦無一定之方。

問　文菴

嘗聞唐山醫士以四月十四日[②]祭吕洞賓，以四月廿八日[③]祭神農，定應有釋奠之式，伏乞高諭。

答　兆新

神農有三皇廟殿庭供奉，此不過醫士進香齋供。吕洞賓有純陽祖師廟

---

① 走馬下疳：疑爲"走馬牙疳"，"下"字或爲誤謄。《外科正宗》卷十一："走馬牙疳，言其患迅速，不可遲治也。乃痧痘餘毒所中，又有雜病熱甚而成者。初起牙齦作爛，隨即黑腐作臭，甚者牙齦脱落，齦傍黑朽；不數日間，以致穿腮破唇。"《黴瘡秘録》中雖有"下疳"這一病症的描述，却指人陰部的梅瘡，與文意不符。

② 四月十四：吕洞賓壽誕。

③ 四月廿八：神農壽誕。

庭供奉，則不獨醫士進香，而合城士庶眷屬皆欲拈香禱拜也。

問　文菴

祭日出何書耶？

答　兆新

古來相傳。

問　文菴

神農之像以木主乎？以畫乎？

答　兆新

木主也。

問　文菴

唐山針灸用銀針乎？用金針乎？

答　兆新

針科所用銀針或鐵針，惟眼科用金針。針之細而小者，寸許長。針之大者，六寸餘長，以之針背俞[①]或針膝脛，可以兩頭通透，并無縷血，乃爲高手，然用此大針者絶少。

問　文菴

唐山之針較之本邦之針孰是？

答　兆新

唐山之針較之貴邦之針略粗，自然貴邦者好，針之不覺痛楚也。

問　文菴

① 背俞：此處應泛指背、腰、骶處的穴位。

古今艾炷，大小不一，曰雀屎大，曰廉義脚大，曰麥大，曰小指大，曰蝟鬠頭許，曰鼠屎大，曰黍禾大，曰細竹筋大，曰小麥大，曰鷄子大或鷄子中黄大，曰緑豆大，曰半棗核大，曰椒頭大，曰炷根下廣三分矣。如此無一定。如爲暴疾急患、瘡瘍解毒，用者以大炷爲率，其他諸病宜灸者，永久用大炷，則不堪焮痛[①]也。故本邦多大、中、小，其大者如麥大，中者次之，小者又其次也。大抵平人所用其中者也，小兒其小者也。唐山所用今如何？

答　兆新

灸火艾丸是然，急則用大，緩則用小。然有用幾十，壯者豈堪過大耶？且灸火之症總非旦夕一灸可愈，是必三四五次，勢在緩攻，宜用小緑豆大者爲準。

問　文菴

一壯之"壯"字義未詳。愚謂"壯"與"奘"通，此説可是否？

答　兆新

"壯"字義未查考。

問　文菴

弊邦處處有施藥院，而救窮民之疾苦。聞貴邦亦有養濟院者，未詳其事如何。

答　兆新

養濟院久已荒廢，如今只有普濟院在虎邱(在蘇州)，相近醫家一人，常時更换無定，堂中收養無親無族、貧而無依者，夏給扇、帳、席，冬給棉衣、被。常有千餘人。病者醫藥，死而殯葬。每年約費二三萬銀。

問　文菴

① 焮痛：亦作"焮疼"，腫痛。《醫宗金鑒・外科心法要訣・幽癰》："托里散醫諸瘡毒，腫甚焮疼煎服消。"

酒鼾之病，有非飲酒而自赤者，蓋由血熱薰肺，故以清肺凉血之劑，無驗，如何？

答　兆新

天成鼾鼻者，清之不效者，比比皆然，别無良法也。

問　文菴

本邦俗間有名"喝壓烏質閣答"者，喝壓者早也，烏質者撲也，閣答者肩也，其病卒肩背如撲，痛而昏迷、暴死，蓋唐山所云"痧閉"也，施治未詳，明如何則可。

答　兆新

痧症皆有穢濁暑熱閉其機竅，氣道不通，頃刻而斃，急症之最爲危急者也。當其時，惟有針刺出血爲急效良法，或針尺澤、少商二穴。若服藥是須香開通竅爲要，如至寶丹、蘇合丸之類。然唐山此症必先腹痛而無肩背痛者。

問　文菴

凡病新瘥[1]後，以食物調治之法有之邪？

答　兆新

病後調攝[2]，不過澹薄寧静四字。

問　文菴

妊婦食忌如何？

答　兆新

① 瘥：痊愈。

② 調攝：調理保養。漢焦贛《易林・屯之泰》："坐位失處，不能自居，調攝違和，陰陽顛倒。"

孕婦食物亦以輕清薄味而已，至調治之法，詳《女科經綸》[1]。

問　文菴

所言《女科經論》未見過，撰人名氏如何？

答　兆新

撰人之名氏不諳識，此書未輸貴邦。

問　文菴

誤飲水銀則聲必啞，用枯礬則愈，先生有試乎？

答　兆新

取其涌吐也。

問　文菴

先生曩與西原長允書中問附子之解毒、氣味、寒温、製用，再問參附、朮附、芪附、地附、桂附、薑附配合製用之事，以及大黄附子。僕竊思先生學固高博，豈待長允之言耶？蓋有以也，一一明辨以示，幸甚。

答　兆新

曩時長允先生因余誤用附子，故以附子解毒、寒温、製度博問，余不能對，勉以配用附子之説，請教明訓。不謂長允先生大爲吝教，一字不肯示，是亦已耳。今謂諸公反即以此博問，然余所見亦甚模糊，未必確鑿，免蒙諄諄下問，又不敢默默不言。蓋附子之性辛温，不獨醫者能知，舉世皆知，寒字可不言矣。製度之法，漂淡以減雄烈之氣。至於解毒，殊不知也。其與人參合用，補氣固本，温暖丹田。芪附納氣斂汗。朮附補火培土。地附則

① 《女科經綸》：清肖賡六撰，8卷，刊於1684年。該書匯輯歷代有關婦科著作中的理論和證治，依類選編，分月經、嗣育、胎産、産後、崩帶、帶下和雜證七門，列病證163種，引録各家論述七百餘條，并附加按語，予以補充或訂正。該書資料較廣博，對婦科臨床辨證有一定參考價值。但書中有論治而無附方。

陰中有陽。桂附并用,導火歸源,仲景腎氣丸切益非常;薑附合用,驅除四陽四逆之法;大黄附子亦仲景《傷寒》書中一法也。此皆推測古人之用意,究不知其言之當否,仍望酌之以示。

問　文菴

余友某婦,今年二十八,産後半月許而乳汁不來,諸藥無效,聞余在崎而令余乞先生之高諭,倘或有識,毋吝。

答　兆新

據述婦人産後半月忽然乳汁不通,年紀三旬,并未多産,諒非血少之故,或因過食鹹味,血液下行矣。遠擬一方,不識有合病情否。

七星猪蹄(一隻洗净切碎)、王不留行(三錢)、木通(三錢),煎湯服,日服二三次,一切菜蔬飲食不可過鹹,宜淡味爲佳。

問　文菴

《傷寒論》"大青龍湯"之條有"温粉"之名,而不載其方。今按:古有"辟温病粉身"之方,張機假用而撲身止汗,省字曰"温粉"邪?再考粉身之方,諸書載之,互有出入,《肘後方》則川芎、白芷、藁本爲散,和米粉塗於身;《外臺秘要》則川芎、蒼术、白芷、藁本、零陵和米粉粉身;《本事方》則白术、藁本、川芎、白芷入米粉以撲周身。未知孰是。一説云:張機固無温粉方,白米粉温而撲之可也。伏乞先生之斧政。

答　兆新

粉身辟邪,取其易於得汗,所以皆用表散之藥。測其理,病在經腑而治皮毛,恐未必靈效,且雜入米粉,如漿糊一般,及以封固腠理矣,所以仲景《傷寒》不用此法,今世絶無用者矣。或有以止汗,則用牡蠣粉撲者有之。

問　文菴

弊邦藥鋪所有之附子即自貴邦來者,蓋經尿製、鹽製者也。考李時珍

《本草》造醋淹成，甘草、鹽水、薑汁、童尿同煮之説，紛紛無一定。凡作出附子之境，臨掘取時，直用人尿製造而贈四方耶？此邦附子至多，然無一處之作出者要之，未知製附子也。若賜貴教實國家之寶也。

答　兆新

附子，土人掘取即售於本地行店，各販到蘇，皆不製度。直俟飲片，藥鋪方爲製度。其製祗以清水漂淡，醋、鹽、薑、童便等都不用也，貨中[①]辨來亦係生者。

問　文菴

舶載於本邦者，味之則甚鹹。竊思姦商恐腐壞而有鹽製、尿製者耶？

答　兆新

土人掘得附子，以鹽水浸，一取其不壞，亦利其性重耳，所以只清水漂淡，或加黑豆亦可。

問　文菴

先生所用人參不一也，或西洋參，或西黨參，或唐山好人參，功能果異否？

答　兆新

唐山遼參并無真味，故思其次者，用以黨參，然十不如一也。西洋參則又其次矣，味帶苦寒，所以必須蒸透。

問　文菴

西黨即上黨耶？

答　兆新

山西上黨縣也。上黨出者最佳，四川出者爲獅頭黨，山東出者最劣。

① 貨中：即商人。

問　文菴

山七参如何?

答　兆新

治血症,去瘀生新,出廣西、雲南等處,非補藥也(即三七參也)。

問　文菴

西洋参未知其爲何物也。花、實、葉、枝如何?并出於何地耶?

答　兆新

出西洋,枝葉從無來者。

問　文菴

五十年來貨中有廣東人参者,出於何地耶?嘗聞廣東無人参也,果然否?

答　兆新

即西洋參也,中華廣東乃西洋船皆收於彼也。

問　文菴

先生案中有廣参者,所謂廣東人参者耶?

答　兆新

唐山稱廣參即西洋參也,西洋船其一切貨物多從廣發販,故江浙等處皆稱廣參。

問　文菴

敝邦有竹節参、直根参者,先生有試用耶?二味俱苦寒,飯上蒸曬或與甘草合用,則是補遼参之闕也,如枝、葉、花、實亦與遼参無異也(余出二参而示之)。

答　兆新

并無來蘇,亦未用過也。

問　文菴

弊邦有御種人參者,其初,我國王乞種子於朝鮮國而種於諸山,自是年年繁茂,製造歲盛,以故,下至於窮民不敢珍之。較之廣參,藥功有少異也。近年贈於貴邦之,定應有試用也。

答　兆新

廣參苦寒,種參温升,常服,多服,動血。

問　文菴

《本草》不載參葉,然貴邦有用者耶?

答　兆新

參葉清暑,敝邦有名無實。

答　文菴[1]

今貨中所齎來廣東參,味之不苦,蓋蒸透者耶?

答　兆新

未蒸透者也,味之苦寒、微甘。蒸曬爲良,其味有苦甚者。有苦而帶甜者爲佳。凡廣參有横紋爲最。

問　文菴

嘗聞唐山有土三七者,與參三七自别乎?

答　兆新

土三七不用也。

① 原文如此,應爲"問　文菴"。

問　文菴

山七參，花、實、葉、枝如何？

答　兆新

敝處從無見者。

問　文菴

湯參、北參、眼參之類不知其爲何物也，如何？

答　兆新

總屬黨參。

問　文菴

大青龍湯方内，石膏鷄子大，未知分兩幾許？

答　兆新

古方仲景方中，分兩與今時大異，鷄子大者，約略之辭，重用不拘其分兩矣。

問　文菴

敝邦處處有御藥園者，而培養種種草木，以令志醫者多識草木之名。貴邦亦有如此者邪？

答　兆新

并無。

問　文菴

《本草》有相反、相畏、相惡之説，而諸藥方中，藥味相反而以并用者往往有焉，則相反、相畏、相惡之説非必然之事耶？

答　兆新

藥味相反而以并用者，因老痰牢結以驅逐，或沉痼之疾，藥石不能摇動，乃以相反之味以激，觸動之耳。然不可輕試，古人有之方法，然後可用。時珍曰："非妙達精微者，不能知此理也。"用之有因用之得法，乃不爲害矣。

問　文菴

諸藥撰新者而用之，然有"六陳之説"[①]，實非陳久者不奏效耶？

答　兆新

"六陳之説"，米、麥、菽、粟之類。陳皮陳則辛辣之味少減，再有阿膠、鹿膠之類皆須陳者。

問　文菴

橘皮新鮮者有害耶？

答　兆新

陳皮一味兼有與補藥同用，故須陳者爲佳。

問　文菴

阿膠一味難有佳者，貴邦所用實出於阿者乎？

答　兆新

在山東阿陳"阿"音"烏"縣有阿井，其水沉重，補引下元，再用黑驢皮漂净，煎、濾八九次，極清乃爲道地。此進呈者也，民間所有皆不能如是也。

問　文菴

桂、桂枝、桂心、肉桂之説無一定，今自貴邦來者多是桂皮也，總是一物而多名者耶？抑亦藥效各自異耶？

答　兆新

肉桂，唐山亦少而貴。桂枝以細枝連皮用者。桂心則粗枝去皮用，即

① 六陳之説：指大米、大麥、小麥、大豆、小豆、芝麻六種糧食，因其可以久藏，故稱"六陳"。唐李益《宣上人病中相尋聯句》："草木分千品，方書問六陳。"

肉桂，亦須去皮，若貨庫所來，其價極賤，不過桂皮而已，不堪入藥者也。

問　文菴

僕從母年十七八之時，患勞症，醫云非草蘇木荼之所治，因灸四花患門半年許，而其症全愈也。雖然，禀受固虚弱，常患腹痛、泄瀉，甚則手足厥冷至不省人事。當其時，用參附湯則卒然快也，故平常製附子理中湯加吴茱萸服之，若一日不服，必前症發矣。僕業此症，全元氣虚弱，脾胃虧損所致，參附不可缺。然久服燥熱之劑則有血熱之患，故近製瓊玉膏，每夜臨卧而服焉，天寒氣冷則兼用人參酒以助元氣。今茲年過四旬，經水[1]既絶，患此症二十四五年，始終宜附子之峻劑，而灸之則手足直浮腫。僕甚疑焉，真奇哉，先生有説請勿吝。

答　兆新

凡久服對症相宜，是與體質相合，毋庸改易也。况二方間服，陰陽并培，大爲有益矣。但附子久服恐受其毒。於夏令，常用黑豆、緑豆煮湯代茶可也。《内經》云："久而增氣，物化之常也。氣增而久，夭之由也。"須會此意。

問　兆新

瓊玉膏内所用人參現用何參？

答　文菴

婦人諸病多兼血也，廣參能治婦人血症，故用此參也，與參附配合則用御種參矣。

胡兆新曰："極是，廣参去粗皮，蒸曬爲良。"

問　文菴

理中湯用白术有動氣，去术加桂之説不知何故？

---

① 經水：指婦女月經。

答

理中湯去术加桂則變腎着湯之意，動氣爲下焦虚，氣之動，古人皆以温納從治，而非今時之用地黄以納之也。术性燥而滯於中焦，不能降納。

問　文菴

僕看有狐臭者，耳中之垢必如膏而赤色也，何故耶？

答　兆新

想其人之濁氣上溢，其人必蠢而俗者也。治之如何？

又問

赤小豆、枯礬二味爲末，塗於腋下，則臭止。先生之治方如何？

答　兆新

唐山每用麥麯作餅，撒上蜜陀末，封於腋下。

問　藍川玄慎

方書中水量云鍾，云盞，云杯，云碗，云瓢，云壺，云甌，右件諸器，凡容幾何許？

答　胡兆新

盞與杯即鍾、碗之通稱，而鍾與碗大小不一，難以定其升合。瓢即超也，有銅超，有銀超，亦屬大小不一。壺亦無一定。甌即鍾、杯之雅稱，詩文每用之，非另有甌也。

再假彭城生之舌以問大盞大、小盞大。答曰："盞與鍾以形異名。"顧泡茶碗曰："如此大而可也，大小隨劑之輕重斟酌也。"其碗當容本邦之勝一合，合三分一許。

又問超形，答曰："有方，有圓，有長，有桂葉樣，有花樣，有桃花樣，有海棠花樣，共有把柄，如匙大小，形樣隨其所好。"

問　玄慎

未毀齒[①]兒前板齒黑腐，摧毀而只存齒根，或蝕及兩牙，其腐朽，不痛不癢，無覺患苦，朽毀而後知之，當齒更之期，殘根脱落，無異常。兒新生牙齒亦無異，是質實之兒多有焉，恐胃火克腎而所致乎？未知其所以致之與其名。又有一種，新牙齒生而舊齒尚存，或新牙齒稍長而舊齒脱或不脱，是亦未知其名。

答　兆新

小兒病症本有幼科專任，所以僕未嘗詳究所述。牙黑蟲腐，無非胎熱、胃火之由，未必有何名症。至脱與不脱，終歸於脱換，不過遲早之間，又何名之耶？

余出菟道茶極揃、嬉野茶[②]，假彭城生之舌問聽用與不聽用。答曰："嬉野茶嘗識之，菟道茶未知其氣味。"因試曰："菟道茶薄而不聽用。"余指筆硯乞書示，因書"藥料取用，嬉野茶爲佳"九字。

問　玄慎

録命之文散見醫方論中，間有一二言而未見全書，然本邦亦古有之乎？俗間古書希見一二言，而其書原出於俚巫，故無可取焉。僕欲一見全書，久而未得。貴邦當有傳全書者，假令不得見其書，聞其名以得解悶，幸甚。

答　兆新

録命之書乃星象、風鑒、算命者所用，非醫書也。

又問　玄慎

其書名如何？

---

① 毀齒：指兒童乳牙脱落并换上新牙。

② 嬉野茶：相傳室町時代由中國唐朝傳入日本，製作工藝采用日本比較少見的釜炒工藝，與中國緑茶的製法基本相同，即將生茶葉炒至水分蒸發。

答　兆新

《星平會海》[①]《子平全集》[②]。

問　玄慎

自古本邦於妊婦也，孕而五月，帶束帶（其製以綿布作回身二圍，在胎上，帶廣一扶[③]許），禁伸脚而寢（恐寢中展轉壓動胎也）。自五月至生月，揣摩其腹（此屬産婆）。臨産緊其髻，坐草蓐，自梁上下繩，手執之，而每陣痛，伸腰嘔氣，産婆在前行其事。兒生胞下而後緊定其帶，更緊扎其髻使坐轉，倚椅子而端坐三臘（七日爲一臘），使首不俯不傾，或禁睡眠，或不禁（其禁者，恐傾俯故也）。三臘了而側仰隨意。其生産事皆托收生婆，而醫診脉、處方耳。當今又有至生月不用束帶，自五六月，按其腹（有術醫爲之），八九月以上遠浴悉益，按其腹，寢則好伸脚，皆爲通經安胎。其胎歪斜，或妊婦定攣，或小便不通，或子癇，或痙，或血暈，或崩血等諸症皆藥治之，術翼之。其臨産也不用懸繩。産了，側仰便卧，寤寐縱之，只累褥爲床，首高，下陵，日漸殺，二三臘而平卧，是爲安和氣血之故。如其臨門不出，或子死腹中，或子生而胞不下，皆術救之，藥調之。其術及投藥，醫自爲之，無一假産婆之手此術以賀川玄玄爲鼻祖，所著有《産論》上、下卷，其子玄迪總緒而著《産論翼》上、下卷，悉盡其道。右件二者，孰是孰非，敢乞明斷。

答　兆新

孕婦裹腹，産後坐而不卧者三五日，此皆有端。至於術數、按腹，唐山并無此法也。又曰，唐山肚帶廣四寸許，不敢緊扎，只使肚不冷，常温温然。

問　玄慎

産前有宿病者無論之，無宿疾者，臨産先處何等方？至陣痛頻數，又處

① 《星平會海》：10 卷，不署撰人姓名，爲明代人所撰，書中論及五星禄命和子平命理兩個體系。
② 《子平全集》：即《子平真詮》。
③ 扶：古代長度計算單位，相當於四指并列的寬度。《韓非子》："故上失扶寸，下得尋常。"

何等方？既娩後，又處何等方？雖未有一定之法，當有大法之在。

答　兆新

臨産用藥自然活血、養血、順氣之法，如四佛湯、開骨散之類，或加香蘇等以調其氣。若産後用藥則不能一言而畢也。又婦人産後之病，生死呼吸，古人云："産後宜温。"此總而言之也。《金匱》"産後三病"①，自須詳考。朱丹溪爲"産後大虚，總須大補氣血，雖有他症，以末治之"。此其常，未盡其變也。至張景岳則云："産後有邪，當去其邪；有實食，則去其實食。"此則變化神明之論也。若云何方、何藥，是謂膠柱鼓瑟矣。

問　玄慎

温疫之病，古人往往有説，或爲傷寒之類，或曰以時異名，或謂邪從口鼻而入，著募原②。嘗見吴又可所製達原飲，其方出自清脾湯，則蓋吴氏以濾邪櫃募原之論立意乎？吾江户此年多病温，大概據吴氏治之，欲學大匠之巧而傷指者多矣。今歲始讀葉氏續刻《臨症指南》，其論温熱也，省略於症，論具詳於舌苔，以此視病，一一合今日之事。然恨未得見正編，只窺一巨材而已，且續刻所載藥方，皆治驗而無立意，立方之原，欲得一觀臺榭美麗，而後問其規矩，而免傷指之患，亦未可得也。冀先生之示教，若無吝則拳拳服膺，以爲歸裝之錦。

答　兆新

瘟疫一症乃感觸天時之厲氣，吴又可方法最爲貼切，張景岳亦有方論。從吴則攻瀉太過，從張則未免留邪不盡，自然臨症權變機宜，存乎其人耳。《臨症指南續編》是在臨症時輕重、清泄、解毒諸法，即權變機宜也。然其所

---

① 産後三病：《金匱要略・婦人産後病脉證并治》："新産婦人有三病，一者病痙，二者病鬱冒，三者大便難。"因新産血虚，多汗出，易中風邪，血虚不能濡養筋脉，風邪易於化燥傷津，故令病痙；亡血汗多，腠理不密，寒邪乘虚侵襲，正氣内虚不能驅邪外達，反逆而上衝，故令鬱冒；亡血傷津，腸胃失濡，故大便難。詳産後病痙、産後鬱冒、産後大便難各條。

② 募原：即膜原，温病辨證指邪在半表半裏的位置。《温疫論》："其邪去表不遠，附近於胃……邪在膜原，正當經胃交關之所，故爲半表半裏。"

載方藥皆取古方法，生心化裁，所謂用古而不泥於古耳。其方皆看症所立，豈有立方、立意之原而肯述及邪？瘟疫之瘟并非傷寒中之冬温也。《臨症指南》，葉先生看病時所立方案，死後，人爲之傳刻也。

問　玄慎

清秤與明秤同異如何？

答　兆新

不知。

問　玄慎

升製如何？

答　兆新

不記臆。

問　玄慎

松江鱸至今四腮否？其味如何？幕君封内亦有江名松江，其江産鱸魚皆四腮者，大及三尺餘，味冠本邦，而他處無四腮者。江長十數里，廣三里許，産鱸巨萬。

答　兆新

唐山松江河有四腮鱸魚，味鮮美異於他處。其魚大不滿尺，其河不過數里。除此河内，别處鱸魚皆無四腮者。

問　玄慎

有疾病者，飲食保護，適寒温飢飽，是當無論，然於適唐山有其法否？

答　兆新

有病之人，慎寒暖，節飲食，戒忌食物最爲要事。在《傷寒》有食復之症，諺語有云："食入於口而病隨之。"寒温不適亦定致病也，豈不任重乎？

問　玄愼

丁奚疳症，病疳兒其症候如方書所説則呼爲丁奚，然未解丁奚名義。

答　兆新

丁奚之症雖爲幼科之任，僕不甚詳明，然測其字義，其爲零丁瘦弱可知也，人如丁狀奚似也。

問　玄愼

點灸穴者，針灸科自有之，然有緩急，則非針灸科亦與之乎？

答　兆新

他科不與也。

問　玄愼

貴邦今用有裁衣尺、營造尺三等否？曏日於館中見者爲何尺？藥物用何尺量？有幾何等秤？有大小何等？曏日於館中見二秤，其錘一彫曰"聚興齋陳聖先造"，一彫曰"聚興齋陳茂德造"，陳氏世造秤者乎？或雕畫，或雕句，蓋無定製乎？右件三品，官設其局乎？又隨地，隨便而造乎？剉藥，麤細，隨品有同異，然大抵當有麻豆等，或剉等之定法？又剉了吹去細末否？補虛之藥用文火煑之。去邪之藥用武火煮之。不補不去者，不文不武，是古來然矣，而今病家多不守其法，不守亦害否？又如瀉心湯，擺湯用如柴胡湯去滓再煮，用此等法，先生教病家以何乎？古方有刀圭、方寸匕、五銖，今尚有遺器而用否？服藥法，頓服、再服、三服，如人行千里頃，如一炊頃等，或以藥多少，或病勢緩急，是又有定法否？重密絹篩、麤絹篩、馬尾羅、竹羅等常用者，凡有何等否？《本草》曰："春月宜加辛温之類，薄荷、荆芥之類以順春升之氣，四時仿此。"又曰："心以黄連、細辛爲引經，小腸以藁本、黄檗爲引藥。"此等類先生亦必用此意乎？將不拘乎？

答　兆新

余自二十載以外棄置儒書,相從何鐵山夫子學習醫業。拜從之後,先生指示所讀醫書,閱看《本草》,記悉古方,而義理不明者乃問先生,略爲點。五六年中,日加勤礪,稍有知覺,即相隨諸鄉各鎮,往來治病,臨診時則代寫方案,暇則以所看之症翻書,查對症辨方,日無寧晷。又數年,始覺心領神會。其篩之粗細,挫末大小,及一切刀圭、方寸、五銖等症外繁文何暇及此,況先生年老亦不勝煩劇,所以未嘗問及,皆不知也。唐山之尺有大小二宗,大者足尺,小者八寸。秤升大小彷彿,此等手藝營謀食者也。蘇府一郡,約略萬家官吏,何暇理及此細事耶?

問　玄慎

有婦人,每月事少腹疼痛甚者,當歸、芍藥、牡丹、桃人、香附等藥無效,何如而是?

答　兆新

不爲診視,不能懸擬。

問　玄慎

本邦診腹法,巨里、衝脉、任脉、心下、膈下、上營、中營、神闕、丹田、胃經,緩急盡皆診之。其病腹痛積聚,則於其處診之,如水腫、腹脹、食傷,皆係之腹候。先生診腹法另有之乎?以嘗所爲而可乎?若先生另有之,則幸勿吝,謹請。

答　兆新

唐山按腹之法,絶不講究,或腹滿者按其堅軟,或小兒按其腹,以辨有無滯積,其他皆不按也。

問　玄慎

如脚氣、風毒病、水腫病等,其虚實不一,因由不同,多端不可測,何等書具其大體而可據哉?

答　兆新

《證治準繩》[①]《景岳全書》皆集大成也。日夕執覽則諸法皆知，臨症用法則可擇其合宜者施用之，自妥也。

問　玄愼

如痘瘡、痧疹、天行瘟疫病等，自古有預服避之之法，今尚當其流行而有之乎否？

答　兆新

有信者從之，不信者不知服預也。

問　玄愼

人有瘡癰之病，則瘍醫治其外，疾醫調其内，是本邦皆然。貴邦亦然乎？將係之瘍醫，而疾醫不與之乎？

答　兆新

富家有此，貧者不能。

問　玄愼

髇：《瑞竹堂》[②]騙馬丹，主療曰“觔骨髇骱”。

碼：《銀海精微》[③]陰丹修製法云“碼碗内研”，又七寶丹修製云“研碼加慶”。

𤞞：《三因方》礬丹方云“𤞞丹、晋礬各一兩”。

𢞃：《病源候論》病蠱候，上食五臟，則心内懊𢞃。

① 《證治準繩》：醫學叢書，又名《六科證治準繩》或《六科準繩》。明代王肯堂撰，刊於1602年，全書闡述臨床各科證治爲主，包括《雜病》8卷、《類方》8卷、《傷寒》8卷、《瘍醫》6卷、《幼科》9卷、《女科》5卷。

② 瑞竹堂：《瑞竹堂經驗方》15卷，元沙圖穆蘇撰，約刊於1326年。該書分爲諸風、心氣痛、疝氣、積滯、痰飲、喘嗽、羨補、頭面、口眼耳鼻、發齒、咽喉、雜治、瘡腫、婦女、小兒15門，采方310餘首。

③ 《銀海精微》：眼科著作。2卷，作者不詳，撰年不詳。道家以“目爲銀海”，故名。

愴：日上諸注候，心下鞭痛，懊愴徹背。

鰞：《資生經》鰞邮。

烟：麥飯膏修製云"調如稀糊水起魚泡眼"。

炸：治鵝掌風方云"用經布滾水，洗下炸患處"。

以上八字抄出所記，是唐山俗間所用之字乎？出自一時誤謬乎？先生若記，乃垂教。

答　兆新

以上數字俱不識。

問　玄慎

北瓜[①]有功用否？

答　兆新

無功用。

問　玄慎

梢瓜[②]是何物？

答　兆新

不識。

問　玄慎

先生用藥中有土炒、鹽炒，蓋取之補胃入腎，然則土、鹽之多少，當在病與藥性，而不言土、鹽之分，兩意者以意斟酌之而無有定法乎？大凡一握之藥，一撮之土，一掬之水，一勺之鹽而可乎？是可十之一，凡鹽水炒、酒炒、醋炒、童便炒，皆澤透心，取出炒乾乎？或取出曝乾炒乎？或帶澤未透心而炒乎？

① 北瓜：或指笋瓜。

② 梢瓜：即越瓜，菜瓜的一種，可生食，亦可醬腌。

江州產黄土一塊，已經火一過，色變赤者一塊，瓊浦產黄土一塊，余出而示胡氏云："孰是孰非？"答云："未知土所出，一托藥鋪，土不過乾燥黄土，亦不及詳問其何土。"

答　兆新

土、鹽水炒，引導脾腎也，用之不過取意，何必再拘分兩耶？炒藥製，唐山醫，土從不經手，自有藥店司其事者。

問　玄慎

柴胡、前胡，以其形狀則相去千里，誰疑之？以其功用則咫尺，易迷。考之《本草》，言前胡手足太陰、陽明之藥，柴胡手足少陽、厥陰之藥，而臻陳列其效用則相似矣。或言二物同效，以太陰、陽明、少陽、厥陰之異，欲辨之，則古方温疫中有大、小前胡湯，而與《傷寒》大、小柴胡湯其症同。且若敗毒散主療傷寒、壯熱、惡風及痰咳、鼻聲重，四時瘟疫而壯熱、惡風者，病在太陽，痰咳聲重者，病在肺，是皆求功前胡，而柴胡不與之，不與則可去，效同亦然，而二取之是。蓋有古人微妙之在，然未窮其處，冀先生指揮。

答　兆新

柴胡、前胡功用各異，前胡散風，所以鼻塞、咳痰、肺病亦用。若敗毒散柴胡并用，或其所治症不獨鼻塞、痰咳而已也。若曰可去，蓋古方原有增減之道，凡治病須參活法，與令業師參究，可茅塞頓開矣。

問　玄慎

《臨症指南》中用橘皮白，考之《本草》"橘皮"條："大腸悶塞，普濟方連白用。"他未見用者，只東垣李先生言："留白則補脾胃。"葉先生本此意乎？先生曾試乎？

答　兆新

陳皮用白，此葉天士先生之别出心裁，古人所不用也。然不過蘇州地方富家子女，嬌弱之質，無病服藥，所以葉公以此不去病、不礙正之輕味耳。

問　玄慎

好古曰以色紅日久者，乃好古所謂陳皮者，以在樹上經霜者爲陳乎？

答　兆新

橘子經霜紅熟，則已脱落，豈有樹上陳之耶？

問　玄慎

敝邦温疫流行不少，未見傷寒，唐山尚有仲景所謂傷寒病否？

答　兆新

傷寒、瘟疫大相懸絶，况瘟疫之論與傷寒之書大異，况時候不同，病情不同，唐山自相分别而治正，傷寒何處無之？

問　玄慎

桂木，查看《本草》未言其功用，蓋桂木之於桂皮猶茯神木之於茯神乎？

答　兆新

桂木即桂枝之粗者，其皮去而不用。茯神以松脂結抱，於松脂是亦去木而用。

問　玄慎

桂枝木蓋柳、桂皮木共用乎？

答　兆新

柳是柳，桂是桂，無合稱合用。

問　玄慎

柳桂之名已見《本草》，李時珍曰："桂枝之嫩小者爲柳桂。"

答　兆新

不過軟細如柳。

問　玄慎

粗桂木，蓋桂樹木剥去皮者乎？單稱桂木者，桂枝木，粗桂木，隨有而用乎？

答　兆新

前説可明。

問　玄慎

桂木功用如何？

答　兆新

先生如此博考，豈桂枝之功用不知者耶？《本草》查看自然詳明。

兆新

菊潭先生能諳諸家《本草》，余亦何言矣。

崎館餞臆跋

國初以來，支那之醫來我崎港者數十人，云寛永①有金華陳明德，遂歸化，變姓名曰潁川入德；元禄②有杭州陸文齋及蘇州吴戴南；享保③有朱子章及蘇州周岐來、趙淞陽；元文④有沈⑤草亭、陳元璞；寛保⑥有趙景清；延享⑦有季仁山；安永⑧有費雲嘉、汪繩武。頃年有胡兆新，名振者，受業於太醫院何鐵山，附載賈舶，寓於崎館，每月六次出游崇福、聖福⑨二寺，間有乞藥者，創意授方，往往有效云。東都醫官小川文菴（實）、吉田長達（祥）、千

① 寛永：日本年號，公元 1624—1643 年。
② 元禄：日本年號，公元 1688—1703 年。
③ 享保：日本年號，公元 1716—1735 年。
④ 元文：日本年號，公元 1736—1740 年。
⑤ 沈：原文作“沉”。
⑥ 寛保：日本年號，公元 1661—1672 年。
⑦ 延享：日本年號，公元 1744—1747 年。
⑧ 安永：日本年號，公元 1772—1780 年。
⑨ 聖福寺：又稱廣州寺，建於 1677 年，是旅日華人最早的聚會場所，是華人在長崎活動的重要紀念地之一，與興福寺、福濟寺、崇福寺合稱爲日本長崎“唐四福寺”。

賀道榮(輯)三君請官告暇,將問其道,以試吾技。甲子秋,附崎尹來,數至賓館與二寺,問難往復,殆爲一書。覃固墻面軒岐,未能贊一辭也。唯是三君,苦心之至,跋涉數千里,盡力其道,孰不賞嘆。至若四海無事,彼此講業,使天下蒼生得神藥而躋壽域者,抑亦升平之美談也,故列叙國初以來,彼醫來我者,以爲之跋。

文化紀元甲子立冬後一日　江户
大田覃謹書於長崎嚴原官舍

得諸池田先生,仍請恩借謄寫本,有《清客謹覆》一卷,吉菊潭《筆語》一卷,千賀、小川、藍川三子所録《崎館牋臆》一卷,今并爲一云。時文化五歲次戊辰秋八月觀濤日。

柳園正衡志。

《崎館箋臆》

胡氏筆語卷之上

僕三人發江户時秋仲也。季秋而到於崎，而與清客筆語，數四而未有得一善也。萬籯之寶不如一經。雖然此舉也，一片南鐐優數卷，可發一笑一笑。

蘇門胡兆新語

稟　吉田長達

初生小兒斷臍法，諸説紛紛，先生今從何法爲可乎？

復　胡兆新

小兒斷臍雖有紛紛諸説，唐山皆係穩婆之任，醫家所不明也。

稟　吉田長達

婦人血氣方盛，乳房作脹，或小兒不能飲乳，餘乳蓄作脹者，名曰“妬乳”，是自古所論也。頃閲徐靈胎《蘭臺軌範》：“凡小兒便蒸之候，有口内微腫，惡乳之，時名‘妬乳’。”與古人之説皆乖，今從何説乎？

復　胡兆新

乳蓄作脹，吸之不出爲婦人之妬乳。口内微腫，不能食乳爲小兒之妬乳，同名異病也。

稟　吉田長達

徐靈胎之子若孫有現在行醫者歟?

復　胡兆新

徐靈胎先生住蘇州府吴江①地方,迄今棄世二十餘年,其生壽八十餘歲,所製徐氏六書已刻入四庫全書矣。其子鼎和現在行醫,其年亦有八旬矣。

問　藍川玄慎

方書中水量,鍾云? 盞云? 碗云? 杯云? 壺云? 甌云? 云右件諸器凡容幾何許?

答　胡兆新

盞與杯即鍾、碗之通,而鍾與碗,大小不一,難以定其升合。瓢,即超也,有尾超,有銅超,有銀超,亦屬大小不一。壺亦無一定。甌即鍾、杯之雅稱,詩文之每用之,非别有甌也。

再假彭城之舌以問: 大盞大? 小盞大? 答: 盞與鍾以形異名,顧泡茶碗。曰: 如此大而可也。大小隨劑之輕重斟酌也。其碗當容本邦之勝一合,合三分一許。

又問超形。答: 有方有圓有長,有桂葉樣,有梅花樣,有桃花樣,有海棠花樣,有把柄如匙,大小形樣隨其所好。

問　藍川玄慎

未毁齒兒前板齒黑腐摧毁,而只淬齒根或蝕及兩牙。其腐朽不痛不癢,無覺患②苦,朽毁③而後知之。當齒更之期,殘根脱落無異常,兒新生牙齒亦無異,是質實之兒,多有焉,恐胃火克腎而所致乎? 未知其所以致之與其名。又有一種,新牙齒生而舊齒尚存,或新牙稍長而舊齒脱或不脱,是亦未知其名也。

① 底本文字漫漶,據《清客筆語》,應爲"吴江"。
② 底本文字漫漶,據《清客筆語》,應爲"患"。
③ 底本文字漫漶,據《清客筆語》,應爲"毁"。

復　胡兆新

小兒病症本有幼科專任，所以僕未嘗詳究所述。牙黑蟲腐，無非胎熱、胃火之由，未必有何名症。至脱與不脱，終歸於脱换，不過遲早之間，又何名之耶？

慎出菟道茶名極揃者、嬉野茶，假彭生之舌問：聽用與不聽用？

答：嬉野茶嘗識之，菟道茶未知氣味，因試曰：菟道茶薄而不聽用。慎筆硯乞書，因書“藥料取用嬉野茶爲佳”九字。

問　千賀道榮

聞先生曾從何鐵山先生受業，定應有何氏方論現行于世者。顧雨田、何元長名字如何？其爲人何？似學識通博，先生曾有與此輩周旋乎？方□亦有印行者耶？

復　胡兆新

何鐵山先生（宋朝南渡時從龍到松江府青浦居住，迄今二十七世行醫矣。）人品高雅，詩學甚妙，有詩稿六本未刻，其醫爲餘事，行雲流水，不存底稿。然其醫學亦屬高手，其立論立案精妙暢透，治病亦多效驗，决斷死生，十不失一。其祖、父皆有仙醫之稱，曾有《傷寒注辨》。再，魏伯卿所注《傷寒》亦何嗣宗即鐵山之父之手筆也。何元長二十九世係鐵山先生之孫也，學問亦好，然不及其祖遠甚。　顧雨田先生今年逾八十歲，臨症既多，自然學問日深，所謂老醫少卜，人所不及耳。與振同里，不時晤論，是亦深識病情者也。

問　小川文菴

弊邦醫士修合方藥，不秤斤、兩、錢、分，以一匕抄剉藥，臨病修合，不無毫差。貴邦之醫家每各品秤而修合乎？抑別有合匕，以省其勞乎？

復　胡兆新

唐山醫家治病，不過設方立案。用藥病家自向藥店取買。至製度之法，皆已預先製就，不待臨時措置也。再，藥料諸品非一省所出，各省客□裝載到蘇，先有藥行主人辨其真僞、高低，定其價□□後發賣於藥鋪。藥鋪之人揀選、製度、切片爲之飲片，然後零賣也。所以醫家竟有但知藥名，不識藥形者。貴邦聞之，可發一笑。

問　小川文菴

脉床、脉褥之製如何？

復　胡兆新

别無定製，任其所在而候之。

以上九月十九日筆語

小川文菴

往日於崇福寺示僕實輩脉象，多謝多謝。古人説："脉各懷己見，紛紛無定。"僕實不才，至洪、大、軟、弱，牢、革，弦、緊之類難知覺，雖指下之玄理，心之所得，先生陳各脉象形，以示梗概，何幸加之。

復　胡兆新

《證治要訣》一書無脉字載，思□不知脉者，耶？抑亦據病證爲治而足者耶？未得意旨，伏乞明斷。此書未看過，不知其脉訣之説。古人各有臆見，只取近代名醫之論，自然與近時之脉相合，如張景岳、喻嘉言，再或李士材，亦入門之徑道也。至於脉之洪與□□[①]大而且盛是爲洪；軟(浮沉俱有)與弱者，則弱(俱有沉弱)，更無神之極矣；弦、緊之辨，弦者大，緊者細；牢、革之稱，絶無冲和之象，此皆沉痼危殆之脉，希見之也。按脉辨脉全在神領神會，不可言語形容也，總在熟讀脉訣，脉、症相参，臨診千萬，乃能心領神會也，一時何能詳述？忠實謝曰：各家脉訣如涉海望洋，先生所示教乃指南車也，當退熟讀脉，不堪感戴之至。

① 底本文字漫漶，據《清客筆語》，應爲"大""則"二字。

問

緩與遲難分。

答

緩爲緩和之像;遲爲遲濇之形。諸家雖有形容論説,然此全在指下會意,難以言語形容也。古人《脉訣》自然要讀。讀了胸中稍有成見,乃診脉時細細考察念意可也。以多爲妙。

問　小川文菴

古人於肺癰疑似之間,貯水於器,使病者唾其中,以膿唾之浮沉,定然與否。忠實往年作此法,使肺癰已成者唾水中,有膿血不沉者,然則疑似之間,以此試法難準。先生别有試法乎?付乞示教。

復　胡兆新

肺癰以膿血吐水中,以浮沉定論。雖有此説,未必準也。若吐膿血,則肺癰已成,何待試也?

問　吉田長達

弊邦之兒女無貴賤之别,出痘者燈香徹夜祀痘神,至其甚者不務醫治,噀符誦經。貴邦之俗,出痘者亦祀痘神,事見歐士海《保嬰録》等書。今唐山之俗,實祀痘神歟?

復　胡兆新

唐山鄉俗,小兒出痘亦祀神禱求,亦有此風。至不務醫藥,噀符誦經者,此則江浙絶無。在湖廣省分專事符呪,其名爲辰州法(地名),即祝由科、符呪科也。

稟　吉田長達

《聖濟總録》二百卷,考之程雲來《纂要序》《總録》,久而佚脱。又按《四庫全書總目》有《纂要》之名,無《總録》之目,唐山今實佚脱不得傳乎?

復　胡兆新

程雲來《纂要序》，述《總目》，久而佚脱，想必無從查考矣，所以《四庫全書》亦無總録之目矣。兆新未經查考，其在唐山藏書之家，或於舊書中未知尚有遺存否。

問　藍川玄慎

録命之文散見醫方論中，間有一二言而未見全書，然本邦亦古已有之乎？俗間希見一二言，而其書原出於俚巫，故無可取焉。僕欲一見全書，久而未得。貴邦當有傳全書者，假令不得見其書，聞其名以得解悶，幸甚。

復　胡兆新

録命之書乃星象、風鑒、算命者所用，非醫書也。

問　藍川玄慎

其書名如何？

復　胡兆新

有《星平會海》《子平全集》之二名。

問　藍川玄慎

自古本邦於妊婦也，孕而五月，帶束帶其製以綿布作回身二圍在胎上，帶廣一扶許，禁伸脚而寢是恐寢中展轉壓動胎也。自五月至生月，揣摩其腹（此屬産婆）。臨産緊其髻，坐草蓐，自梁上下繩，手執之，而每陣痛，伸腰偃氣，産婆在前行其事。兒生胞下，而後緊定其帶，更緊扎其髻使坐轉，倚椅子而端坐三臘（七日爲一臘），使首不俯不傾，或禁睡眠，或不禁（其禁者，恐傾俯故也）。三臘了而側仰隨意。其生産事皆托收生婆，而醫診脉、處方耳。

當今又有至生月不用束帶，自五六月，按其腹（有術醫爲之），八九月以上遠浴[①],愈益按其腹,寢則好伸脚,皆爲通經安胎。其胎歪斜,或妊婦足攣,或小便不通,或子癇,或痙,或血暈,或崩血等諸症皆藥治之,術翼之。其臨産也,不用懸繩,産了側仰便卧,寤寐縱之。只累褥爲床,首高,下陵,日漸殺,二三臘而平卧,是爲安和氣血之故也。如其臨門不出,或子死腹中,或子生而胞不下,皆術救之,藥調之。其術及投藥,醫自爲之,無一假産婆之手。此術以賀川子玄爲鼻祖,所著有《産論》上下卷,其子玄迪總緒而著《産論翼》上下卷,悉盡其道。右件二者,孰是孰非,敢乞明斷。

復　胡兆新

孕婦裹腹,産後坐而不卧者三五日,此皆有諸。至於術數按腹,唐山并無此法也。又曰,唐山肚帶廣四寸許,不敢緊扎,只使肚不冷,常温温然。

問　藍川玄慎

産前有宿病者無論之,無宿疾者,臨産先處何等方?至陣痛頻數,又處何等方?既娩身後,又處何等方?雖未有一定之法,當有大法之在。

復　胡兆新

臨産用藥自然活血、養血、順氣之法,如四佛湯、開骨散之類,或加香蘇等以調其氣。若産後用藥則不能一言而畢也。又婦人産後之病,生死呼吸,古人云:"産後宜温。"此總而言之也。《金匱》"産後三病",自需詳考。朱丹溪"爲産後大虚,總須大補氣血,雖有他症,以未治之",此其常,未盡其變也。至張景岳則云:"産後有邪,當去其邪;有實食,則去其實食。"此則變化神明之論也。若云何方、何藥,是謂膠柱鼓瑟矣。

問　千賀道榮

《黴瘡秘録》等書有陽城罐者或作羊城、煬成,形製未詳,先生倘或有識,毋吝教示。

① 底本原作"俗",意不通。據《清客筆語》改。

復　胡兆新

即楊梅瘡類，此毒門、外科之書也。余問陽城罐，而兆新答[①]如此，似不識陽城罐也，故余亦不敢問也。

問　千賀道榮

明史嘉靖二十年，宫婢楊金英等謀逆，以帛縊帝，氣已絶，大醫院使許紳急調峻劑下之，辰時下藥，未時忽作聲，去紫血數升，遂能言，又數劑而愈。後閱焦竑[②]《獻徵録》，所用桃人、紅花、大黄諸下血藥也。峻劑果能有起縊死否？

復　胡兆新

縊死之人，雖有急救之法，方書上未見有峻劑醫治者，此或隨機應變之道。

問　千賀道榮

郭坦《十便良方・傷寒條》傷風吹霎似指感冒言，遍考字書，覺不妥，如何？

復　胡兆新

并未看過。自古以來，醫書千萬，賢愚不等，偏見迂論者不可勝數，亦毋庸詳辯博考。只檢緊要之書揣摩詳究，自然學益日進。此等不通字句，置之不論，何必查考邪？

以上九月廿四日筆語

此日筆談已終，而胡氏出一論示我輩，如左□□。

凡讀書、看書與食物相同，人之食物則食其肉，去其骨，去渣滓，此人情之常也。至若醫書所論，其中亦有骨肉，亦有渣滓，然各有精華，眼光到處，

① 底本文字漫漶，據文意補之。

② 底本作“紘”，應爲“竑”。

全在辨其精華、渣滓，得其精華，棄其渣滓，庶或有益於學問。諸先生毋以書中渣滓徒爲博考，再爲博問。僕實久棄，不問所不知也。再如雜書所論奇方異術，皆欲博考細詳，則如涉海茫茫矣。胡兆新述。文菴謂此日問傷風吹嘦、陽城罐，并起縊死峻劑之事，兆新窮不能答，故及於玆。我輩無一語而歸。

過日見示精華、渣滓之論，審悉賢懷，謝謝不既。凡本邦學醫讀書者，自上古迄今日，汗牛之書讀之，苟係吾道者，莫不搜索而採擷也。如其所疑者，就明者而正之。我輩越山海之艱難，而到此地，亦惟在辨其精華渣滓而已，故問所疑者與未詳者而欲辨其精華。先生爲之博考，然則學醫者，要在讀何書乎？精華者何書乎？渣滓者何書乎？我輩實所不知也，伏乞示教。於聖福寺出而示，胡氏答如此。

答

學醫讀書，先從《靈樞》《素問》，然後《傷寒》《金匱》自須熟讀，其下朱丹溪、劉河間、李東垣之書，是須詳閲。此四家各立門户，皆可爲治法章程。近代明人喻嘉言、張景岳、柯韻栢亦須考閲，其間用方、用法已屬有本之學矣。寧有餘力再爲博覽群書，則亦諸子百家，不可勝數。此前日所云全在辨其精華、渣滓耳。至若用方遵從何人，則亦不能執定一家也。胡兆新

問　小川文菴

《素》《靈》載《十方》，雖上古遺方，先輩亦未有試用者，先生有試乎否？

復　胡兆新

鷄矢醴大可用得，曾用過一次治瘖蠱，曾效。用母鷄一隻，餓空其腹，餽以糯米，俟其下糞，取其白，炙脆，研細末以酒冲服。兆新書紙尾云，鷄矢醴能治蠱脹，以鷄能食蟲也。藘茹飲尤爲妙方，治不寐，半夏湯用者頗多。其他未曾用過。

問　胡兆新

蘆茹之藥,貴邦是有之乎?

復　文菴

此藥弊邦出之乎否?僕未識蘆茹也。

問

《十方》中所載麋衔[1]草、蘆茹、蔆翹、蘭之數品未詳,伏乞高諭。

復　胡兆新

麋衔草或謂之鹿衔草,世上雖有,人多不識。蘆茹、蔆翹久無此藥。蘆茹或用茜草代之;蔆翹或即連堯,未詳,與仲景之"連韶"亦未詳也;蘭用佩蘭爲是。

問

舌疳、牙痔、牙癰、走馬牙疳、重舌瘡包之諸症,本邦之醫士爲難治。僕通家有口科,托僕乞先生之高論,倘或有治方,毋吝。

復　胡兆新

此等病自然難治之症,大抵火毒爲多,亦無一定之方。

問

近世唐山文書中有書"藥種""藥品",而書"葯種""藥品"者,間亦有之。不知以"葯"易"藥",從其音便乎?抑有所忌乎?敢問其故。

復　胡兆新

藥、葯此俗書,二字相同,并非避忌。

問　千賀輯

唐山小兒初生,頭上跳起處,留不剃胎髮,或云護風寒也,或云孫子體

① 底本作"御",實當作"衔",據《清客筆語》改。

中極熱，不宜留髮也。如何？胎髮既剃訖，嚙碎茶葉傅之，或用杏仁、薄荷傅之，是亦護風之意乎？若云護風，則何爲用杏仁[①]耶？吾邦小兒初生七日必剃胎髮。聞唐山三十日剃去，蓋有所據耶？抑習俗耶？伏乞教示。

復　胡兆新

唐山小兒彌月剃髮，少則廿日之外，并不留餘，習俗相成。嚙茶葉傅之，取其清凉，膚色青秀，非護風寒也。杏仁、薄荷傅者，其兒頭上多瘖瘰故也。

問

乳岩治法雖諸説紛紛，存於往牒，而現今試之多無效驗，如何則可？

復　兆新

乳岩一症，内、外科皆有責任。若穿破成岩，雖有古方古法，總不能治也。

問　吉田長達

明戴曼公歸化於本邦爲僧，號獨立，嘗言詳明痘疹之術，而得《痘科鍵》之旨。曼公嘗在唐山，亦有精於治痘之名歟？

復

戴曼公，明時唐山人，能知痘疹之醫，但無置書立説，迄今時二百年，且不知住址，所以無從查考也。

問

本邦之婦人産後必煮餅於味噌汁，食之以助氣力，貴邦亦有似此類歟？

復

味噌一物，唐山并無其物。婦人産後先以薄味調養，俟其惡露下去，神氣漸復，庶以補物或補藥培之。補之食物加建蓮、桂元、南棗，葷[②]物、海

① 底本原作"人"，據意改之。
② 底本作"暈"，據文意改之。

参、燕窩、鴨、羊肉。

問

自古醫有十三科，然宋明各有出入，今唐山亦有幾科歟？

復

醫之十三科：

男科　喉科　痧痘科　女科　幼科

外科　眼科　毒科　傷科　風科

針灸科　祝由科　符呪科

祝由、符呪二科衹於湖廣地方有之，他處皆無。其外各科處處皆有。

問祝由、符呪二科無人詳其事，果邪術也。而在醫科者何耶？長達問醫十三科，余自□□其□答返於兹。

祝由、符呪二科近乎邪術，所以各處無此道也。彼其習學時別有一法教授，亦有能攝人財帛者，所以邪也。若其治病不取一文，得人錢賤即不靈效。頗有起死回生，立刻見效，并不用藥，不過符呪而已。

此九月廿九日對話，其中缺藍川氏之問，宜補入。

問　小川文菴

嘗聞唐山醫士以四月十四日祭吕洞賓，以四月廿八日祭神農，定應有釋奠之式，伏乞高諭。

神農有三皇廟殿庭供奉，此不過醫士進香齋供。吕洞賓有純陽祖師廟庭供奉，則不獨醫士進香，而合城士庶、眷屬皆欲拈香禱拜也。

問

祭日出何書耶？

復

不知出何書,古來之相傳也。神農其以木爲□□□[①]

唐山針灸用銀針乎? 用金針乎?

針科所用銀針或鐵針,惟眼科用金針。針之細而小者,寸許長。針之大者,六寸餘長,以之針背俞或針膝脛,可以兩頭通透,并無縷血,乃爲高手,然用此大針者絶少。

唐山之針較之本邦之針孰是? 予出針而示之。長短如何?

唐山之針較之貴邦之針略粗,自然貴邦者好,針之不覺痛楚也。

問:古今艾炷,大小不一,曰雀屎大,曰廉義脚大,曰麥大,曰小指大,曰蝟簪頭許,曰鼠屎大,曰黍禾大,曰細竹筋大,曰小麥大,曰鷄子大或鷄子中黄大,曰緑豆大,曰半棗核大,曰椒頭大,曰炷根下廣三分矣。如此無一定。如爲暴疾急患、瘡瘍解毒用者,以大炷爲率,其他諸病宜灸者,永久用大炷則不堪焮痛也。故本邦分大、中、小,其大者如麥大,中者次之,小者又其次也。大抵平人所用其中者也,小兒其小者也。唐山所用今如何?

灸火艾丸,是然急則用大,緩則用小。然有用幾十壯者,豈堪過大耶? 且凡灸火之症,總非旦夕一灸可愈,是必三四五次,勢在緩攻,宜用小緑豆大者爲準。

一壯之"壯",字義未詳。愚謂"壯"與"焋"通,此説可是否?

"壯"字義未查考。

神農之像以木主乎? 以畫工乎?

木主也。書三皇之名。此五字,兆新所書,平野某口訣也。

① 底本文字漫漶,無法識別。

弊邦處處有施藥院，而救窮民之疾苦。

貴邦亦有養濟院者，未詳其事如何。

養濟院久已荒廢，如今只有普濟堂在虎邱(在蘇州)，相近醫家一人，常時更換無定，堂中牧養無親無族、貧而無依者，夏給扇、帳、席，冬給棉衣、被，常有千餘人，病者醫藥，死而殯葬，每年約費二三萬兩銀。

酒皻之病，有非飲酒而自赤者，蓋由血熱薰肺，故以清肺涼血之劑，無驗，如何則可？

天成皻鼻，清之不效者，比比皆然，別無良法也。

俗間字可補。

本邦有名喝壓烏質閣答者，喝壓者，早也；烏質者，撲也；閣答者，肩也。其病卒肩背如撲，痛而昏迷、暴死，蓋唐山所云"痧閉"也，施治未詳明，如何則可？

痧症皆由穢濁暑熱閉其機竅，氣道不通，頃刻而斃，急症之最爲危急者也。當其時，惟有針刺出血爲急效良法，若服藥，是須香開通竅爲要，如至寶丹、蘇合丸之類。然唐山此症必先腹痛，而無肩背痛者。或針尺澤、少商二穴。

凡病新差後，以食物調治之法有之耶？

病後調攝，不過澹薄寧静四字。

妊婦食忌如何？

孕婦食物亦以輕清薄味而已。至調治之法，詳《女科經論》

此書未見過，撰人名氏如何？

撰人之名氏不暗識，此書未輸貴邦。書机上以示。

誤飲水銀則聲必啞，用枯礬則愈，先生有試乎？

取其湧吐也。

此條可削去。

輕彩之毒，何藥解？其毒俗間傳云蜀椒能解其毒。僕未試。

輕粉之毒入人骨髓，恐蜀椒未必能解，亦未試過。

先生曩與西原長允書中問附子之解毒、氣味、寒温、製用，再問參附、术附、芪附、地附、桂附、姜附配合製用之事，以及大黄、附子。僕竊思□子氣味、寒温舉世□，和況先生學固高博，豈待長允之言耶？僕甚疑焉，蓋有以也一一明辨以示，幸甚。

曩時長允先生因余誤用附子故，以附子解毒、寒温、製度博問，余不能對，勉以配用附子之説，請教明訓，不謂長允先生大爲吝教，一字不肯示，是亦已耳。今謂諸公反即以此博問，然余所見亦甚模糊，未必確鑿，免蒙諄諄下問，又不敢默默不言。蓋附子之性辛温，不獨醫者能知，舉世皆知，寒字可不言矣。製度之法，漂淡以减雄烈之氣。至於解毒，殊不知也。其與人參合用，補氣固本，温暖丹田；芪附納氣斂汗；术附補火培土；地附則陰中有陽；桂附并用，導火歸源，仲景腎氣丸切益非常；薑附合用，驅除四陽四逆之法；大黄附子亦仲景《傷寒》書中一法也。此皆推測古人之用意，究不知其言之當否，仍望酌之以示。　胡兆新述

余友某婦，今年二十八，産後半月許而乳汁不來，諸藥無效。聞余在千崎而令余乞先生之高諭，倘或有識，毋吝。

據述婦人，産後半月忽然乳汁不通，年紀三旬，并未多産，諒非血少之故。或因過食鹹味，血液下行矣。遠擬一方，不識有合病情否？

七星猪蹄一隻，洗净切碎、王不留行三錢、木通三錢，煎湯服，日服二三次，一切菜蔬飲食不可過鹹，宜淡味爲佳。

問：《傷寒論》"大青龍湯"不載"温粉"之方。今按：古有"辟温病粉身"之方，張機假用而撲身止汗，省字曰"温粉"耶？再考粉身之方，諸書載之，互有出入，《肘後方》則川芎、白芷、藁本爲散，和米粉塗於身，《千金方》同；《外臺秘要》則川芎、蒼术、白芷、藁本、零陵和米粉粉身；《本事方》則白术、藁本、川芎、白芷入米粉以撲周身；《三因方》《明理論》同，未知孰是。一説云張機固無温粉方，白米粉温而撲之可也。伏乞先生之斧政。

粉身辟邪取其易於得汗，所以皆用表散之藥。測其理，病在經腑而治皮毛，恐未必靈效，且雜入米粉，如漿糊一般，反以封固腠理矣，所以仲景《傷寒》不用此法，今世絶無用者矣。或有以止汗，則用牡蠣粉撲者有之。

余問温粉，兆新所答齟齬，蓋似不知者，故不敢問。

附子製度之法，僕有疑。

弊邦藥鋪所有之附子即自貴邦來者，蓋經尿制、鹽制者也。考時珍《本草》造醋淹，或甘草、鹽水、薑汁、童尿同煮之説，紛紛無一定。凡作出附子之境，臨掘取時，直用人尿制造而贈四方耶？此邦附子至多，然無一處之作出者，要之不識制附子也。若賜貴教，實國家之寶也。

附子，土人掘取即售於本地行店，客販到蘇，皆不制度，直俟飲片藥鋪方爲製度。其製秖以清水漂淡，醋、鹽、薑、童便等都不用也，貨中辦來亦係生者。

附子舶載於本邦者，味之則甚鹹。先生雖係生者，僕不優。竊思奸商恐腐壞而有鹽制、尿制者耶？僕久疑之。

土人掘得附子，以鹽水浸，一取其不壞，亦利其性重耳，所以只清水漂或加黑豆亦可。

僕開久年之疑，多謝多謝。

先生所用人參不一也，或西洋參，或西黨參，或唐山好人參，功能果異？

唐山遼參此地并無其味，故思其次者，用以黨參，然十不如一也。西洋參則又其次矣，味帶苦寒，所以必須蒸透。

問：西黨即上黨耶？

答：山西上黨縣也。上黨出者最佳，四川出者爲獅頭黨，山東出者最劣。

山七參如何？

治血症，去瘀生新，出廣西、雲南等處，非補藥也（即三七參也）。

大青龍湯□内，石膏鷄子大，不知分兩幾許？

古方仲景方中，分兩與今時大異。鷄子大者，約略之辭，重用不拘其分兩矣[①]。

□□□□□地耶？

出西洋，枝葉從無來者。

五十年來，貨中有廣東人參者，出於何地耶？花、實、葉、枝如何？嘗聞廣東無人參也。伏乞明示。

即西洋參也。中華廣東，乃西洋船皆收於彼也。

先生方案中有廣參者，所謂廣東人參者耶？

唐山稱廣參或西洋參也，即西洋參也，西洋船其一切貨物多從廣發販，故江浙等處皆稱廣參。

敝邦有竹節參、直根參者，先生有試用耶？二味俱苦寒，飯上蒸曬或與

① 底本中以下文字漫漶，據《清客筆語》補之。

甘草合用，則是補遼參之闕也。如枝、葉、花、實亦與遼參無異也。予出二參而示之。

并無來蘇，亦未用過也。

弊邦有御種人參者，其初，我國王乞種子於朝鮮國，而種於諸山，自是年年繁茂。製造歲盛，以故下至於貧民不敢珍寶貝之。較之廣參，藥功有少異也。近來贈於貴邦云，定應有試用也。伏乞明示。

廣參苦寒，種參温升，常服、多服動血。

後　《本草》不載參葉，然貴邦有用者耶？

敝邦有名無實。

前　今貨中所齎來（廣東參）者，味之不苦，蓋蒸透者耶？余出廣參而示之。

未蒸透者也，味之苦寒、微甘。蒸曬爲良其味有苦甚者。有苦而帶甜者爲佳。凡廣參有横紋爲最。

嘗聞唐山有土三七者，與參三七自别乎？

土三七不用也。

山七參，花、實、葉、枝如何？

敝處從無見者。

湯參、北參、眼參之類，不知其爲何物也，如何？

總屬黨參。

《崎館箋臆》跋

國初以來支那之醫來我崎港者，蓋數十人。云寬永有金華陳明德，遂歸化，變姓名曰穎川入德。元禄有杭州陸文齊及蘇州吴戴南，享保有朱子章、來章及蘇州周岐來、趙淞陽，元文有沈草亭、陳元璞，寬保有趙景清，延享有李仁善，安永有費雲嘉、汪繩武。頃年有胡兆新，名振者，受業於太醫□[①]何鐵山，附載賈舶，寓於崎館，每月六次□[②]游崇福、聖福二寺，間有乞藥者，創意授□[③]，往往有效云。東都醫官小川文菴、吉田長□[④]、千賀道榮三君請官告暇，將問其道，□[⑤]試吾技。甲子秋，附崎尹來，數至賓館與二寺，問難往復，殆爲一書。覃固墻面軒岐，則未能贊一辭也。唯是三君，苦心之至，跋涉數千里，盡力其道，孰不賞嘆。至若四海無事，彼此講業，使天下蒼生得神藥而躋壽域者，抑亦升平之美談也。故列叙國初以來彼醫來我者，以爲之跋。

□□□[⑥]元甲子立冬後一日，江户大田覃謹書於長崎岩原官舍

約略之辭，重用不拘其分兩矣。[⑦]

或問胡氏云："甘草粉蜜湯之粉，輕粉耶？米粉耶？"兆新答曰："是米粉也。"余在傍戲書以示兆新云："諸藥方有甘草、生薑、大棗，則和美鹽梅也。甘草、蜜二味甚甘，失和美之意，然此藥以甘味功，故加米粉之淡泊以調和之也。"薩州醫在千崎與胡氏筆語，乃於崇福寺及此事。

是。兆新拊掌大笑。

弊邦處處有御藥園者，而培養種種草木，以令志醫者多識草木之名。

---

① 據《清客筆語》爲"院"。
② 據《清客筆語》爲"出"。
③ 據《清客筆語》爲"方"。
④ 據《清客筆語》爲"達"。
⑤ 據《清客筆語》爲"以"。
⑥ 據《清客筆語》爲"文化紀"。
⑦ 此處當是錯頁，應接於第 176 頁"鷄子大者"之後。

貴邦亦有如此者邪？

并無。

《本草》有相反、相畏、相惡之説，而諸藥方中，藥味相反而以并用者往往有焉，則相反、相畏、相惡之説非必然之事耶？

藥味相反而以并用者，因老痰穿結以驅逐；或沉痼之疾，藥石不能摇動，乃以相反之味以激觸動之耳。然不可輕試，古人有之方法，然後可用。時珍曰："非妙達精微者，不能知此理也。"用之有因，用之得法，乃不爲害矣。

諸藥撰新者而用之，然有"六陳之説"，實非陳久者不奏效耶？

"六陳之説"，米、麥、菽、粟之類。陳皮陳則辛辣之味少减，再有阿膠、鹿膠之類皆須陳者。

橘皮新鮮者有害耶？

陳皮一味兼有與補藥同用，故須陳者爲佳。

阿膠一味難有佳者，貴邦所用實出于阿者乎？

在山東阿陳("阿"音"烏")縣有阿井，其水沉重，補引下元，再用黑驢皮漂净，煎、濾八九次，極清乃爲道地。此進呈者也，民間所有皆不能如是也。

桂、桂枝、桂心、肉桂之説無一定，今自貴邦來者多是桂皮也，總是一物而多□□[1]耶？抑亦藥效各自異耶？

肉桂，唐山亦少而貴；桂枝以細枝連皮用者；桂心則粗枝去皮用；即肉桂，亦須去皮，若貨庫所來，其價極賤，不過桂皮而已，不堪入藥者也。

① 據《清客筆語》爲"名者"。

僕從母前十七八之時，患勞症，醫云非草蘇木荄之所治，因炙四花患門半年許，而其症全愈也。雖然，禀受固虛弱，常患腹痛、泄瀉，甚則手足厥冷至不省人事。當其時，用參附湯則卒然快也，故平常製附子理中湯加吴茱萸湯服之，若一日不服，必前症發矣。僕案此症，全元氣虛弱、脾胃虧損所致，參附不可缺。然久服燥熱之劑則有血熱之患，故近製瓊玉膏，每夜臨卧而服焉，天寒氣冷則兼用人參酒以助元氣。今兹年過四旬，經水既絶，患此症二十四五年，始終宜附子之峻劑，而炙之則手足直浮腫。僕甚疑焉，真奇哉，先生有説請勿吝。

凡久服對症相宜，是與體質相合，毋庸改易也，况二方間服，陰陽并培，大爲有益矣。但附子久服恐受其毒，於夏令常用黑豆、緑豆煮湯代茶可也。《内經》云："久而增氣，物化之常也。氣增而久，夭之由也"，須會此意。

問：瓊玉膏内所用人參現用何參？

答：婦人諸病皆多兼血也，廣參能治婦人血症，故用此參也，與參附配合則用御種參矣。

極是，廣參去粗皮，蒸曬爲良。

中風之症，《傷寒論》則傷寒中之一。降宋以後，呼爲傷風者也。看《金匱》則乃古所謂偏枯者也。二書同成仲景之手而兩疾一名者，何耶？

中風、傷風二説豈可溷而爲一，是則紛紛之説兩無定矣。蓋《傷寒》書中不過風傷衛寒，傷營所受，客邪皆先入皮毛、筋脉者也。若中風之症，仲景所論，北方風氣剛勁，不論强弱，皆能直中，或入筋絡，或入腦、入臟，此謂真中風。至劉、李、朱三人之論，□□類中風，皆由人之體氣不足，或因火而致□□濕生熱，熱則生風，皆屬内風煽動，亦爲病之在筋絡，在腑，在臟，而治之法則不用驅風之劑，案其因虛，因火，因濕熱所化而治之，以補仲景之未備，所以自古及今稱之爲四大家也。若以傷風、中風而論，則大相懸絶也。

理中湯用白术有動氣，去术加圭之説不知何故？

理中湯去术加圭則變腎着湯之意，動氣爲下焦虚。氣之動，古人皆以温納從治，而非今時之用地黄以納之也。术性燥而滯於中焦，不能降納。

點剁酒、鹿目根之類，僕未知其爲何物。

此皆不知。

張志德云：白頭翁與柴胡同類，柴胡中檢根上有白茸者是也。本邦所出白頭翁與柴胡大異，先生爲何？

柴胡、白頭翁是兩物，并不同也。

僕看有狐臭者，耳中之垢必如膏而赤色也，何故耶？

想其人之濁氣上溢，其人必蠢而俗者也。

問：治之如何？（兆新）

赤小豆、枯礬二味爲末，塗于腋下，則臭止，先生之治方如何？

唐山每用麥麵作餅，撒上蜜陀僧，封于腋下。（兆新）

貴邦尚海參爲食料乎？抑亦充藥餌耶？

食□用之者多藥餌，服者少。

先生自製藥方而於方後云“加某藥味”，竊意宜在本方中而别云“加者”何耶？“加引”二字義如何？開水即新汲水耶？

唐山用藥如藥店所無者，則寫加字爲導引之意，所以或寫不加引。開水乃滚水。

一婦人年三十餘而紅潮止絶少，腹有初如梅核，漸大如懷子之狀，推之則移動矣。僅按《靈樞》所説，腸覃者蓋是也。閲諸家方書，無可投之藥劑，先生有見此症乎？

腸覃、石瘕之類，雖以動與不爲别，未嘗見過。大抵治以和血通瘀之劑，視其體之强弱，用法輕重以攻之。體强症重者，桃仁承氣湯、䗪蟲丸、抵當湯皆可用也。虚人宜慎。

兆新問云：梅核而至妊婦之狀，大約幾月？

文菴對曰：自梅核而至其成，四五年云。

兆新問曰：與何方劑？

文菴對曰：《靈樞》曰"寒氣客于腸外，與衛氣相摶而成此病"，故與温經通絡之劑，然如杯水之於車薪也，何能治之？閲《東醫方鑑》治此症，以二陳湯。竊意奇病爲痰之意乎？不足取矣。故今乞先生之高按，既盡詳明。多謝多謝。

兆新曰：方書無耑方攻治，究亦未詳其病之源耳。若二陳順氣，極輕平淡，何能治之？經水絶必有瘀阻，苟非驅逐，何能通化？所謂"藥不瞑眩，厥疾不瘳"也。

麻疹初熱，宜何方藥乎？

普濟消毒飲最妥，甚則麻杏甘石湯。

疹子透肌而大便閉者，投下劑乎？

疹子暢透，是可清瀉凉、膈散、承氣三法。

透肌而自利者，是熱毒自解也。宜黄連解毒湯之類乎？

疹痧初起，忌利藥下。若自利挾熱而下者，亦毋止之。既透而利，芩、連皆可用矣。唐山療麻疹皆從張氏之説也。

禁忌如何？

大爲忌口、避風。

僕竊思凉膈散中芒硝代石膏，如何？

石膏辛凉清透，硝石鹹寒消降，不可代用。疹家宜硝石。

麻疹後之虚勞，多至不治，如何則可？

有邪熱未盡而劫爍元氣者，有過於表散而傷及元氣者，邪盡而正傷猶或可治，留邪爍耗難治也。

用藥須要臨時斟酌，未可一定，所謂用藥如點將也。

嘗聞蘇門即吴地也，然則先生與周揚俊同鄉，定應詳爲其人也，且《傷寒論》三注之外，别有著述乎？如何？

《暑熱温疫書》最好。乾隆二十一年蘇地大疫，知府趙酉令其緝出。

敝邦之醫近來治狂不用降氣之劑，而有令灌浴於瀑泉者，大抵其高丈四五尺、闊一二尺者爲律也。浴法初灌頭，次注肩及背腰，數數灌浴則上氣逆衝，自然退下而漸痊。如帶虚者，視其症勢以行此法，貴邦有如此事乎？

以水潑火，一時之權宜，内火不清，仍必升越。若頻以水潑，則火未退而水寒之病又起矣。江南人體虚質弱，何堪受此洗浴，更無其事也。

貴邦温泉所在不知幾許難勝數，然醫士以療治者，至希矣，抑無效驗乎？將有害耶？未詳其事。幣邦之人借温泉湯勢之氣起沉痾者居多，先生有識乎？

温泉都在陝西地方，其地多出硫黄，故其水多温。其地有生瘡疥者，往往於中洗之，可愈。然傳聞未知其確也。江南并無温泉，是以未嘗試用。

仲景猪膚湯之猪膚無一定，曰猪皮上黑膚，曰皮外毛根之薄膚，曰猪皮，曰猪厚皮去肥白油者，曰皮上白膏矣。以上諸説不知何是，先生以何説爲正。

猪即猪之膚，何詩辨乎？

猪膚，現今唐山俱用猪内薄皮去净肥者。黑膚有臭氣，尤可忌，不可從。

絲瓜一味，僕知用於痘家而未知其他。先生能用此物，伏乞示教。

絲瓜絡清血絡之熱，有暑瘵一症，古有用之？

此物性寒凉，痘科所忌，貴邦何由用之？

蠻瓜用痘科，初於《仁齊直指方》，其言曰："豆瘡出不快者，或多者，令少少者，令稀也。"故用此物矣。

痘科一症不甚明白，然有用寒凉清瀉如大黄、石膏之類，有用湯熱者，桂附之類；有用温補，乃人参、鹿茸之類。《直指》之方要配症施治，未可一例而論也。且有早用膏黄，晚宜茸桂者。

爲針灸有害乎？

勞瘵本難治，如何則可？

勞瘵之因，雖有五勞之説，然水虧、火旺、煎熬、灼爍者爲多，及至燈盡油乾則死。治之綱領，宜乎壯水、制火、培土，保肺最爲要緊。

□□□氏之事走□曰如用藥與點將一揆也，然不可無不具之□，卜云ヲ此クテ答ヲ臨證斟酌□迹□可出。

四花患門之灸法不用乎？

用者亦有，然未得真傳，不效者多若病至，火盛而以火灸之，以火濟火，徒增劇耳。

僕竊意唐山針灸之道失其傳。

針灸之法原屬上古神術，所謂一針二炙三醫藥，若得精義治之，無不應手取效，但今時絶少其人耳。在山西地方，針科有高手。

敝邦之醫者、病家都知針灸之有效，借之愈沉痾許多。

唐山蘇州二十年曾有余世徵者，大名家也。余族并肩脊作痛，曾往求治，從背上一針，針進五寸，若不知也。既而汗出如雨，乃云："體虚不足，不可盡法矣。然可五年不痛。"果如其言。其用鐵針，大小粗細不一。

余曾見《證治準繩·針炙門》，一身穴道用針尺寸而有補瀉之法，最爲高妙。貴邦所用之針，金銀針細如髪，針進穴中不過一分光景，恐未必能去病也。

敝邦針科所用之金銀鐵針，大小粗細不一，針進穴中一分許，豈奏效乎？先生在長崎，刺錐之地，何詳其事矣！

以所見述，多罪多罪。如先生之説，多罪多罪。

一、日記之事。

一、廿日過□□取調於濟之□□以致事。

一、日記多紀并多紀旅中病人姓名。

容體

年子ノ五十二歲、二三年已前肩脊痛、其後脚痛、走往致□。去年霜月皆濕瘡兩手發ヒ、逆と耳鳴眼力去み、少し□六七年已前睾丸虚大に□□□。只今は寒熱、往年□□一體、膝蓋猶痛□、左は浮腫致居□。大小便如常。十年已前も眼疾患ヒ、食餌如常。當時右之耳遠□□□。又診園氏患狀、左右脉沉細、蓋因氣鬱、肺氣不利者。以滋潤爲法、其方金匱麥門冬湯加五味子。兆新曰此方最佳，余處方亦此意也。

容體

五六年咳嗽を患ひ、胸膈痞間、白沫を吐き□□。甚時と乾嘔を仕□、大便堅硬、小水頻數。飲食無味、食餌□□停滯仕□、嘴角逆上仕、耳鳴仕□。

右は聖福寺

元氏容體は五六年已前と、口服の左之方、積年有之。嚮往事は□年見快□少去、出□□多效□□□、惡露下りと、□事はよろしく□□□。前之少しの□も驚き□□。大小便自可。瘡患□□□。

氣鬱血衰、經停八月、通調養□爲法。

大生地一錢　製麥附二兩,炒研　當歸一錢　丹參一錢　白芍二兩,酒炒　小川樵芎七分,鹽水炒

不介

今婦

右腿足腫痺而痛、已延五載。有時筋絡刺痛、腿膝色紅而熱、風寒濕三者久而化爲濕熱矣。

此方蒼朮白□湯

蒼朮二兩　威靈仙□錢　川黄柏一錢　生石膏四錢　小萆薢二錢　知母□兩　赤茯苓二錢　獨活一錢

不介

右病人容體

七年程以前□、大膝蓋腫レ、□人□痛□□。□脛も少し腫致居□。色色請藥仕□、白氏急少、氣分□惡□□□□□。步行踉蹌□□□。大小便自可。月水如期。事□不順□□□□出危多致。惡露下り□□□分分、患瘡□□□。

下編　文獻編

《答朝鲜醫問》

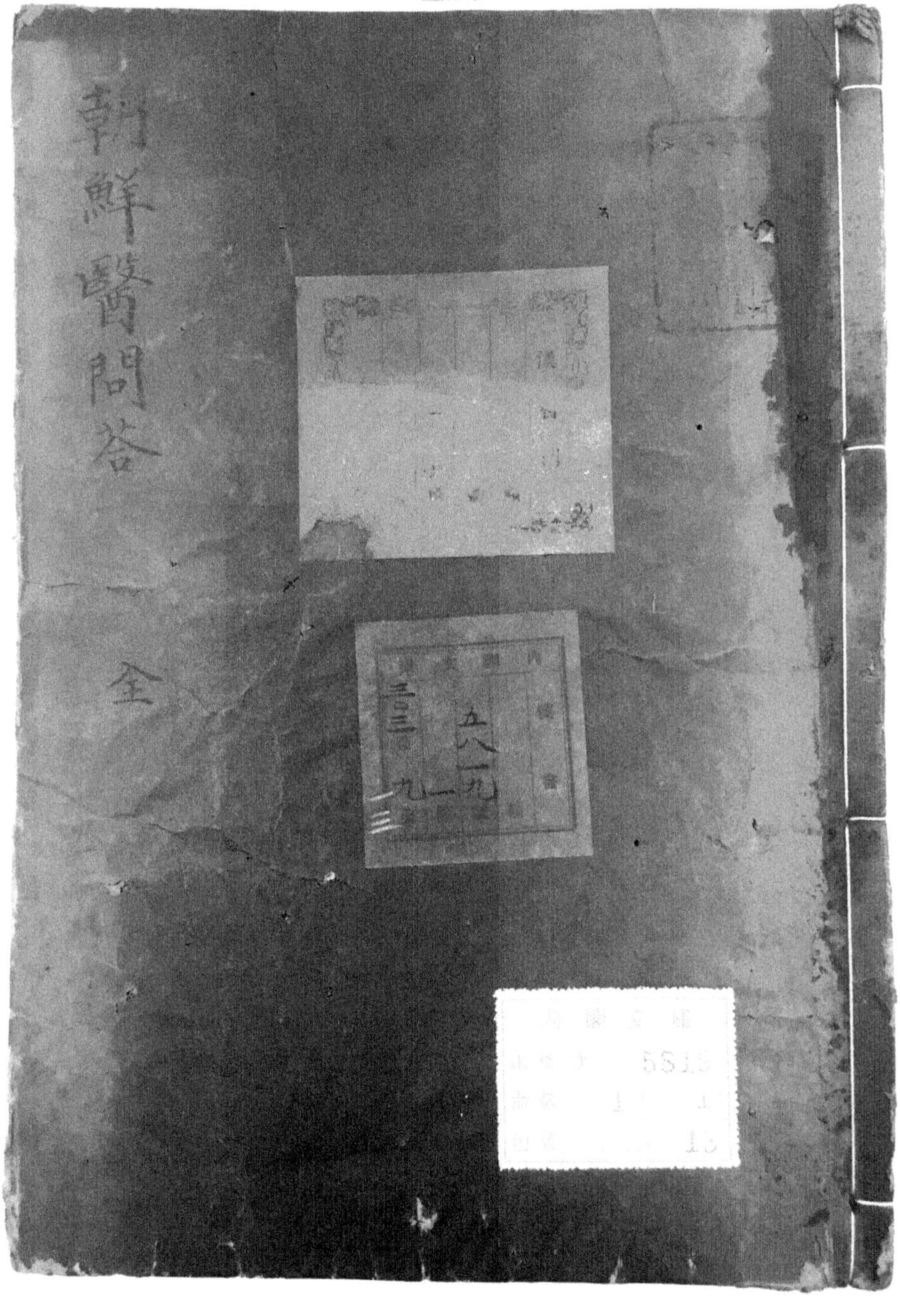

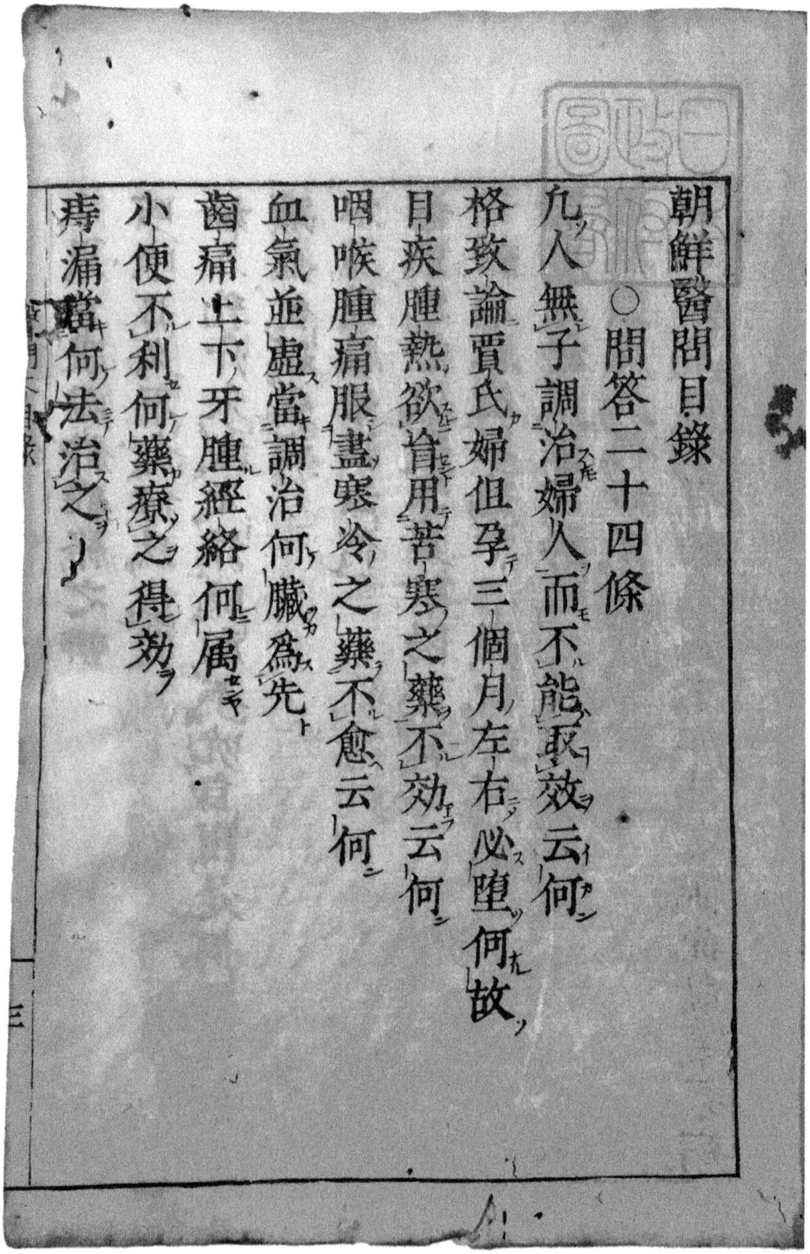

朝鮮醫問目錄

○問答二十四條

凡人無子調治婦人而不能取效云何

格致論賈氏婦但孕三個月左右必墮何故

目疾腫熱欲盲用苦寒之藥不効云何

咽喉腫痛服盡寒冷之藥不愈云何

血氣並虛當調治何臟爲先

齒痛上下牙腫經絡何屬

小便不利何藥療之得効

痔漏當何法治之

三

中風口眼喎斜經絡之辨
咳嗽日久不愈何以治之
婦人乳汁未産先流既産不吮自出是何經受病
癲症何經受病
水腫鼓脹治法云何
傷寒寒熱似瘧表裏陰陽安在
奇經八脉既不拘十二經何起何繼
陰虛火動用滋陰降火之藥不効云何
頭痛頭風有何妙法可療
理中湯用白朮有動氣去朮加桂之説此動氣果病

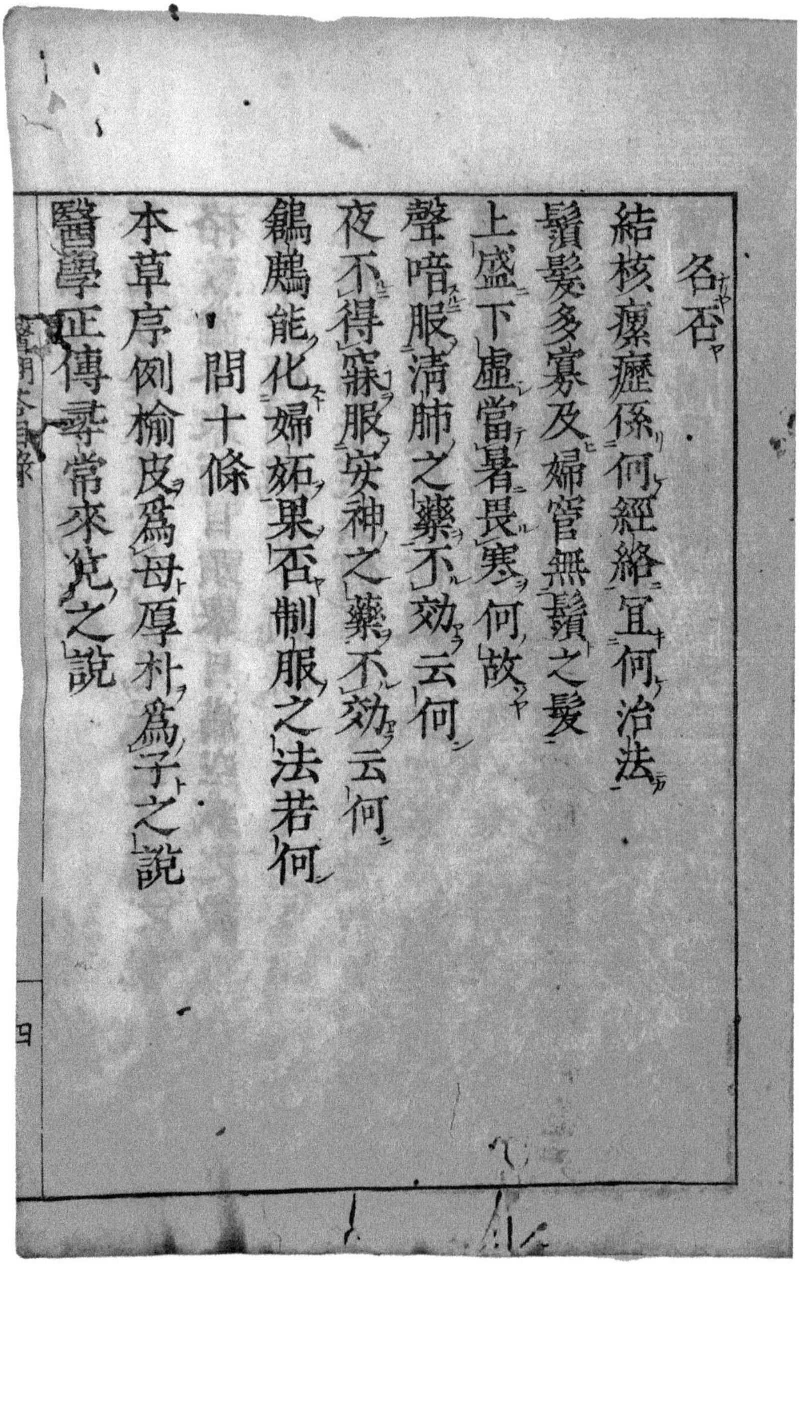
名否

結核瘰癧係何經絡宜何治法

鬚髮多寡及婦宦無鬚之髮

上盛下虛當暑畏寒何故

聲喑服清肺之藥不効云何

夜不得寐服安神之藥不効云何

鶬鶊能化婦妬果否制服之法若何

問十條

本草序例榆皮爲母厚朴爲子之說

醫學正傳尋常來覓之說

四

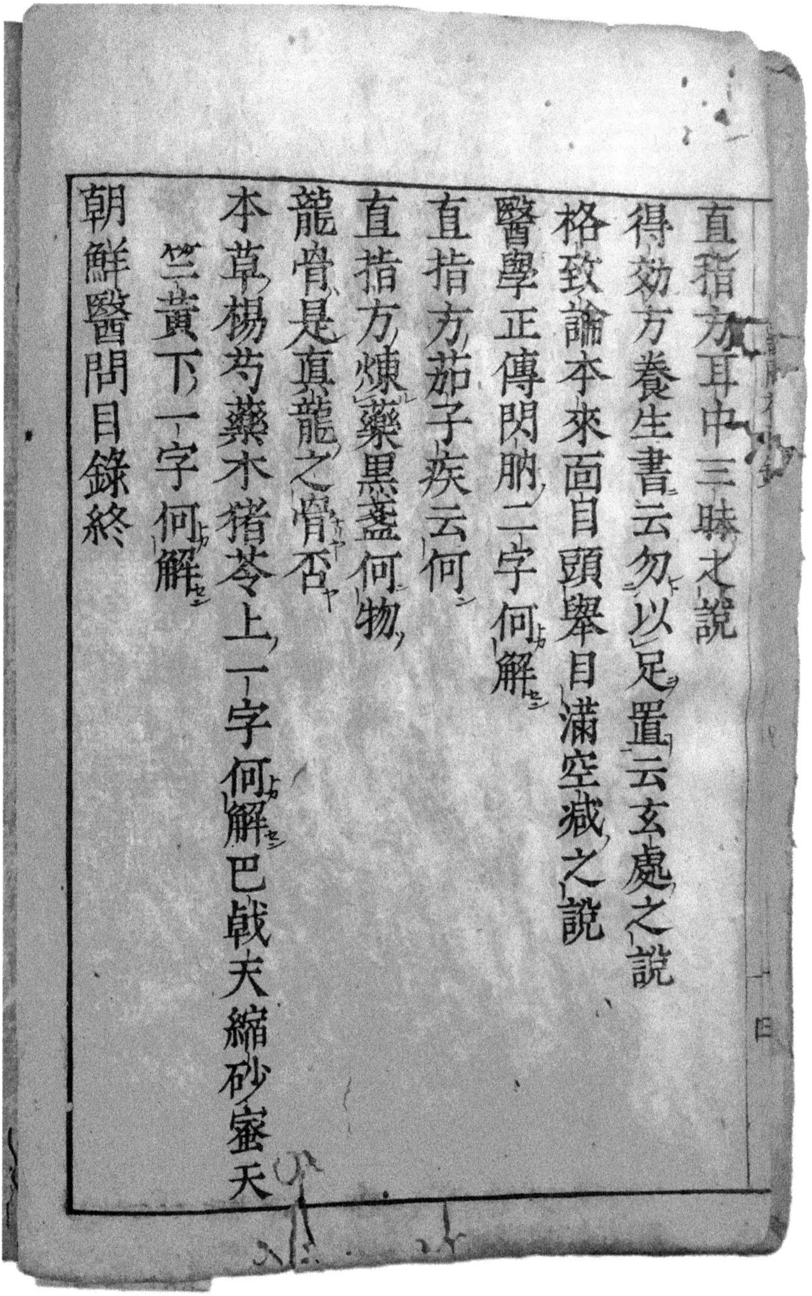

直指方耳中三昧之説
得効方養生書云勿以足置云玄處之説
格致論本來面目頭擧目滿空藏之説
醫學正傳閃朒二字何解
直指方茄子疾云何
直指方煉藥黑盞何物
龍骨是真龍之骨否
本草楊芍藥木猪苓上一字何解巴戟天縮砂蜜天
竺黄下一字何解
朝鮮醫問目錄終

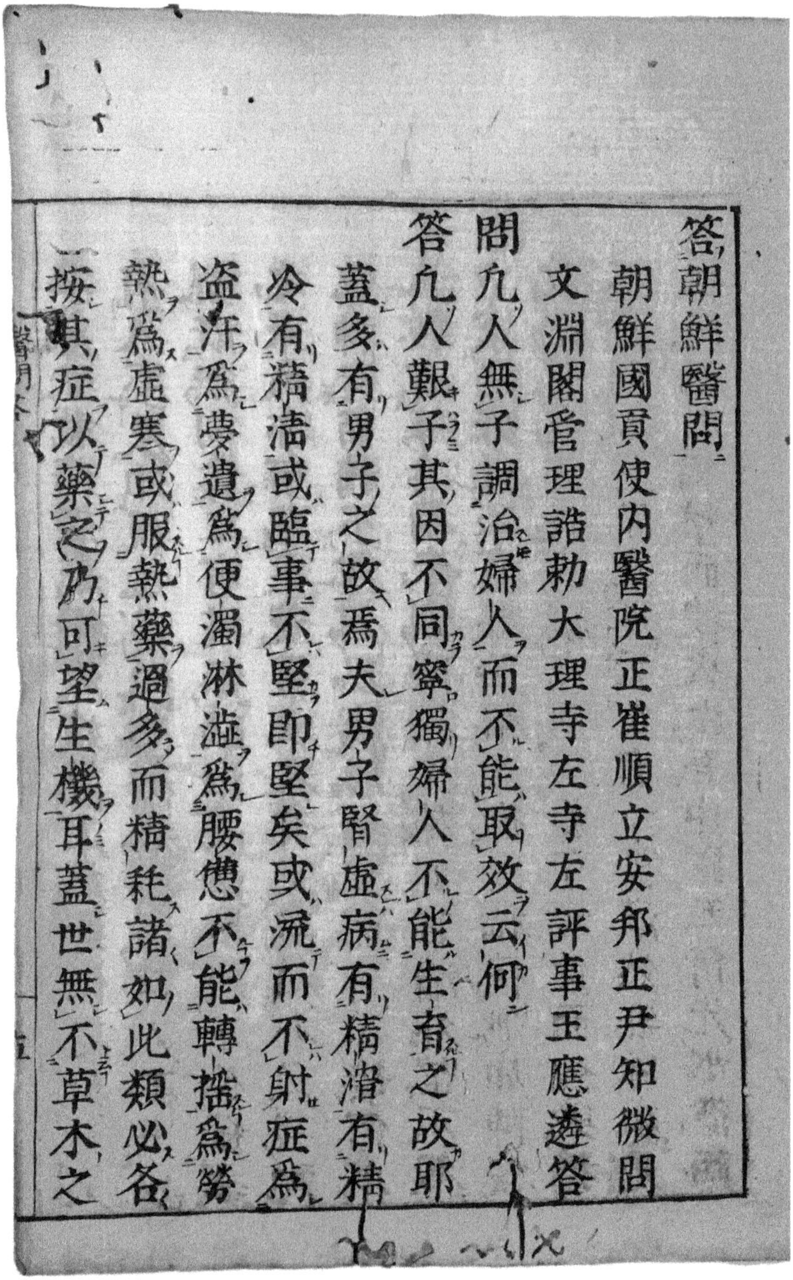

答朝鮮醫問

朝鮮國貢使内醫院正崔順立安邦正尹知微問

文淵閣管理誥勅大理寺左寺左評事王應遴答

問凡人無子調治婦人而不能取效云何

答凡人艱子其因不同寧獨婦人不能生育之故耶蓋多有男子之故焉夫男子腎虛病有精滑有精冷有精淸或臨事不堅即堅矣或流而不射症為盜汗為夢遺為便濁淋溢為腰憊不能轉搖為勞熱為虛寒或服熱藥過多而精耗諸如此類必各一按其症以藥之乃可望生機耳蓋世無不草木之

地然必栽培灌漑得法始足上承造化之氣然又有人不及知而已獨知之之病不語諸人不療以藥既無剖露之言復無調治之法則終于孤獨委之天命亦可悲矣蓋男女之交交其精亦交其神也神交而精不泄何以成形精交而神不接何以入彀有等陰精未到陽精先施如宮牆外望不覩室家之好者又有等陰精先拋陽精後泄如陣後放砲望空而投者總之兩無氤氳光景而神與精不齊到如袁了凡所云自有一種漠然無味處是也夫兩石相擊而後火生吾中國五行先水彼西

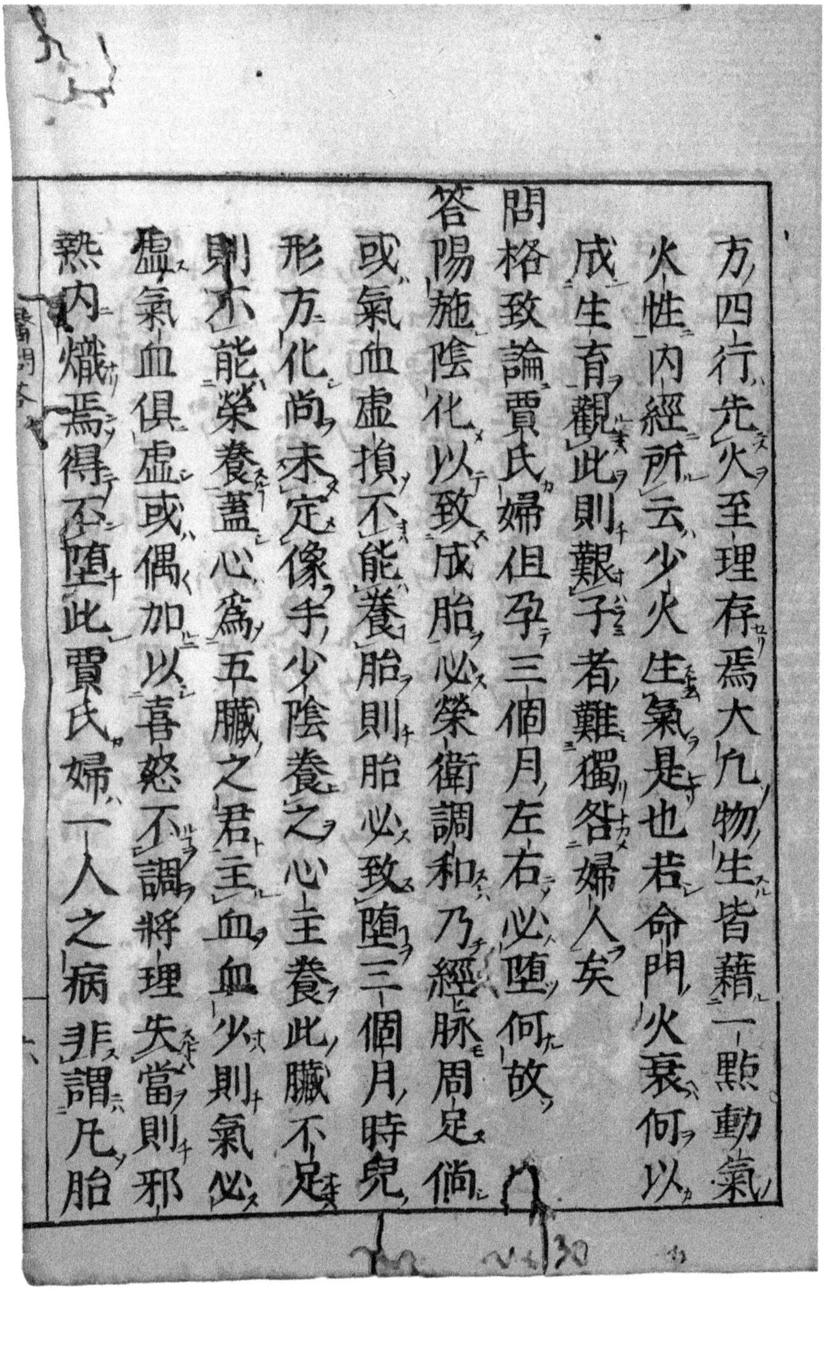
方四行先火至理存焉大凡物生皆藉一點動氣
火性内經所云少火生氣是也若命門火衰何以
成生育觀此則艱子者難獨咎婦人矣
問格致論賈氏婦但孕三個月左右必墮何故
答陽施陰化以致成胎必榮衛調和乃經脉周足倘
或氣血虚損不能養胎則胎必致墮三個月時兒
形方化尚未定像手少陰養之心主養此臟不足
則不能榮養蓋心爲五臟之君主血血少則氣必
虚氣血俱虚或偶加以喜怒不調將理失當則邪
熱内熾焉得不墮此賈氏婦一人之病非謂凡胎

醫問答　六

皆然下文云診其脈左寸大而無力重取則澁知其少血云云則治法固自在也左右猶云前後相兼盡三月之前為二月足少陽養之膽主精而兒精方成三個月之後為四月手少陽養之三焦內屬府而兒六府初成此時如花之結果瓣方卸而實未堅風雨驟侵勢必難于葆毓也不以文害意又何疑左右二字耶至于世醫療胎動大都謂血熱則行輒投以芩連梔柏一切涼血之藥不知寒涼能傷脾血生于脾而又統攝于脾脾氣困弱則不生不攝不用治本之藥而徒以寒涼療之何異

揚湯止沸非徒無益矣此又治胎墮者不可不知也

問目疾腫熱欲旨用苦寒之藥不効云何

答目傷精眇弗能眎世醫止知赤腫熱常從火治前槩用苦寒之藥不知目之爲體輕膜裹水目之爲用陽以生明執定套方用寒藥點洗者譬如內蘊伏火外封氷雪不能消散鬱熱日深目液受煎久要必乾枯而爲塌陷矣用寒藥服餌者譬如火方內灼注水急澆裂焰被衝熱氣必熾熾而上起爆木被燔火之必努肉而爲翳障矣或云此是陽有

餘而陰不足夫陽果有餘自但一時燥赤而何至疑皆不知此有餘特相火耳不可以陽言也蓋陰陽虛實貴在平調王太僕云無陽則陰無以生無陰則陽無以化故補陰必佐以補陽而益血當兼乎益氣如謂目病但屬血而與氣不相關則內經何以云氣脫者目不明耶眼科諸書有謂肝木不平內挾心火火勢妄行故神水受傷而爲內障者有謂酒色不節胃氣內傷目失其明宜服補腎之藥者有謂足厥陰肝主目在志爲怒怒甚傷肝傷肝則神水散〻則先不収者有謂凡治目宜先補

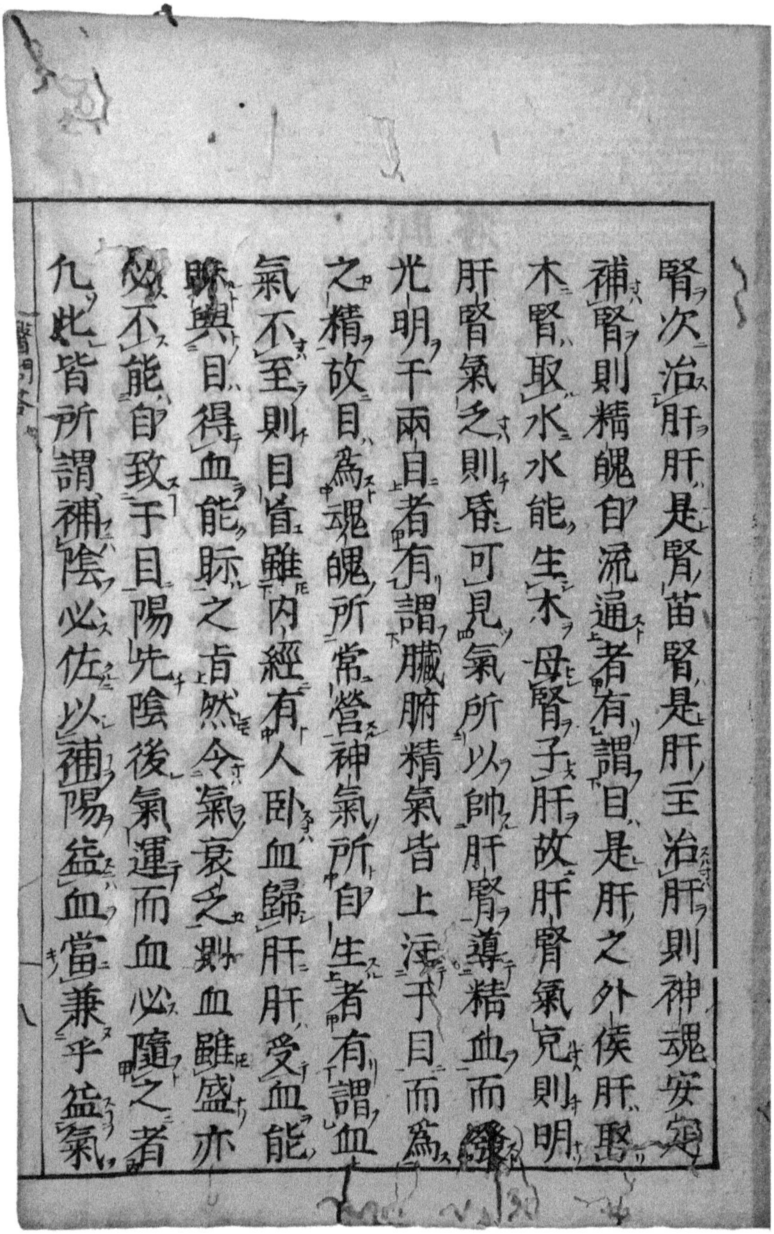
腎次治肝肝是腎苗腎是肝主治肝則神魂安定補腎則精魄自流通者有謂目是肝之外候肝竅木腎取水水能生木母腎子肝故肝腎氣充則明肝腎氣乏則昏可見氣所以帥肝腎導精血而爲光明于兩目者有謂臟腑精氣皆上注于目而爲之精故目爲魂魄所常營神氣所自生者有謂血氣不至則目盲雖內經有人卧血歸肝肝受血能眎與目得血能眎之旨然令氣衰乏則血雖盛亦必不能自致于目陽先陰後氣運而血必隨之者凡此皆所謂補陰必佐以補陽益血當兼乎益氣

之説也丹溪治一老人目忽盲他無所苦急服參膏二斛輒效愚昔病目半年專主健脾方愈余友何大曾患此云用熟附而痊又云見人用稜莪消食積之劑蓋病源多在血氣脾胃必非緊用苦寒之藥所能療也

問咽喉腫痛服盡寒凉之藥不愈云何

答咽喉之症不同總之火熱爲患夫降火以凉治熱以寒理也然有用盡寒凉之藥而病依然反生泄瀉之症而痛甚者安可無變通救本之術蓋亦有腎虛而虛火上客者矣亦有肝虛而病生于咽者

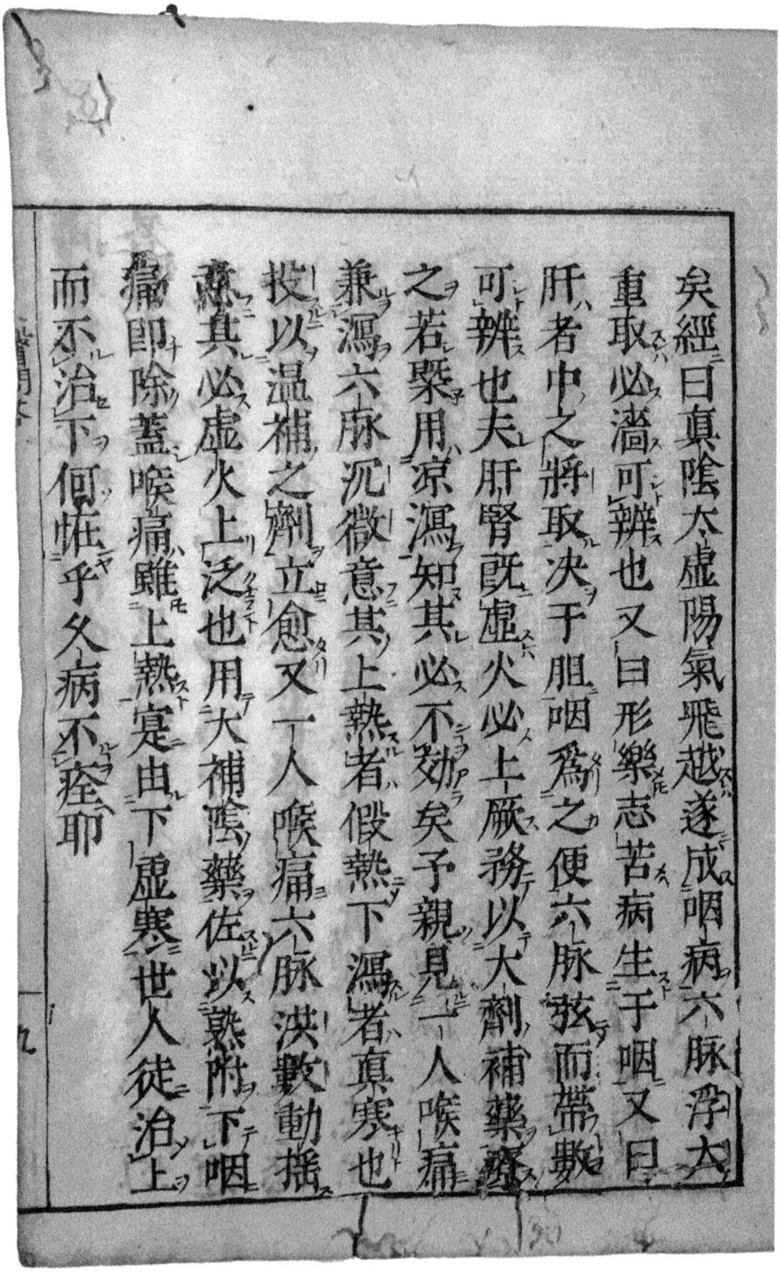
矣經曰真陰大虛陽氣飛越遂成咽病六脉浮大
重取必濇可辨也又曰形樂志苦病生于咽又曰
肝者中之將取決于胆咽爲之使六脉弦而帶數
可辨也夫肝腎既虛火必上厥務以大劑補藥滋
之若槩用凉瀉知其必不効矣予親見一人喉痛
兼瀉六脉沉微意其上熱者假熱下瀉者真寒也
投以温補之劑立愈又一人喉痛六脉洪數動揺
熱甚必虛火上泛也用大補陰藥佐以熟附下咽
痛即除蓋喉痛雖上熱寔由下虛寒世人徒治上
而不治下何怪乎久病不痊耶

問血氣並虛當調治何臟爲先
答凡人根本此性命只血氣兩者若男若女非不均
夫血氣但不量精神不調勞逸終日役役勉強運
爲神力疲倦饑飽越常喜怒失節憂思過度色慾
無窮遂使五臟氣血偏枯此虛損所由生也其症
晝少精神夜多惡夢或頭眩眼昏或胷滿氣短或
耳鳴口苦或心煩不安或咳嗽面紅或汗多發熱
或寒熱交作或四肢怠惰或百節酸痛或腰膝無
力或食減形瘦皆虛損之症也是雖五臟皆病然
當治心腎爲急蓋人得病多在二臟失調也調治

之法唯當補精益血為主固不可峻用熱劑以熾
虛陽亦不可固用涼藥以傷胃氣經曰虛者補之
勞者溫之安其五臟調其寒熱又云形不足者溫
之以氣精不足者補之以味凡滋補之藥當用和
平然補腎又不如補脾為捷蓋人身以脾胃為主
土寄主于四時也人能節飲食省勞役使脾胃充
實元氣上升飲食美節生精輸運灌溉四臟上交
心火下益腎水則水火既濟百病不生又何有氣
血虛損之症耶

問齒痛上下牙腫經絡何屬

答古人有謂上牙屬胃惡寒而喜熱下牙屬大腸喜寒而惡熱全于腎家無屬者不知腎主骨齒爲骨餘故腎氣充而牙生腎氣衰而齒墮足陽明脉入上齒縫中手陽明脉入下齒縫中其屬胃屬大腸者自其脉之所屬在上下齒縫中非齒之上下分屬胃與大腸也故有齒病用淸胃散者謂齒齦之肉屬胃胃熱則凉之故也要之齒之槁與不槁還屬腎之枯與不枯耳故齒之眞牙乃牙之最後生者其生于腎氣之方盛故其槁獨先也然又有由于内有濕熱忽被風寒冷飲所鬱則濕熱不得外

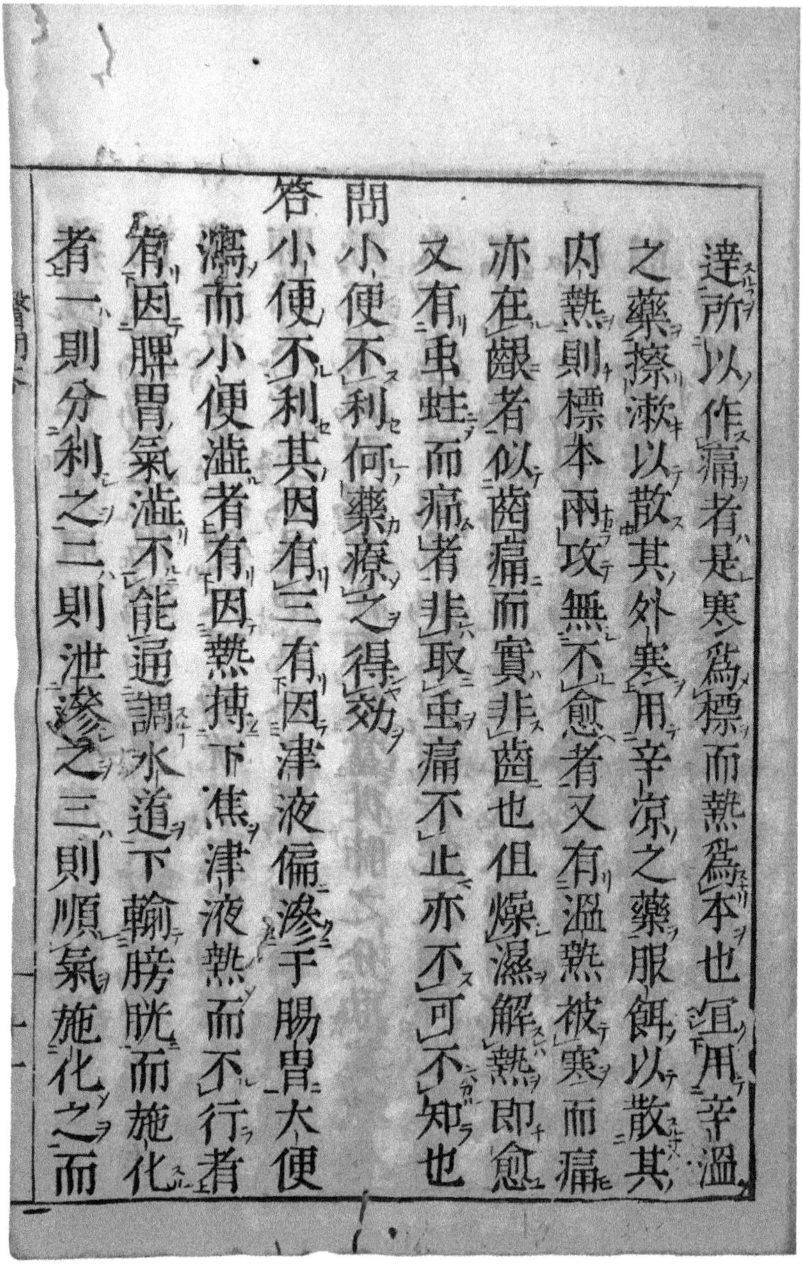

逹所以作痛者是寒為標而熱為本也宜用辛溫之藥擦漱以散其外寒用辛凉之藥服餌以散其內熱則標本兩攻無不愈者又有溫熱被寒而痛亦在齦者似齒痛而實非齒也但燥濕解熱即愈又有虫蛀而痛者非取虫痛不止亦不可不知也

問小便不利何藥療之得効

答小便不利其因有三有因津液偏滲于腸胃大便瀉而小便澁者有因熱搏下焦津液熱而不行者有因脾胃氣澁不能通調水道下輸膀胱而施化者一則分利之二則泄滲之三則順氣施化之而

病可愈也然東垣又云皆是邪熱爲病宜分氣血
而治在渴與不渴辨之如渴而不利則熱在上焦
肺分故也蓋小便太陽膀胱所主也肺金生水若
肺熱不能生水是絶其水之源也經云虚則補其
母宜清肺而滋其化源故當從肺之分助其秋令
水自生焉又如雨如霧如霜皆從天而降也且藥
有氣之薄者乃陽中之陰是感秋清肅殺之氣而
生可以補肺之不足淡味滲泄之藥是也如不渴
而不利則熱在下焦血分故也蓋熱閉下焦者腎
也膀胱也乃陰中之陰陰受熱邪閉塞其流易老

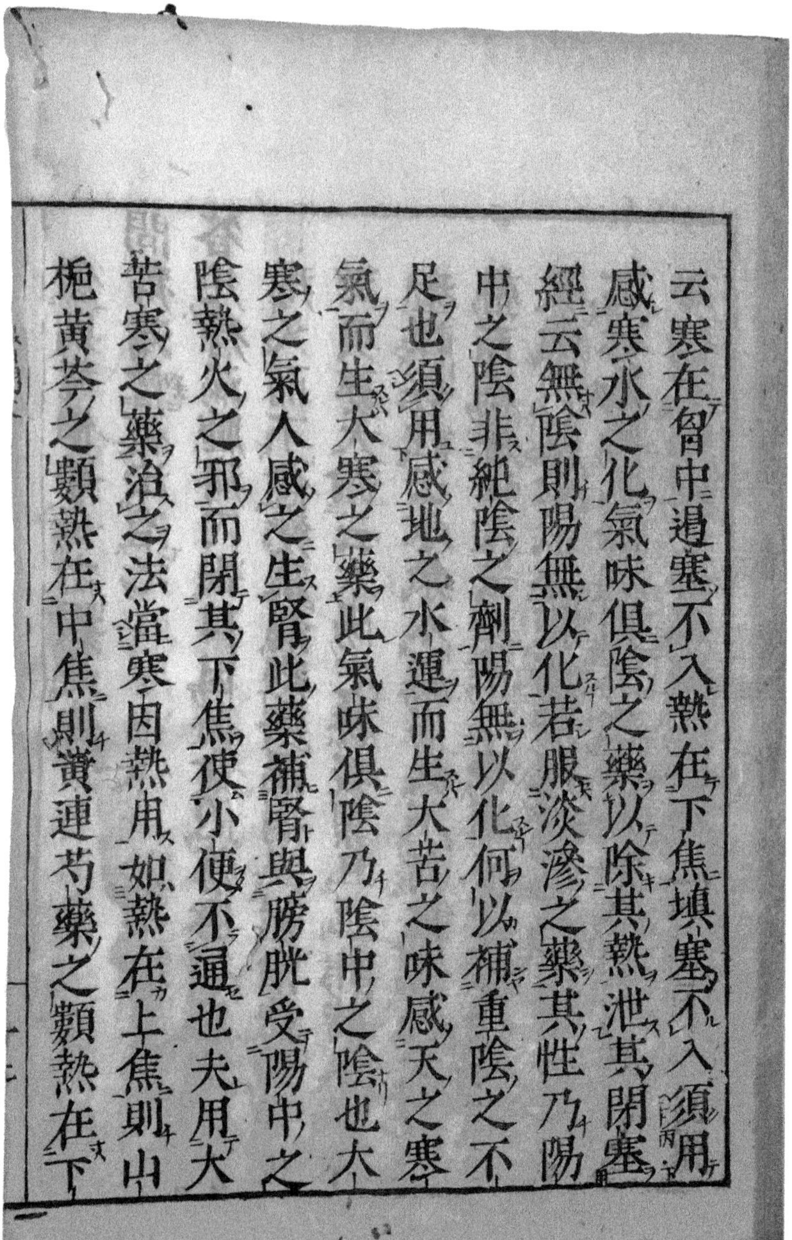
云寒在胷中遏塞不入熱在下焦填塞不入須用
感寒水之化氣味俱陰之藥以除其熱泄其閉塞
經云無陰則陽無以化若服淡滲之藥其性乃陽
中之陰非純陰之劑陽無以化何以補重陰之不
足也須用感地之水運而生大苦之味感天之寒
氣而生大寒之藥此氣味俱陰乃陰中之陰也大
寒之氣人感之生腎此藥補腎與膀胱受陽中之
陰熱火之邪而閉其下焦使小便不通也夫用大
苦寒之藥治之法當寒因熱用如熱在上焦則山
梔黃芩之類熱在中焦則黃連芍藥之類熱在下

焦則黃柏知母之類是也

問痔漏當何法治之

答凡痔漏腫痛內經曰因而食飽筋脉横解腸澼爲痔久而不愈變爲漏痔與漏病異而治法則同也至真要大論云太陽之勝凝凜且至非時水冰痔瘧輙發註云水氣太勝陽火不行此言陽火畏水鬱而爲痔也又云少陰之復痱疹瘡瘍痤痔註云火氣內蒸金氣外拒陽熱內鬱故爲痱疹瘡瘍痤甚亦爲痔也熱少則外生痱疹熱多則內結癰痤少陽有熱則中外爲痔其熱復之變皆病于身後

及外側也又靈樞經云太陽經虚則爲痔瘻癩疾蓋水虚則火所乘故也大都此病是濕熱風燥四氣相合而成治法惟去其四者當以順氣藥兼之以苦寒瀉火解其熱毒以辛温和血潤其燥疎其風止其痛然必須大忌房勞戒食炙煿辛熱之物庶乎其可瘥耳

問中風口眼喎斜經絡之辨

答中風口眼喎斜世醫以掉眩治之而不効者何蓋因不知竅而不知經知經而不知氣耳夫人首有七竅人但知目病歸肝口病歸脾耳病歸腎舌病歸

心豈知目之内眦上下二綱是足太陽及足陽明起于此目之鋭眦是足少陽起于此手少陽至于此鼻之左右是足陽明手陽明俠于此口之左右亦此兩經環乎此故七竅有病不可獨責之五臟而當歸之六陽經也此所謂知竅而不知經也靈樞經云足之陽明手之太陽筋急則口目爲僻此十二經及受病處也非爲病者也及爲病者天之六氣也六氣者何風火暑濕燥寒是也此所謂知經而不知氣也然則口耳喎斜何經乎何氣乎足太陽足陽明左目有之右目亦有之足陽明手陽

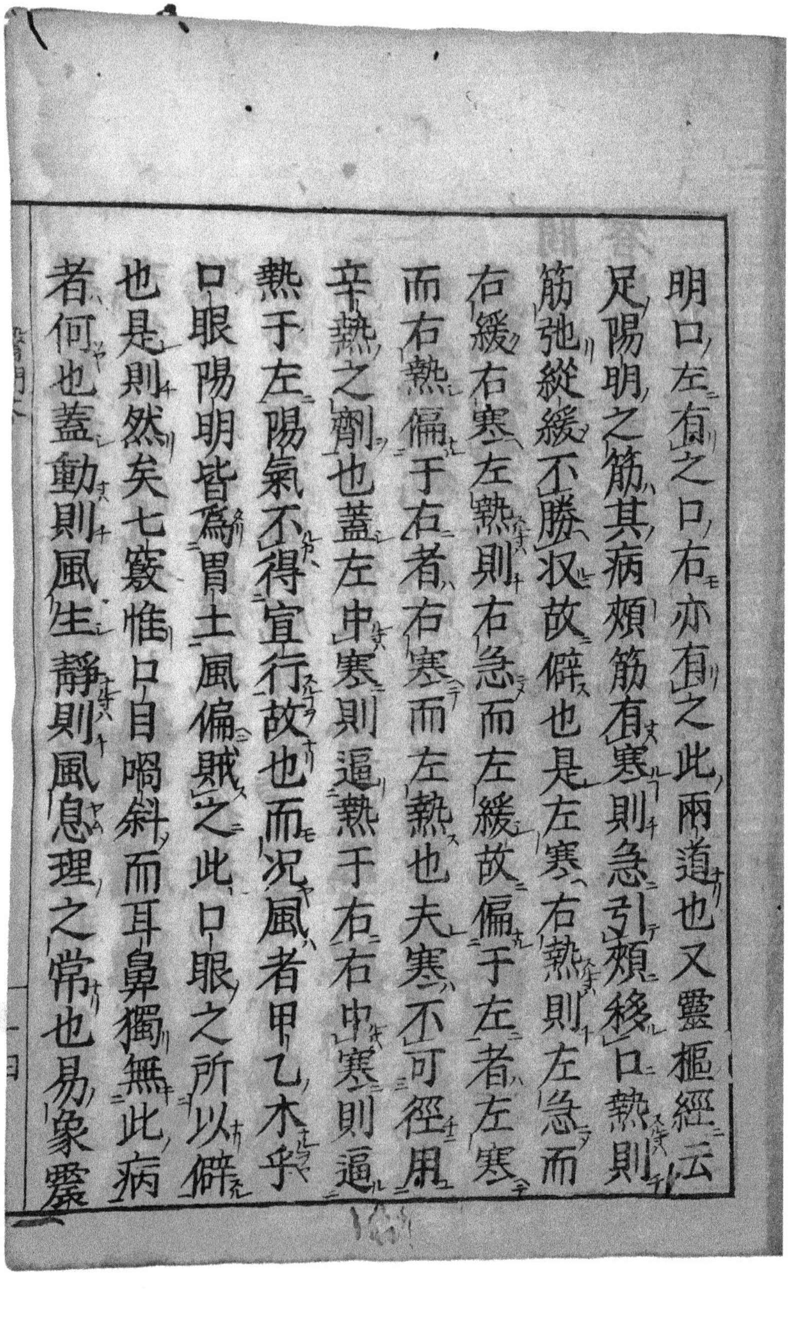
明口左有之口右亦有之此兩道也又靈樞經云
足陽明之筋其病頰筋有寒則急引頰移口熱則
筋弛縱緩不勝收故僻也是左寒右熱則左急而
右緩右寒左熱則右急而左緩故偏于左者左寒
而右熱偏于右者右寒而左熱也夫寒不可徑用
辛熱之劑也蓋左中寒則逼熱于右右中寒則逼
熱于左陽氣不得宣行故也而況風者甲乙木乎
口眼陽明皆為胃土風偏賊之此口眼之所以僻
也是則然矣七竅惟口自喎斜而耳鼻獨無此病
者何也蓋動則風生靜則風息理之常也易象震

巽主動坤艮主靜動屬木靜屬土卦名曰觀視之理也視目之用也目上綱眨下綱不眨故觀卦上巽而下坤卦名曰頤養之理也養口之用也口下頷嚼上頷不嚼故頤卦上艮而下震口自常動故風生焉耳鼻常靜故風息焉常思目雖斜而目之外廓未嘗斜口雖喎而口之輔車未嘗喎此經之受病非竅之受病昭昭矣于此不得明治法耶

問咳嗽日久不愈何以治之

答咳嗽日久不愈大都先起內傷繼挾外感而後又藥誤以成之也即使純是感冒亦當窮其感之所

自感所自者乃脾肺氣虛腠理不密經所謂邪之
所湊其氣必虛是也若嗽而無痰是脾肺虛熱或
心腎火邪刑鑠肺金而作聲也若嗽而有痰是脾
不攝涎或腎不攝水隨氣上泛而爲痰也况脾肺
一虛則無以生腎滋肝而肝腎真陰因亦虛耗不
二臟俱挾相火若真陰一虛則相火隨熾上爍肺
金亦令咳嗽且肝又主筋腎又主骨位皆居下主
左腰膝肝腎一虛則遍身筋骨與腰膝間非苦攣
縮必患痠痛無疑矣故此症初起審有外邪便當
以調補爲主而稍兼疎散若嗽已日久則大忌寒

凉剋伐之藥必用扶脾保肺滋益化源若或專主
散邪則邪未必散脾肺益傷脾傷則清氣下陷而
爲飧泄濁氣上壅而爲腹脹穀氣不運而爲惡食
爲瘠羸血不華色而爲面黒爲黄槁矣肺傷則水
失化源而爲焦渇木寡于畏乘脾侮土而爲泄瀉
大腸氣脱而爲便頻爲脱肛衛氣不固而爲畏寒
爲自汗又或重亡津液而咳唾膿血爲肺痿爲肺
癰矣古云嗽久成癆暫起者易治若久而脾虚潮
熱脉數面時發紅盗汗肉削可慮也故凡治久嗽
切勿用瀉肺破氣及燥劫苦寒之藥而必從滋補

消息之然又有等素傷食物腸胃垢積濁氣上熏于肺而爲熱嗽者是必消積清脾令痰淨胃和乃安總之必憑脉察症爲妙耳

問婦人乳汁未產先流既產不吮自出是何經受病

答婦人兩乳並陽明之經也陽明爲水谷之海谷氣既盛則溢于衝脉而下爲月經經血因養胎而不行則津液自上溢而爲乳汁未產先流不吮自出多是氣虛不能收持然血不足者僅能養胎血有餘者養胎有餘亦未產先流之故也血不足者吮之不來血有餘者不吮亦出亦不吮自流之故也

大都下爲月經上爲乳汁總此陽明所主不上則
下非有餘則不足是必然之理而非他經所受之
病治法補氣調血之外無他術也
問癩症何經受病
答癩風之病外則鼻柱壞爛肌肉瘍潰固是陽明經
分所受風木之邪明矣其内有臭涎惡血生蟲之
類何以致然蓋厥陰主生五虫本于相火熱甚而
制金金衰故木來尅侮肺受熱而氣不清也况血
隨氣運涎隨氣降既不能爲之施化則血聚而涎
積血積久則汚惡涎積久則臭濁濕涎熱血相爲

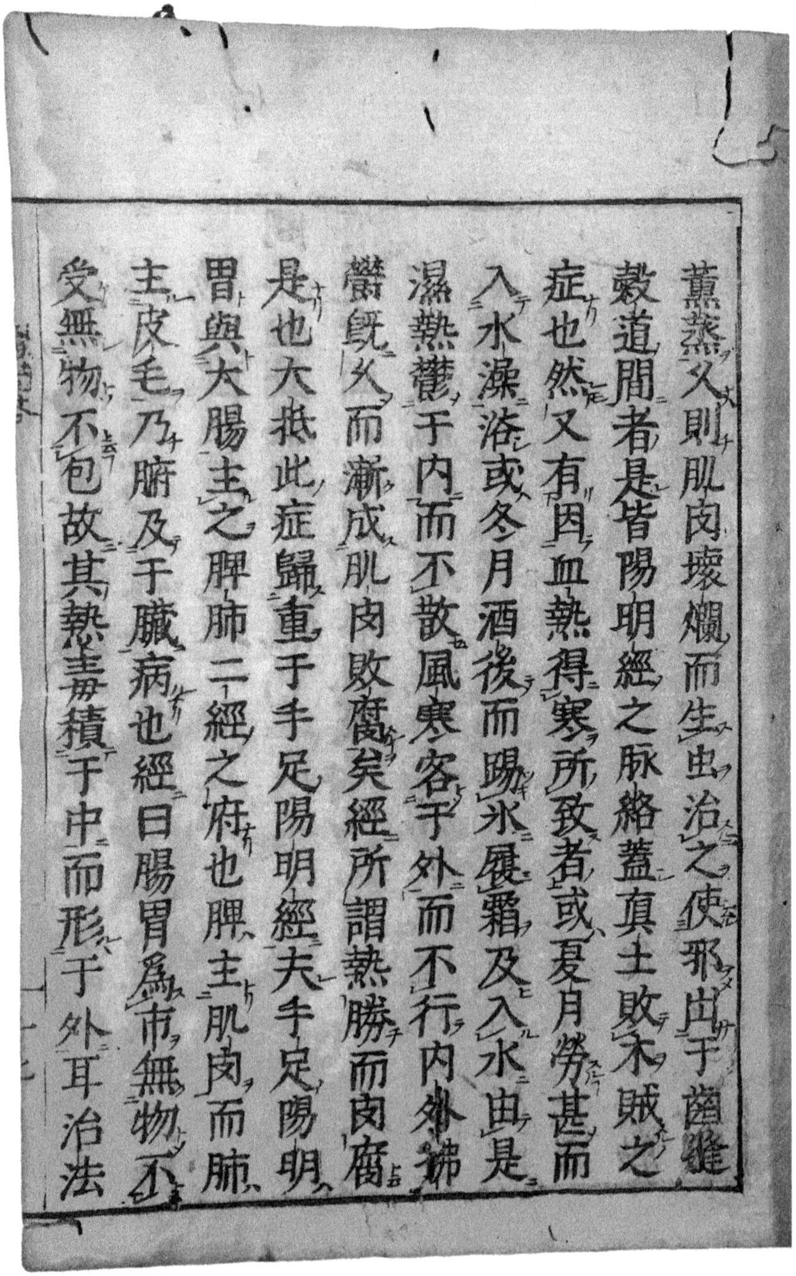

薰蒸久則肌肉壞爛而生虫治之使邪出于齒縫
穀道間者是皆陽明經之脉絡蓋真土敗木賊之
症也然又有因血熱得寒所致者或夏月勞甚而
入水澡浴或冬月酒後而蹋冰履霜及入水由是
濕熱鬱于内而不散風寒客于外而不行内外沸
欝既久而漸成肌肉敗腐矣經所謂熱勝而肉腐
是也大抵此症歸重于手足陽明經夫手足陽明
胃與大腸主之脾肺二經之府也脾主肌肉而肺
主皮毛乃腑及于臟病也經曰腸胃爲市無物不
受無物不包故其熱毒積于中而形于外耳治法

宜先取陽明而後及太陰亦本而標之之義也又必先發虫除濕瀉火然後生血凉血袪風導滯降陽升陰而病自愈矣

問水腫鼓脹治法云何

答通身面目浮腫曰水腫腹大如鼓而面目四肢不腫曰脹滿總之脾土濕熱爲病也但腫輕而脹重水腫則飲食如常鼓脹則飲食異昔然其脹屬脾胃者飲食少屬他臟腑者飲食如常不可不分表裡淺深也又脹在皮膚經絡間者飲食如常在腸胃肓膜間者飲食減少如其氣壅塞于五臟則喘

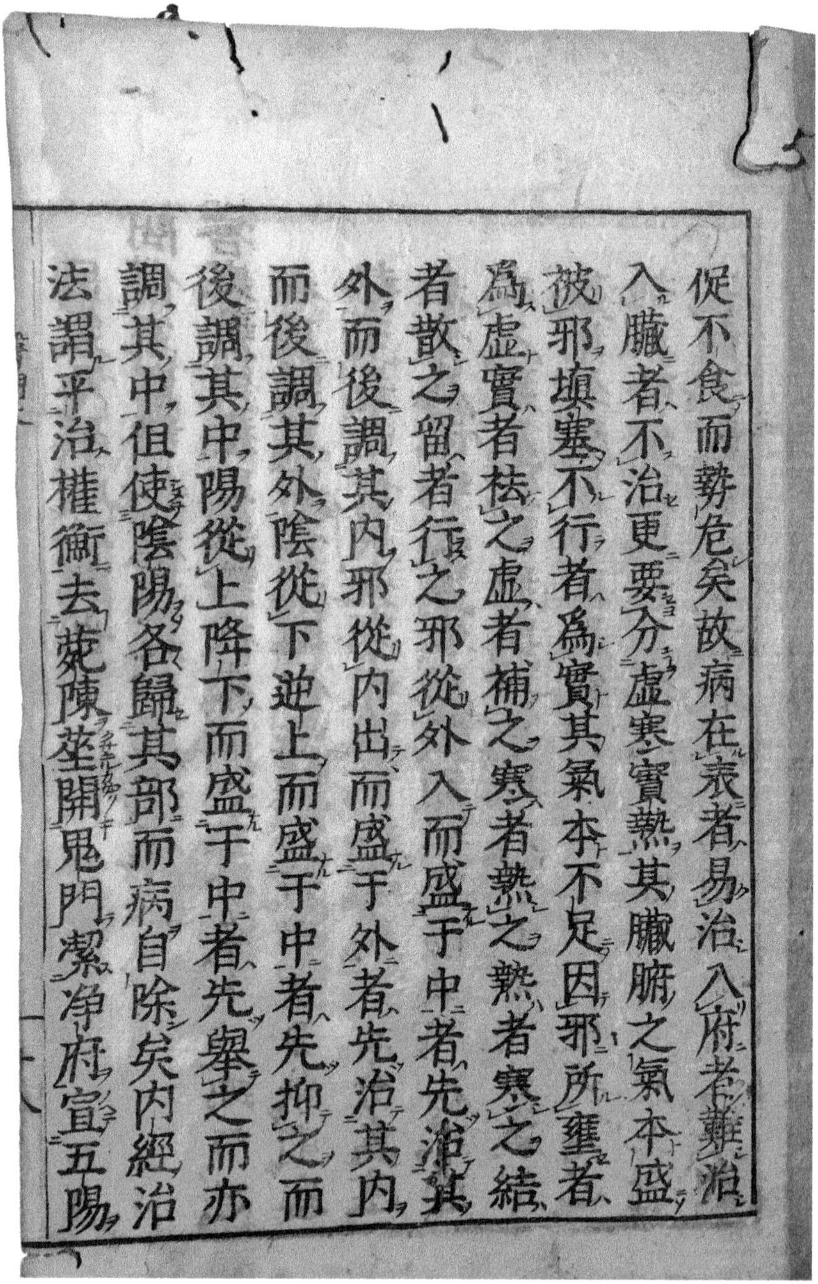
促不食而勢危矣故病在表者易治入府者難治
入臟者不治更要分虛寒實熱其臟腑之氣本盛
被邪填塞不行者爲實其氣本不足因邪所奪者
爲虛實者袪之虛者補之寒者熱之熱者寒之結
者散之留者行之邪從外入而盛于中者先治其
外而後調其內邪從內出而盛于外者先治其內
而後調其外陰從下逆上而盛于中者先抑之而
後調其中陽從上降下而盛于中者先舉之而亦
調其中但使陰陽各歸其部而病自除矣內經治
法謂平治權衡去菀陳莝開鬼門潔淨府宣五陽

巨氣乃平此之謂也
問傷寒寒熱似瘧表裏陰陽安在
答寒熱似瘧即寒熱往來而邪正分争也蓋邪氣之
入正氣不與之争則但熱無寒若邪正分争則寒
熱于是乎作矣夫寒邪爲陰熱邪爲陽裏分爲陰
表分爲陽邪之客表爲熱而邪與陽争則爲寒邪
之入裏爲寒而邪與陰争則爲熱若邪在半表半
裏則外與陽争而爲寒内與陰争而爲熱表裏之
拘内外無定由是且來且往寒熱日發有三五發
甚而十數發不止者若以陰陽相勝陽氣不足則

先寒後熱陰氣不定則先熱後寒此論雜病陰陽
二氣自相乘勝則然非可以語傷寒也趙氏曰詳
仲景論止分皮膚骨髓而不曰表裏者蓋以皮脉
肉筋骨五者素問以爲五臟之合主外而充于身
也惟曰臟曰腑方可言表裏可見皮膚即骨髓之
上外部浮淺之分骨髓即皮膚之下内部深沉之
分與經絡屬表臟腑屬裏之例不同也是知虚弱
素寒之人感邪發熱熱邪浮淺不勝沉寒故外怯
而欲得近衣此所謂熱在皮膚寒在骨髓藥用辛
温至于壯盛素熱之人或酒客輩感邪之初寒未

變熱陰邪蔽其伏熱陰凝于外熱畜于內故內煩而不得近衣此所謂寒在皮膚熱在骨髓藥之宜用溫凉必矣若以皮膚爲表骨髓爲裏則麻黄湯證骨節疼痛其可名爲有表從爲有裏之證耶

問奇經八脉既不拘十二經何起何繼

答二十八難所云奇經八脉督脉行背而應乎陽起于下極之兪下極長強穴任脉行腹而應乎陰起于中極之下以上陰毛之際衝脉若衝之衝而氣行于上謂十二經脉之海起于氣衝此三脉之源也帶脉如帶束腰間循環一周不可以端言也陽

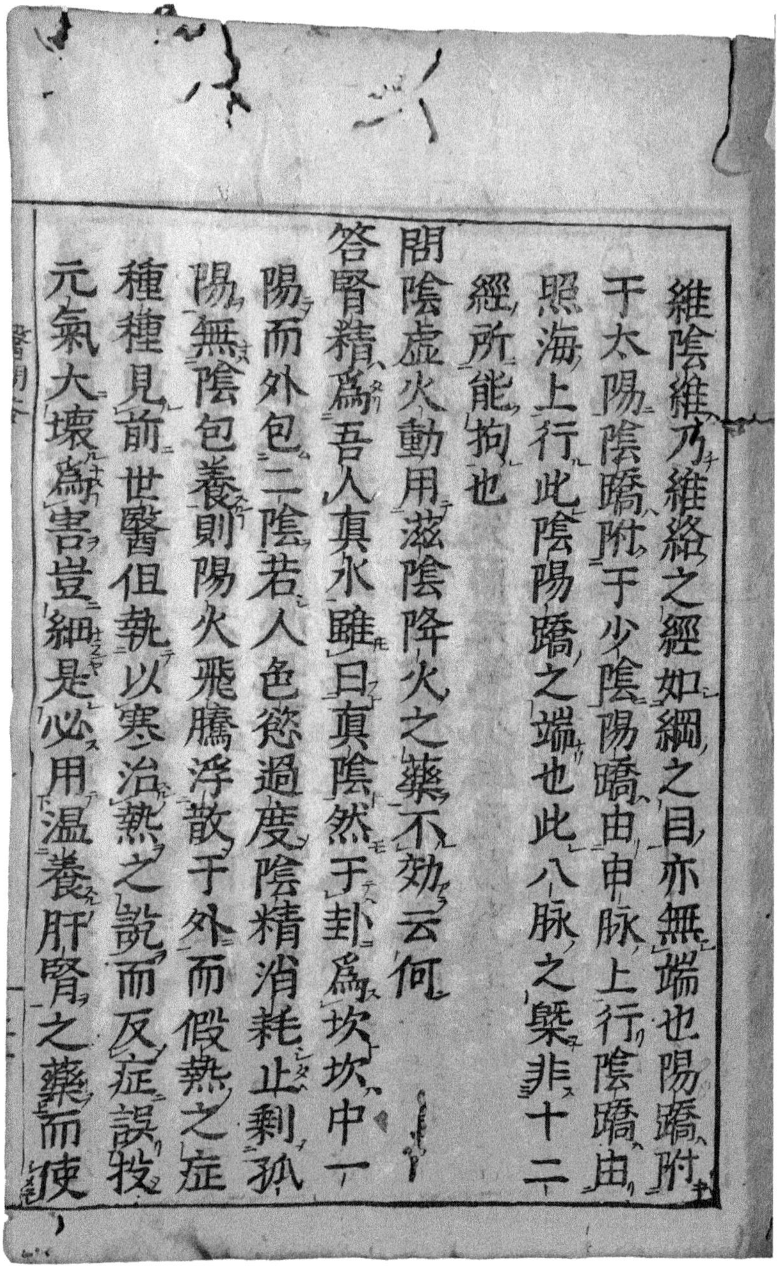
維陰維乃維絡之經如綱之目亦無端也陽蹻附
于太陽陰蹻附于少陰陽蹻由申脉上行陰蹻由
照海上行此陰陽蹻之端也此八脉之槩非十二
經所能拘也
問陰虚火動用滋陰降火之藥不効云何
答腎精爲吾人真水雖曰真陰然于卦爲坎坎中一
陽而外包二陰若人色慾過度陰精消耗止剩孤
陽無陰包養則陽火飛騰浮散于外而假熱之症
種種見前世醫但執以寒治熱之說而反症誤投
元氣大壞爲害豈細是必用温養肝腎之藥而使

之合陽兼用引陽歸經之藥而使之生陰則水生
火熄神氣自清而煩躁灼爍之火當自定矣故古
人謂陰虛謂陽中之陰虛也謂陽虛謂陰中之陽
虛也若純于補陰必是陰氣獨損而陽氣未甚虧
者乃可耳若陰虛之極陽無以化久之終至于陽
陰俱虛矣王太僕云陰精損削于內陽氣耗散于
外丹經云精失而元氣不生元陽不見是皆明言
陰虛于前陽亦隨絕于後也故凡治陰虛不可不
兼補陽也倘必執純于補陰而弗窺真寒假熱之
症豈未聞陽盛則熱陽虛則寒陰盛則寒陰虛則

熱之說乎倘虛陽漸盡又復以苦寒之劑尅伐之
則其劇也必將熱之不熱體冷如水如噀櫃所云
六陽氣絶則陰與陽離離則湊理發洩絶汗乃出
旦占夕死夕占旦死又如仲景所云陽氣前絶陰
氣後竭其人死身色必青彼時計將安出耶雖然
此論近亦有知者但温養肝腎等藥不過桂附等
倘用之不當其禍立見必于脉之陰陽詳察之乃
可耳

問頭痛頭風有何妙法可療

答淺而近者名頭痛深而遠者名頭風頭痛卒然而

至解散即安頭風晫作晫止有觸輙發且發時必嘔吐素問曰頭痛巔疾上虛下實過在足少陰巨陽甚則入腎徇蒙招尤目眩耳聾下實上虛過在足少陽厥陰甚則入肝夫下虛者腎虛也腎虛則頭痛上虛者肝虛也肝虛則頭暈徇蒙如以物蒙首招搖不定目眩耳聾若暈狀故肝厥頭暈腎厥頭痛大都清陽出于上竅使清陽上升則濁氣隨降元首肅清邪氣不擾使腎陰克足則水能制火邪火不炎使中氣不虧則氣能乾運無所壅滯如是而何頭痛之有然又有勞碌之人因元陽虛損

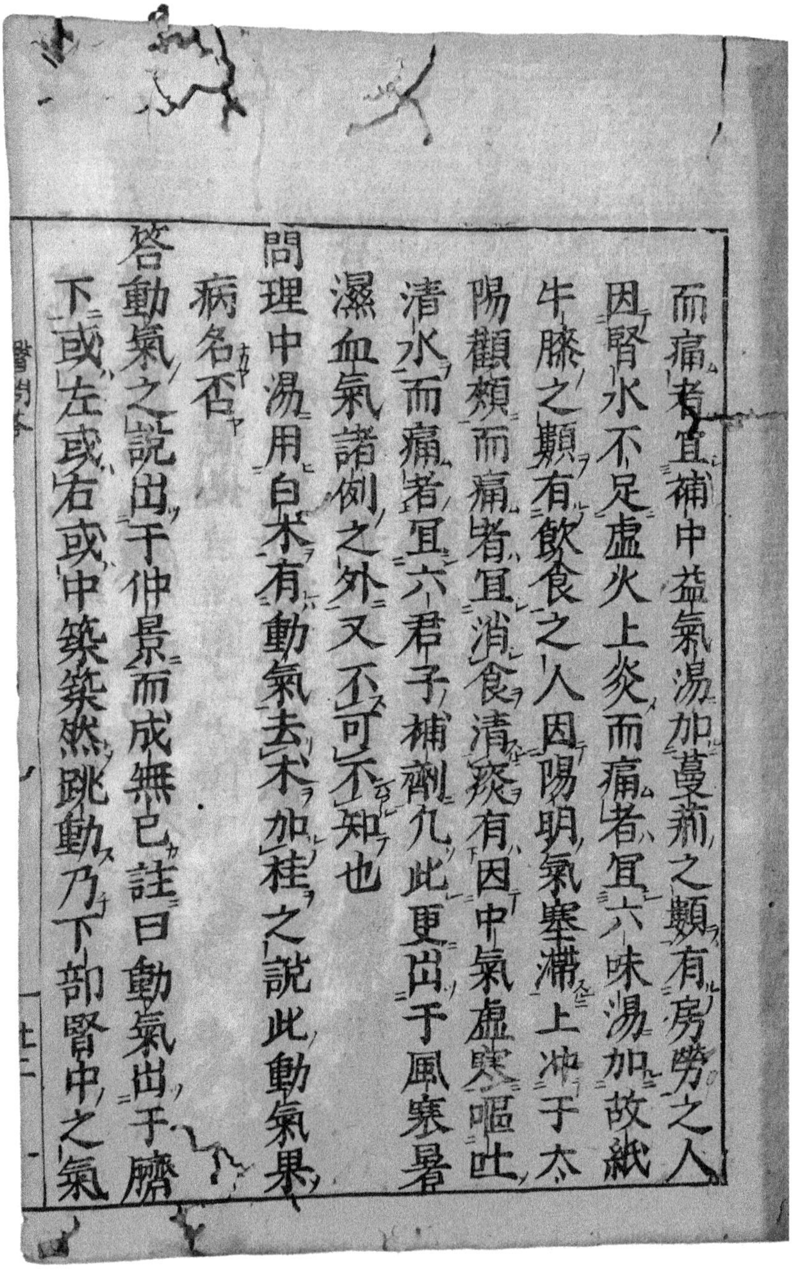

而痛者宜補中益氣湯加蔓荊之類有房勞之人因腎水不足虛火上炎而痛者宜六味湯加故紙牛膝之類有飲食之人因陽明氣塞滯上冲于太陽顴頰而痛者宜消食清痰有因中氣虛寒嘔吐清水而痛者宜六君子補劑丸此更出于風寒暑濕血氣諸例之外又不可不知也

問理中湯用白朮有動氣去朮加桂之說此動氣果病名否

答動氣之說出于仲景而成無已註曰動氣出于臍下或左或右或中築築然跳動乃下部腎中之氣

醫問答　廿二

挾外邪縈纒而動也夫腎氣宜靜不宜動白朮性燥更能動氣所以去此而加桂免滯使利之意此動氣之說也

問結核瘰癧係何經絡宜何治法

答結核瘰癧分別自明薛立齋云不變不痛按之不硬者名痰核宜推其因而治其本筋攣于項側耳前後胸脇腫脹而發寒熱者名瘰癧總之宜推因治本大都此症有因肝火血燥而不能榮筋者有因嗜慾無節而腎弱水虧致筋縮而踡結如塊如核者有因老年陽火內衰下焦清冷氣血弗榮筋

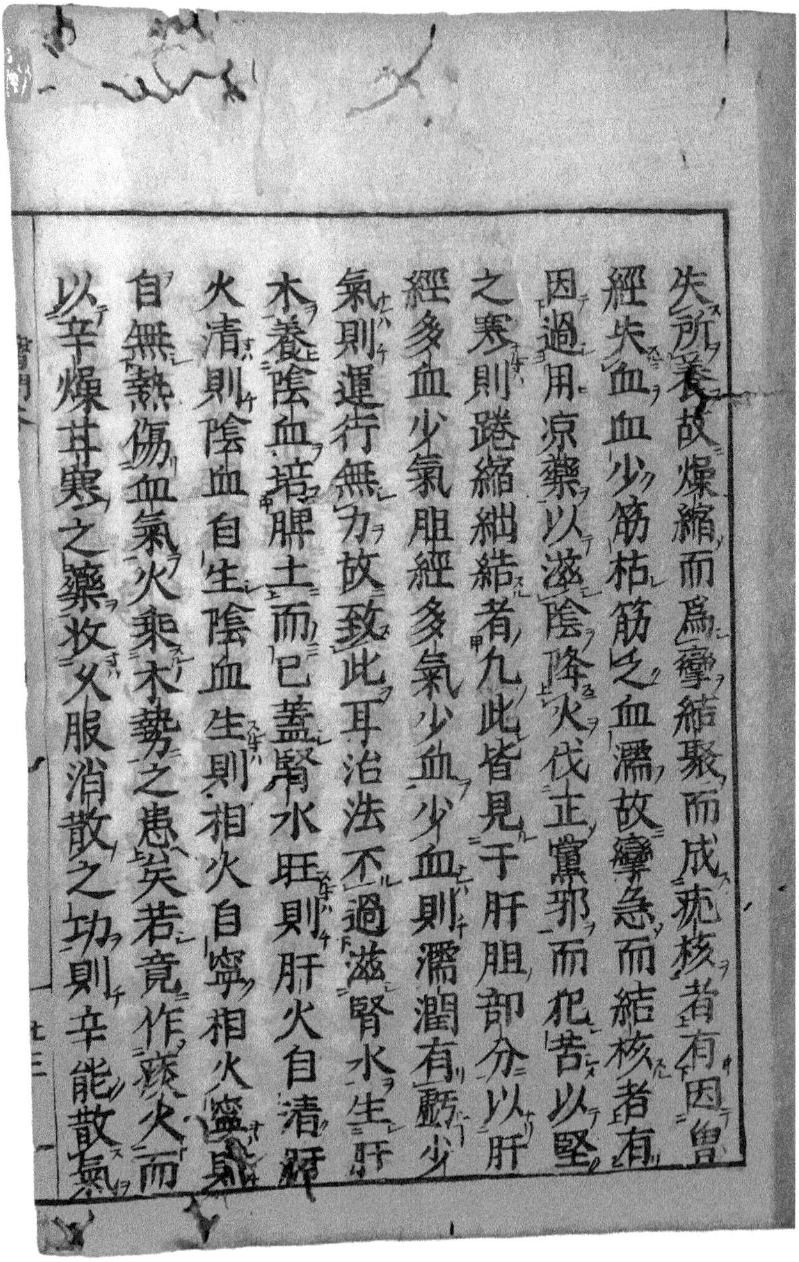
失所養故燥縮而爲攣結聚而成痳核者有因曾經失血血少筋枯筋之血濡故攣急而結核者有因過用凉藥以滋陰降火伐正黨邪而犯苦以堅之寒則踡縮絀結者凡此皆見于肝胆部分以肝經多血少氣胆經多氣少血少血則濡潤有虧少氣則運行無力故致此耳治法不過滋腎水生肝木養陰血培脾土而已蓋腎水旺則肝火自清肝火清則陰血自生陰血生則相火自寧相火寧則自無熱傷血氣火乘木勢之患矣若竟作痰火而以辛燥苦寒之藥攻久服消散之功則辛能散氣

氣散而肺主血燥能涸血血涸而榮氣亡寒以傷
生化之原苦以作堅強之禍如是而求痰清核散
焉可得哉雖然結核竟非痰耶何立齋又云有痰
核之症耶且使苦寒辛燥不可久消將何法治之
立齋推因治本之說可繹已蓋所謂推因謂求之
七情也所謂治本謂責之肝腎也夫痰症何與于
肝腎乎曰七情怒氣屬肝即前云怒損肝脾血虛
火旺血燥筋攣者是也且云痰屬腎其義微矣蓋
痰之生也原于水其動也原于濕其壅也原于氣
其熱也原于火腎虛則水泛脾虛則濕生肺虛則

氣滯心虛則火炎故治痰之本必補腎以攝水溢
脾以救濕治痰之變必益肺以升降諸氣清心以
制伏火邪如是而痰弗淨核弗消未之有也
問鬚鬢髮多寡及婦宦無鬚之髮
答鬚髮所屬各有專經巢元方云足少陽膽之經也
其榮在鬚足少陰腎之經也其華其髮衝任之脉
爲十二經之海謂之血海其別上絡唇口若血氣
盛則榮潤于頭故鬚髮華美若血氣弱不能榮潤
故鬚髮禿落觀此則髮屬腎而非心鬚屬膽而非
腎明矣乃有謂髮屬心稟火氣而上生鬚屬腎稟

水氣而下生此蓋以炎上潤下取象而牽合之者然與巣氏之說何如靈樞經云足陽明之上血氣盛則髯美長血少氣多則髯枯短氣少血多則髯少血氣皆少則無髯又云足少陽之上氣血盛則通髯長美血多氣少則通髯美短血少氣多則少鬚血氣皆少則無鬚又云手陽明之上血氣盛則髭美血少氣多則髭惡血氣皆少則無髭又云手太陽之上血氣盛則多鬚又云通髯極鬚者少陽多血美鬚者陽明多血夫足陽明胃也足陽明之上謂乃經脈穴道之行于上體如巨窌穴俠鼻傍

地倉穴俠口吻皆謂之上而髯之所生者也足少陽胆經也足少陽之上謂九經脉穴道之行于上者如風池腦空正靈之類皆行于耳後而属于胆經曰通髯乃髯之連鬢而生者也手陽明大腸經也手陽明之上如禾髎在鼻孔之旁迎香在水溝之旁皆穴道之行于上而髭之所生者也手太陽小腸也手太陽之上如天容在曲頰之後顴髎在頄骨之下皆穴道之行于上而鬚之所生者也蓋口上曰髭頤下曰鬚在頰曰髯各隨其本經氣血盛衰而爲多少美惡者也巣氏止舉足少陽少陰

二經而不及足陽明與手陽明太陽三經挂漏甚矣惟腎華在髮一語則素問六節藏象論有云腎者主蟄封藏之本精之處也其華在髮又五藏生成篇亦云腎之合骨也其榮髮也蓋以腎水主受五藏六府之精而藏之也又腎主骨髓腦者髓之海而髮乃髓之所養故華在髮且經所謂榮髮華髮者以腎爲精髓之原而髮所賴以滋榮華美云耳未嘗謂髮所由生屬乎腎也又以髭鬚之長短美惡由于手足少陽太陽及陽明之氣血多少盛衰云耳亦未嘗謂髯所由生屬乎胆也今巣氏之

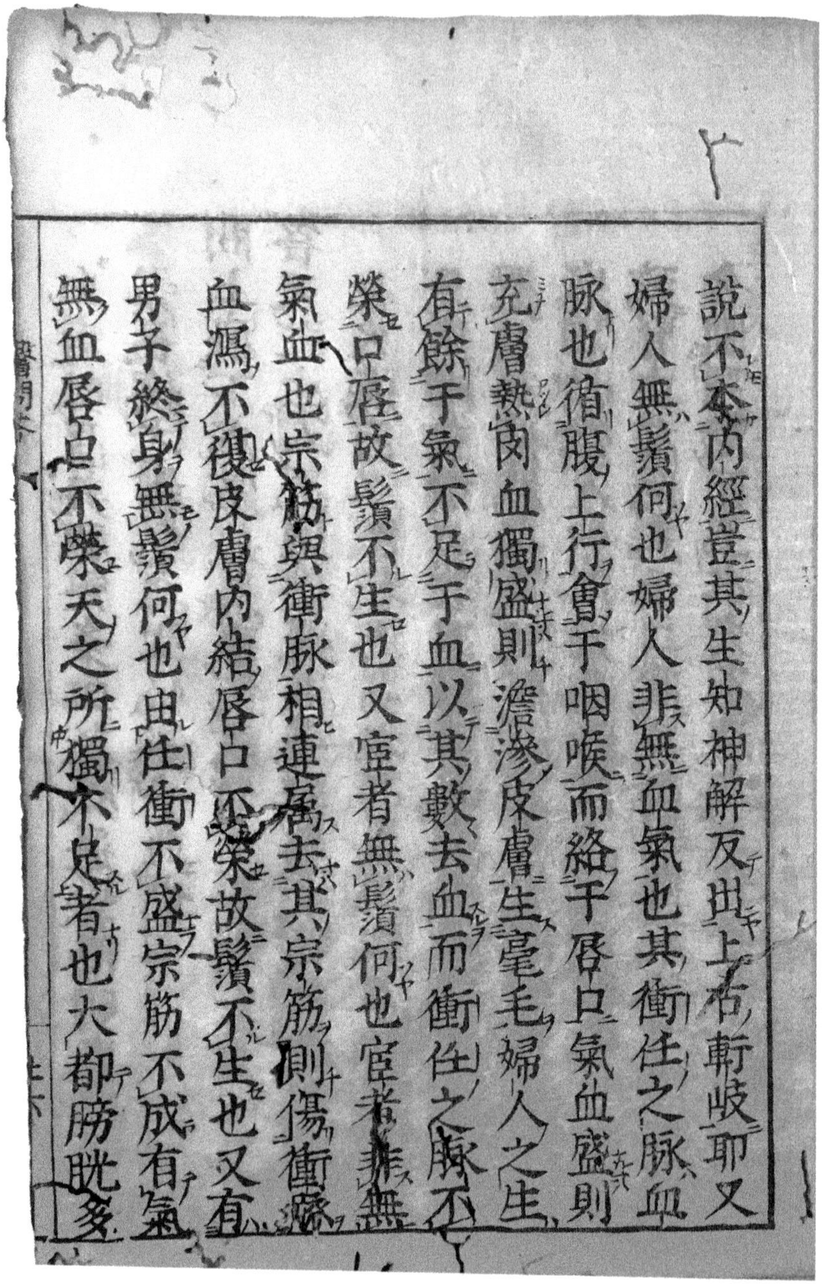

說不本内經豈其生知神解反出上古軒岐耶又
婦人無鬚何也婦人非無血氣也其衝任之脉血
脉也循腹上行會于咽喉而絡于唇口氣血盛則
充膚熱肉血獨盛則澹滲皮膚生毫毛婦人之生
有餘于氣不足于血以其數去血而衝任之脉不
榮口唇故鬚不生也又宦者無鬚何也宦者非無
氣血也宗筋與衝脉相連傷去其宗筋則傷衝脉
血瀉不復皮膚内結唇口不榮故鬚不生也又有
男子終身無鬚何也由任衝不盛宗筋不成有氣
無血唇口不榮天之所獨不足者也大都膀胱多

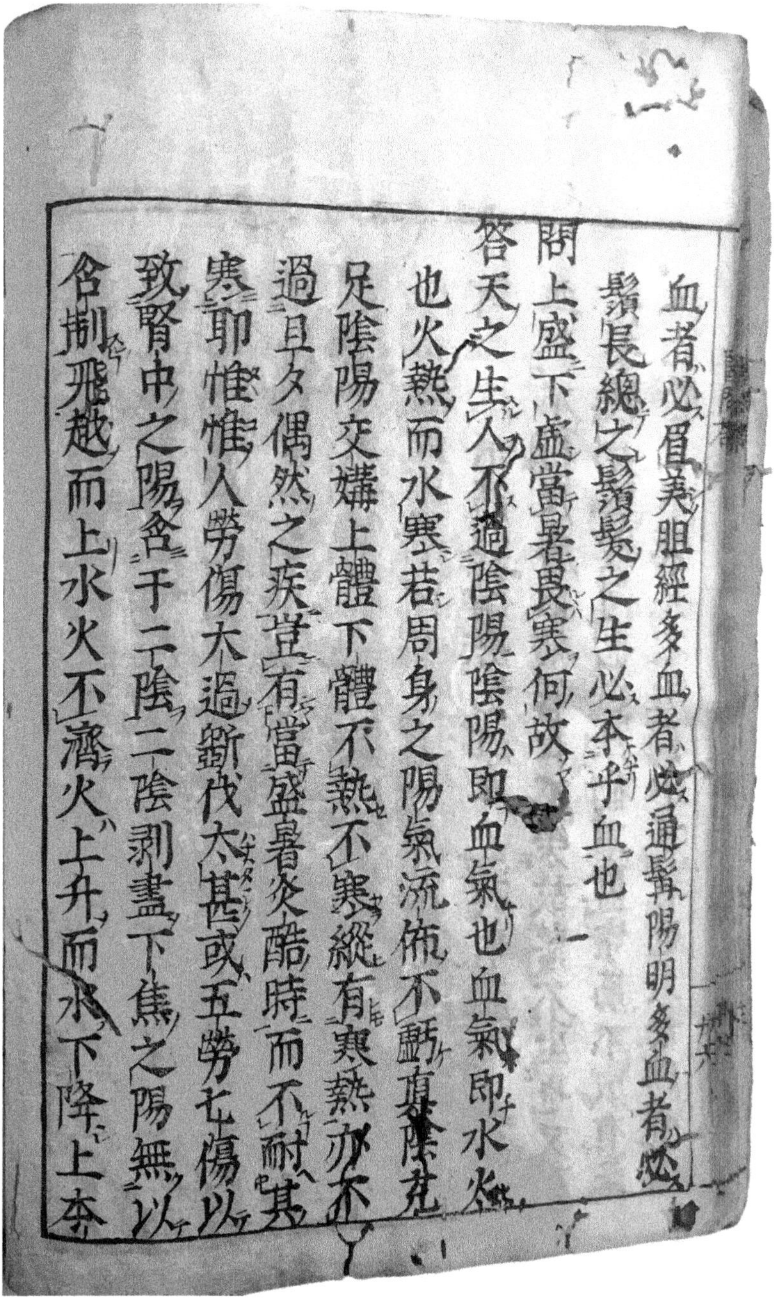

血者必眉美胆經多血者必通髯陽明多血者必
鬚長總之鬚髮之生必本乎血也
問上盛下虚當暑畏寒何故
答天之生人不過陰陽陰陽即血氣也血氣即水火
也火熱而水寒若周身之陽氣流佈不斷真陰充
足陰陽交媾上體下體不熱不寒縱有寒熱亦不
過旦夕偶然之疾豈有當盛暑炎酷時而不耐其
寒耶惟惟人勞傷太過斲伐太甚或五勞七傷以
致腎中之陽含于二陰二陰剥盡下焦之陽無以
含攝飛越而上水火不濟火上升而水下降上本

陽而重陽下本陰而重陰故盛暑不能熱耳乃若上之盛而熱雖日服寒涼之劑亦不能使之降也治法徒用温下之藥反以益上焦之熱是必使心腎交濟陽火下降而不一于升陰水上升而不一于降陰陽和暢兩得其平上體雖陽而有陰以和之則不盛下體雖陰而有陽以和之則不虛自見上體之熱自除下體之寒不作即遇氷雪嚴寒尚無所畏而况暑月大熱時乎藥用填補真陰之品佐以引火歸經之劑如是而上猶盛而下猶冷吾不信也

醫問上

廿二

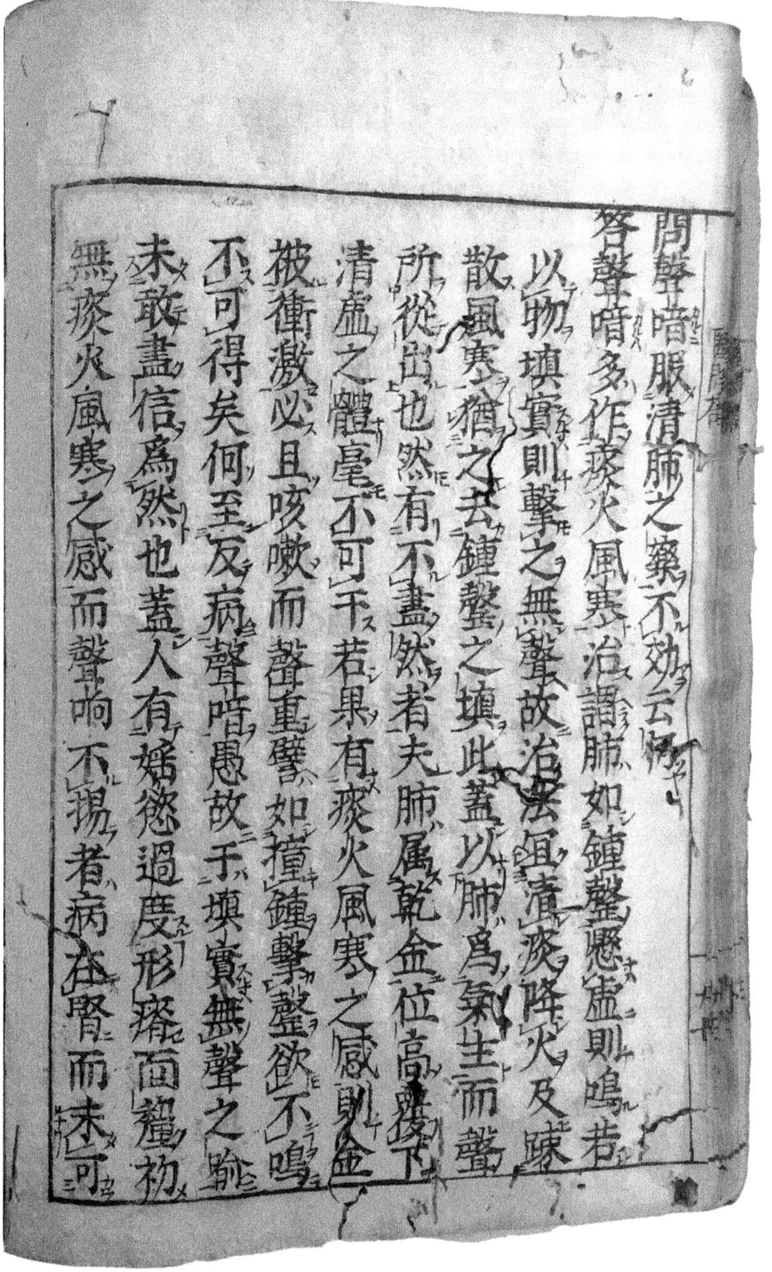

問聲喑服清肺之藥不効云何
答聲喑多作痰火風寒治謂肺如鐘磬懸虛則鳴若
以物填實則擊之無聲故治法宜清痰降火及疎
散風寒猶之去鐘磬之填此蓋以肺爲氣主而聲
所從出也然有不盡然者夫肺屬乾金位高體下
清虛之體毫不可干若果有痰火風寒之感則金
被衝激必且咳嗽而聲重譬如撞鐘擊磬欲不鳴
不可得矣何至反病聲喑感故于填實無聲之驗
未敢盡信爲然也蓋人有嗜慾過度形羸面黧初
無痰火風寒之感而聲响不揚者病在腎而未可

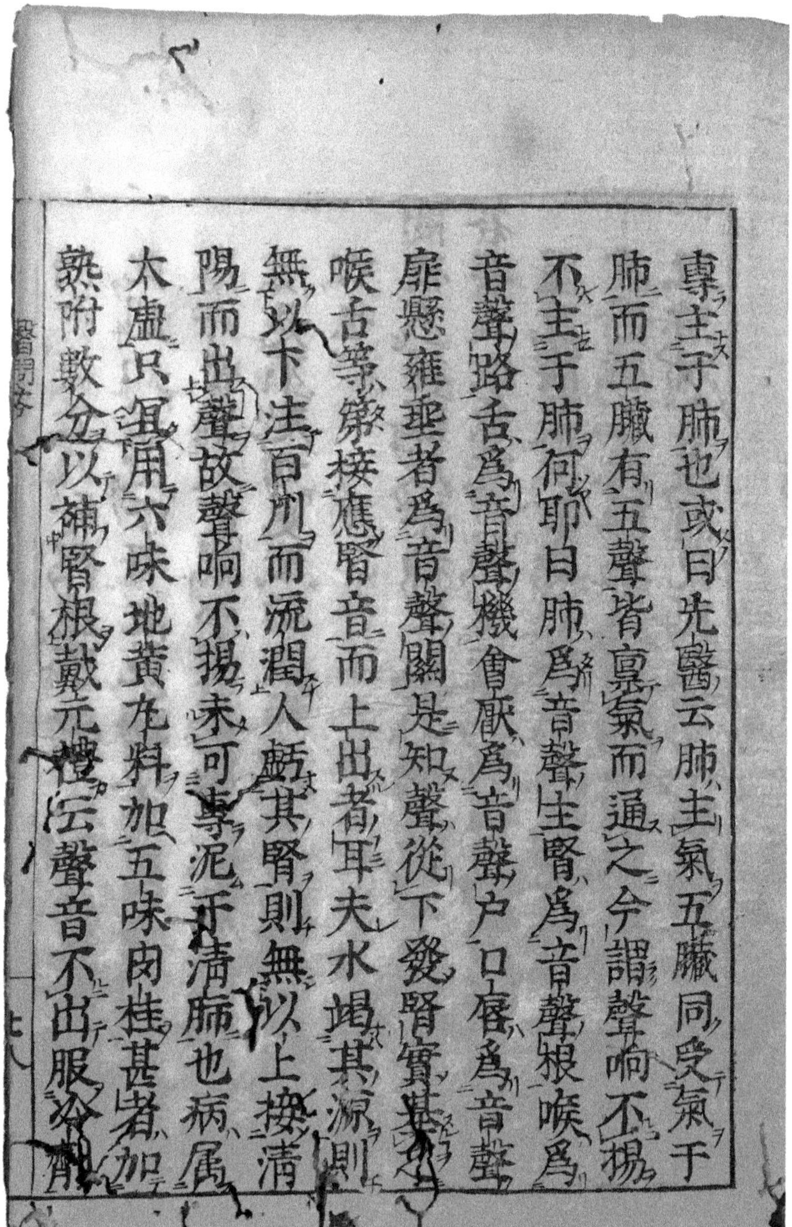

專主于肺也或曰先醫云肺主氣五臟同受氣于肺而五臟有五聲皆禀氣而通之今謂聲响不揚不主于肺何耶曰肺爲音聲主腎爲音聲根喉爲音聲路舌爲音聲機會厭爲音聲戶口脣爲音聲扉懸雍垂者爲音聲關是知聲從下發腎實其基喉舌等𡗝接應腎音而上出者耳夫水竭其源則無以下注百川而流潤人虧其腎則無以上接清陽而出聲故聲响不揚未可專泥于清肺也病屬太虛只宜用六味地黄丸料加五味肉桂甚者加熟附數分以補腎根戴元禮亦云聲音不出服冷[illegible]

而愈甚者乃腎經虛寒無疑投附子數片方效説此則知治主于腎之説非無稽矣若或脉見細數寢汗骨蒸大便閉小便淋沉困着床痰涎大出則多是不起如更清肺金而泄其母氣又所以速其亡也

問夜不得寐服安神之藥不效云何

答吾人血氣晝行陽夜行陰陽明用事之候人固惺惺及陰柔主事時則昏昏多寐是氣陽血陰充足有餘行陰行陽不爽其便也惟血氣兩衰陰陽倒行所以晝寐而夜反寤耳然亦有因胃氣不和而

不寐者法宜和胃有因痰火爲患不寐者法宜清痰降火有因大病之後不寐者法宜兼補氣血大都諸書所言多用鎮心涼胆收斂神氣之劑是矣第又有依法服藥不効者余親見一人不寐三月矣大補氣血了無一効後一醫用八物湯暗投附子二錢藥下咽即熟寐蓋病以真陰虚損真氣上厥不能下行而不得歸原之故也向無附子不能引藥下行則氣血不得行陰道而歸下原不歸原則不寐之病無瘳期也今藉附子健悍下達之性引八物直抵下焦補足血氣得行陰道所以夙疾

頓除伏覩
光宗皇帝聖體違和時七晝夜不寐聲已喑及李鴻
臚可灼進紅丸服之即刻熟寐鼾聲外聞遂寤而
聲頓響顏頰和頭額微汗徧體稍溫蓋紅丸中有
首經性熱投于眞陰虛極時自然取効惜乎進之
欠早無輓于鼎湖之弄泣也然陰虛不寐之不宜
專用消痰火等藥于此乎一明証矣
問鶬鶊能化婦妬果否制服之法若何
答鶬鶊爲膳能化妬婦之說出于山海經而驗于梁
武帝世之解有謂其羽必金衣具黃中之色能化

姤者有謂其鳴必嚶嚶發和喈之聲能化姤者有謂其飛必兩兩棲必雙雙不見于秋冬肅殺之期而必見于春和明媚之候全柔善之性能化姤者嗟乎何其強爲之解也凡鳥色之黄聲之和而見于春明時者詎獨此一種耶大都世醫治病必求其三因姤之爲病豈内因外因不内不外因乎藥之治病必緣其氣味之升降浮沉斂散以五味投五臟之所善惡而補其不足瀉其有餘耳未聞以色以聲以性也語云犬有義兮鳫有序鯉魚能識君臣禮使食鶬鶊而能化姤姤則請世之人日食焉

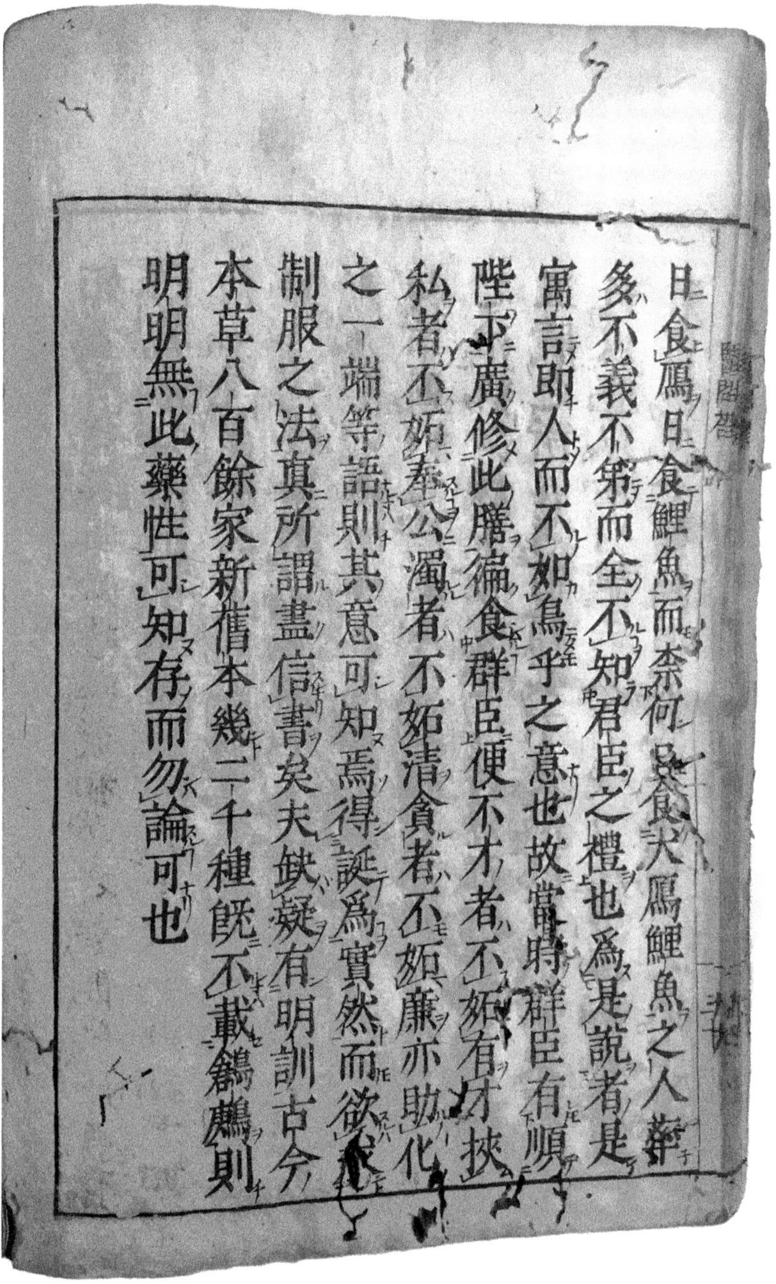

日食鴈日食鯉魚而柰何易食犬鴈鯉魚之人薛
多不義不弟而全不知君臣之禮也爲是說者是
寓言耶人而不如鳥乎之意也故當時群臣有順
陛下廣修此膳徧食群臣便不才者不妬有才挾
私者不妬奉公濁者不妬清貪者不妬廉亦助化
之一端等語則其意可知焉得誕爲實然而欲
制服之法眞所謂盡信書矣夫鈌疑有明訓古今
本草八百餘家新舊本幾二千種旣不載鶬鶊則
明明無此藥性可知存而勿論可也

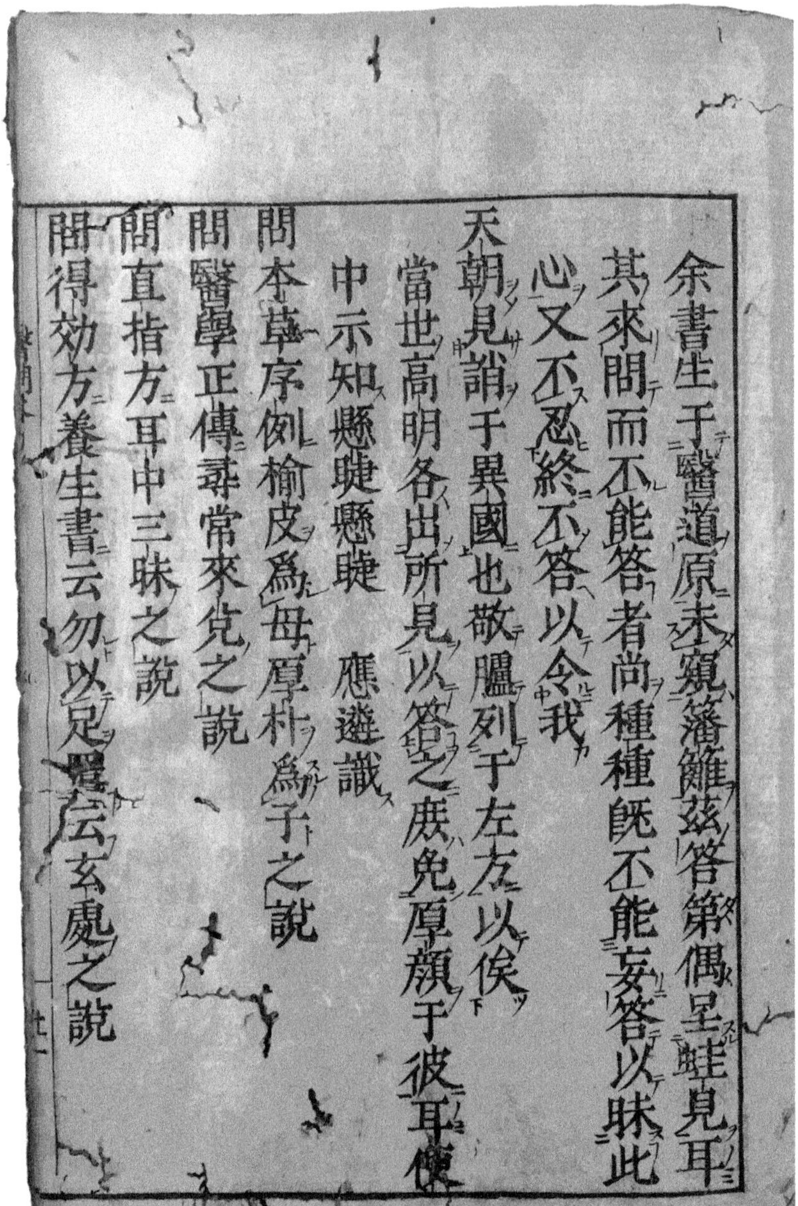

余書生于醫道原未窺藩籬茲答第偶呈蛙見耳其來問而不能答者尚種種既不能妄答以昧此心又不忍終不答以令我

天朝見誚于異國也敬臚列于左右以俟

當世高明各出所見以答之庶免厚顏于彼耳便中示知懸踕懸踕　應遴識

問本草序例榆皮為母厚朴為子之說

問醫學正傳尋常來兌之說

問直指方耳中三昧之說

問得効方養生書云勿以足[illegible]层玄處之說

問格致論本來面目頭擧目滿穴臧之説

問醫學正傳閃肭二字何解

問直指方茄子疾云何

問直指方煉藥黒盞何物

問龍骨是真龍之骨否

問本草楊芎藥木猪苓上一字何解巴戟天縮砂蜜

天竺黄下一字何解

朝鮮醫問答大尾

皇都中村孫兵衛冨平鐫板

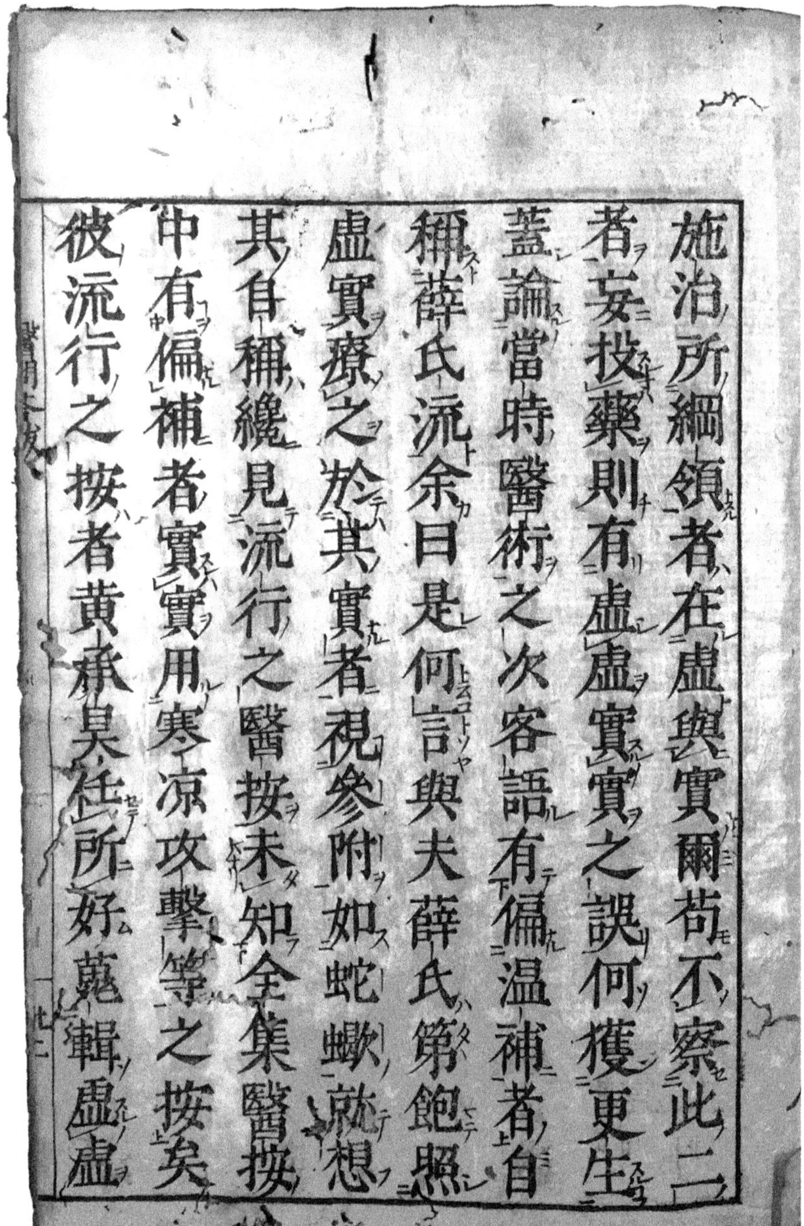
施治所綱領者在虛與實爾苟不察此二
者妄投藥則有虛虛實實之誤何獲更生
蓋論當時醫術之次客語有偏温補者自
稱薛氏流余曰是何言與夫薛氏第飽照
虛實療之於其實者視參附如蛇蠍就想
其自稱纔見流行之醫按未知全集醫按
中有偏補者實實用寒凉攻擊等之按矣
彼流行之按者黄承昊任所好蒐輯虛虛

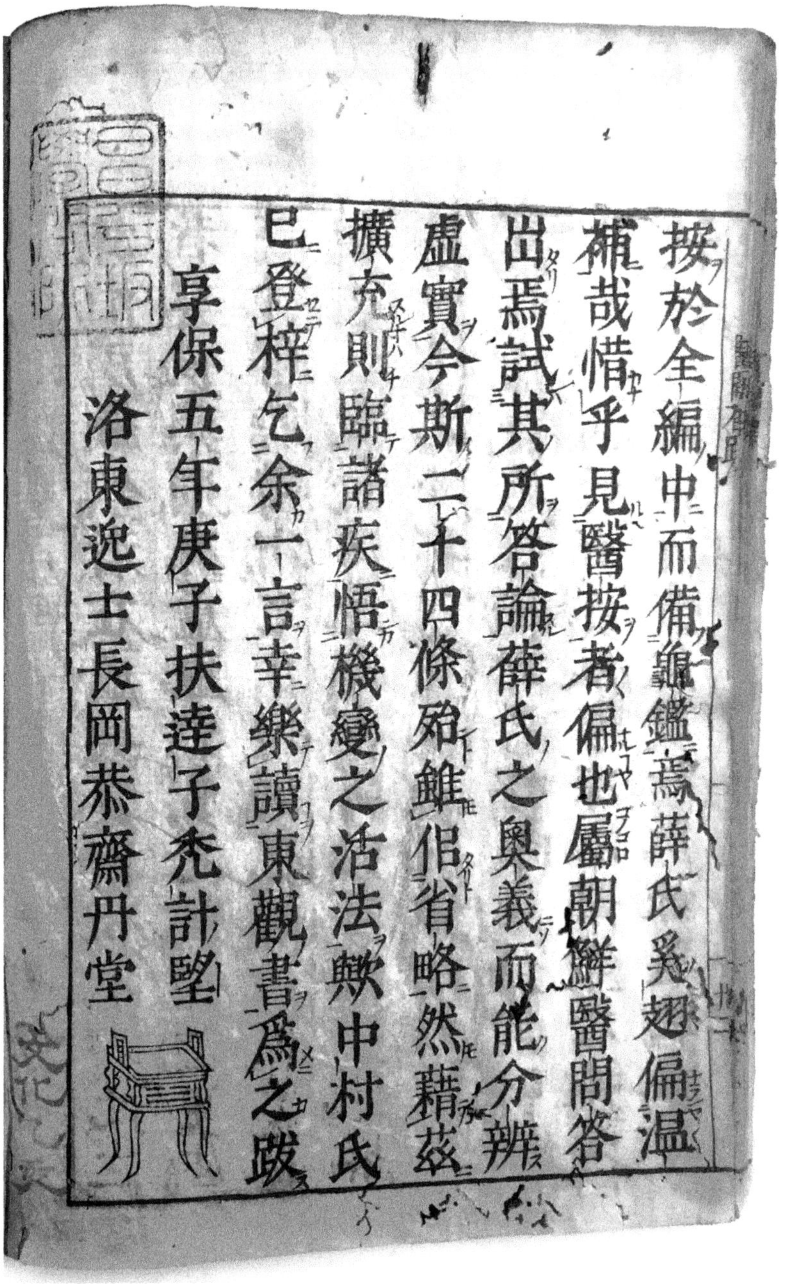

按於全編中而備龜鑑焉薛氏奚翅偏溫
補哉惜乎見醫按者偏也屬朝鮮醫問答
出焉試其所答論薛氏之奥義而能分辨
虛實今斯二十四條殆雖似省略然藉茲
擴充則臨諸疾悟機變之活法歟中村氏
已登梓乞余一言幸樂讀東觀書爲之跋
享保五年庚子扶達子禿計墅
洛東逸士長岡恭齋丹堂

《崎館箋臆》

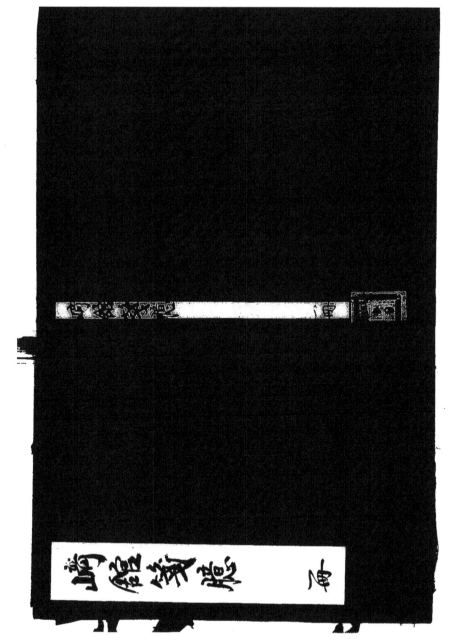

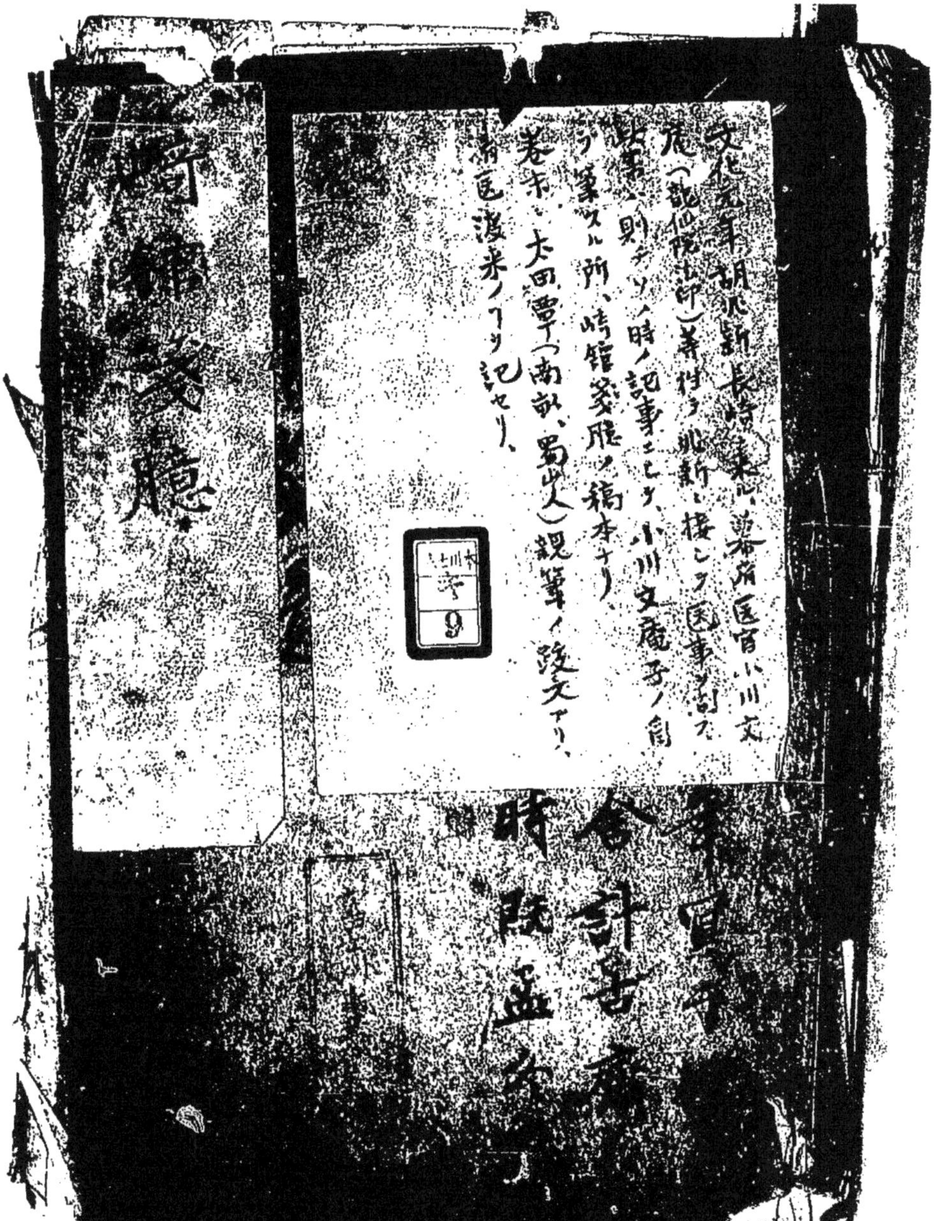
崎館箋臆
文化元年胡兆新長崎来ル、幕府医官小川文
庵（龍仙院山印）等ヲ兆新ニ接シテ医事ヲ訪フ
此書ハ則チソノ時ノ記事ニシテ、小川文庵子ノ創
ヲ筆スル所、崎館箋臆ノ稿本ナリ、
巻末ニ太田覃（南畝、蜀山人）親筆ノ跋文アリ、
清医渡来ノコト記セリ、

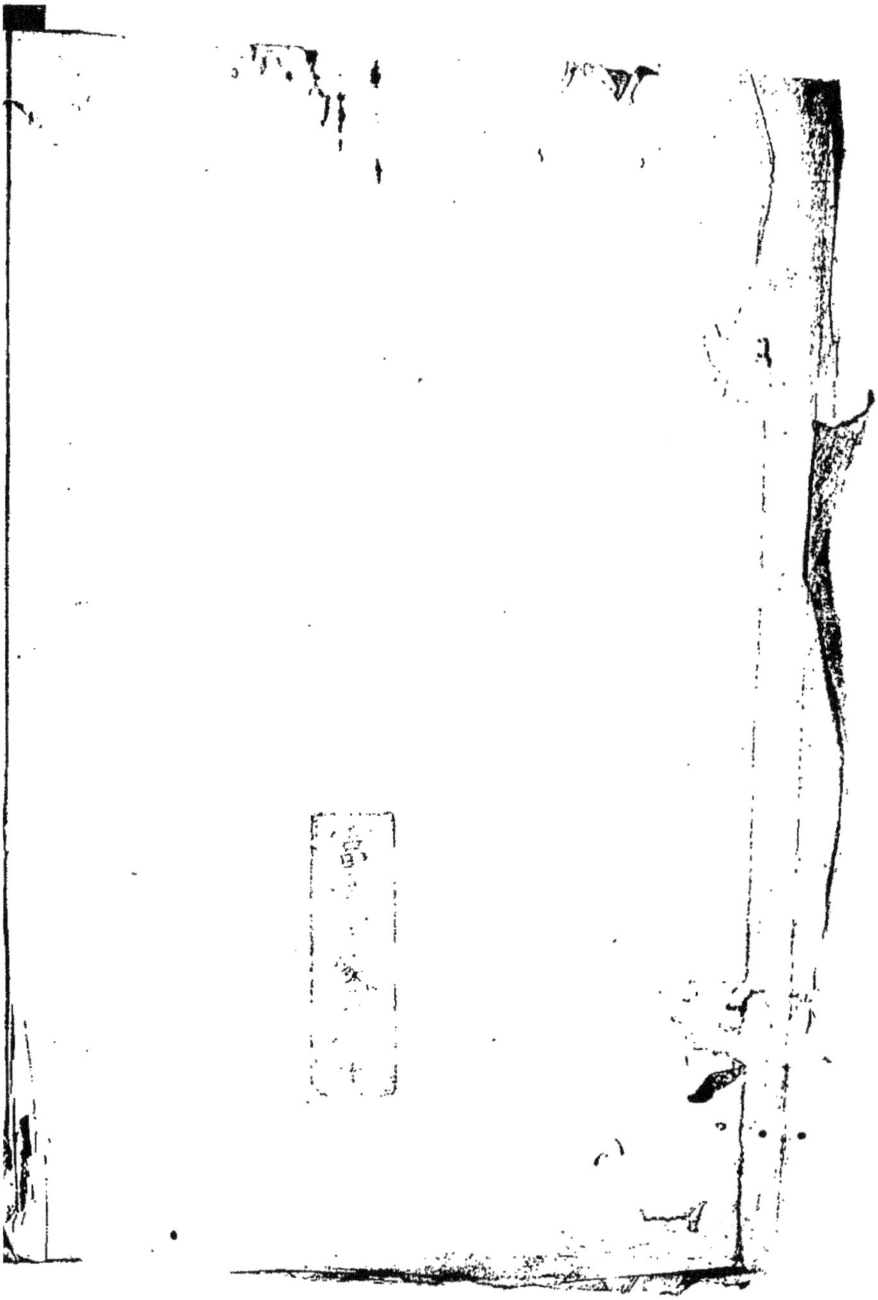

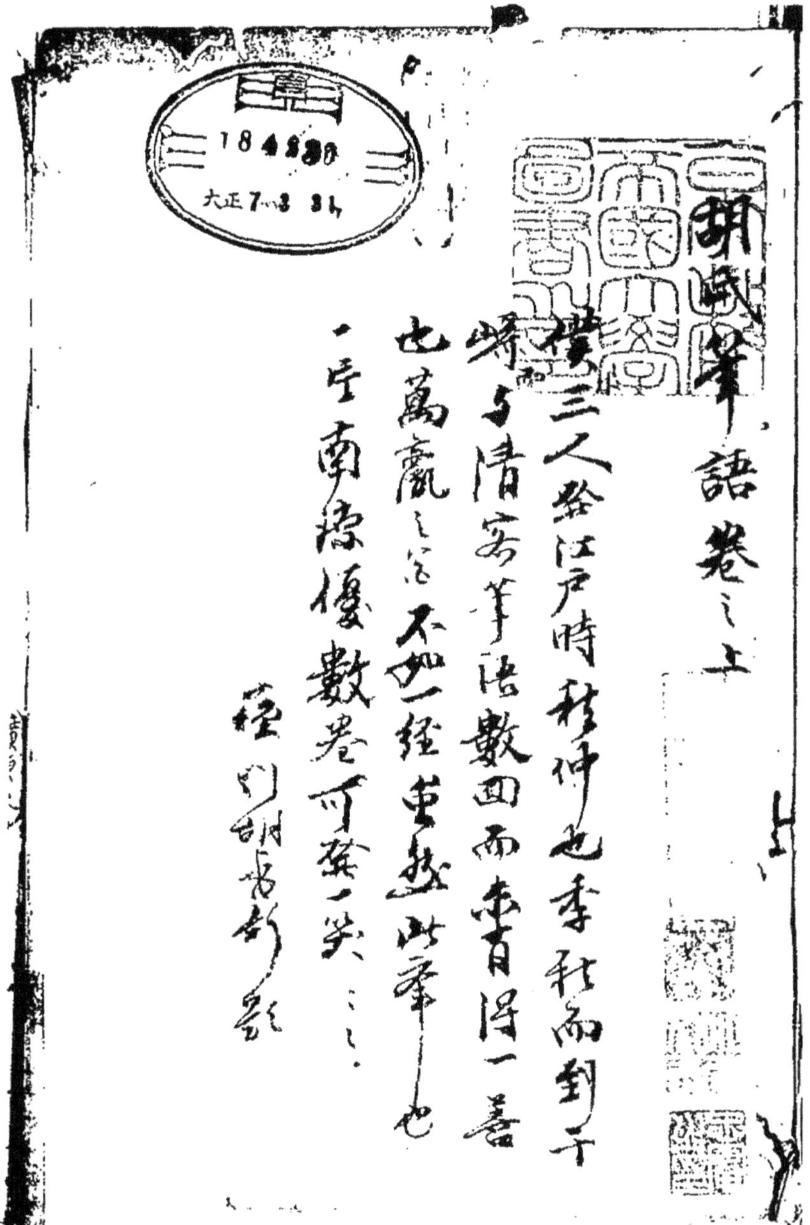

胡氏筆語卷之上

僕三人登江戶時秋仲也季秋而到于
崎而與清客筆語數回而未肯得一善
也蓋亂之餘不如一經生數此事也
一旦南歸優數卷可發一笑云云

穫川胡長新識

稟　　　　吉田長達

初生小兒斷臍法諸說紛紛先生今從何法為可乎

復　　　　胡兆新

小兒斷臍雖有紛紛諸說唐山皆係穩婆之任醫家所不明也

稟　　　　吉田長達

婦人血氣方盛乳房作脹或小兒不能飲乳餘乳蓄

結作脹者名曰妬乳是自古所論也頃閲徐靈胎蘭臺軌範凡小兒変蒸之候有口内微腫悪乳之病名妬乳与古人之説相乖今從何説乎

復　胡兆新

乳蓄作脹吸之不出為婦人之妬乳口内微腫不能食乳為小兒之妬乳同名異病也

稟　吉田長達

徐靈胎之子若孫有現在行醫者歟

復　胡兆新

徐靈胎先生住蘇州府吳江縣地方近今去世二十餘年
其生壽八十餘歲所製徐氏六書已刻入　四庫全書矣
其子鼎和現在行醫其年亦有八旬矣

問　藍川玄慎

方書中水量鍾云盞云椀云杯云瓢云壺云甌云右件諸器
凡容幾何許

答　胡兆新

盞與杯即鍾椀之通称而鍾與椀大小不一難以定其折
合瓢即超也有尾超有銅超有銀超亦屬大小不一壺亦

無一定甌昂鍾杯之雅稱詩文之每用之非別有甌也

再假彭城之舌以問大盞大小盞大荅盞与鍾以形異名顧泡茶椀曰如此大而可也大小隨劑之輕重斟酌也其椀当容本邦之勝一合合三分一許　又問超形荅有方有圓有長有楕葉樣有梅花樣有桃花樣有海棠花樣共有把柄如是大小形樣隨其所好

問　藍川玄慎

未毁齒兒前板齒黑唇推毁而只存齒根或蝕及面牙

其腐朽不痛不痒無覺々々者朽腐而後知之當齒更之期殘根脫落無異常兒新生牙齒亦無異是質實之兒多有焉恐胃火剋腎而所致乎未知其所以致之与其名　又有一種新牙齒生而舊齒尚存或新牙齒稍長而舊齒脫或不脫是亦未知其名

復　　胡兆新

小兒病症本有幼科專任所以僕未嘗詳究所述牙黑蟲腐無非胎熱胃火之由未必有何名症至脫与不脫終歸於脫換不過遲早之間又何名之耶

嗔

出蒐道茶名極衛者嬉野茶假彭生之舌問聽用

與不聽用

答嬉野茶嘗識之蒐道茶未知気味匹試曰

蒐道茶薄而不聽用 嗔 筆硯乞書因書藥

料取用嬉野茶為佳九字

問 千賀道榮

聞

先生曾從何鐵山先生受業定應有何氏方論現行

于世者顧而因何元長名字如何其為人何似學識通

博否先生曾有与此輩同旅于方藥亦有印行者耶

復　　胡兆新

何鐵山先生（宋朝南渡時從龍到松江府青浦縣居住迄今二十七世行醫矣）人品高雅詩學甚妙有詩稿六本未刻其醫爲餘事行雲流水不存底稿然其醫學亦屬高手其立論立案精妙暢透治病多（繇）効驗決斷死生十不失一其祖父皆有仙醫之稱曾有傷寒注耕再魏伯卿所注傷寒亦何嗣宗（即鐵山之父）之手筆也何元長（九世）行係鐵山先生之孫也學問亦好然不及其祖遠甚　　顧雨田先生今年逾八十歲臨症既多自然學問日深所謂老醫少卜人所不及耳与（振）仝

里不時晤論是亦深識病情者也

問　　　　小川文菴

弊邦醫士修合方藥不秤斤兩錢分以一七抄對藥臨病
修合不無毫差　貴邦之醫家每各品秤而修合乎抑
別有合七以省其勞乎

後　　　　胡兆新

唐山醫家治病不過設方立案用藥病家自向藥店販
買至製炮之法皆已預先製就不待臨時措置也再藥
料諸品非一省所出各省之[illegible]衣載到[illegible]先有藥行主人

辨其真偽高低定其價值後發賣於藥鋪藥鋪之人揀選製度切片爲之飲片然後零賣也所以醫家竟有但知藥名不識藥形者

貴邦聞之可發一笑

問　　小川文菴

脉床脉磚之製如何

復　　胡兆新

別無定製任其所在而候之

以上九月十九日筆語

脈訣要訣書無所字載是恐不能盡都析亦隨病証為治而足者耶未得意旨仍乞明斷

此書皆不精過不如其

小川文菴

往日於崇福寺示僕輩脈象多謝〻〻古人說脈各懷已見紛〻無定僕不才浮沉遲數大小之外至洪大軟弱牢革之類弦緊甚難知覺指下之玄理[redacted]心之所得先生陳各脈象形以示模槩何幸加之

復　　胡兆新

脈訣〻說古人又有臆見只取近代名醫之論自然与近時人〻脈相合如張景岳喻嘉言再或李士材亦入門之徑道也至於脈之洪〻与〻〻大而且盛是為洪軟浮沉俱有

○問[illegible]庭[illegible]別
問[illegible]与庭難分
答[illegible]為[illegible]和之象庭為[illegible]之形[illegible]着[illegible]至此全在[illegible]

○讀書要訣[illegible]與弱者則弱俱有沉弱更無神但[illegible]矣弦緊之辨弦者大緊者細窄華之称絶無冲和之象此皆沉涸危殆之脉希見之也按脉辨脉全在心領神會不可言語形容也總在熟讀脉訣脉症相參臨診千萬乃能心領神會也一時何能詳述

忠寶[illegible]曰各家脉訣如涉海望洋先生所示教乃指南之車也当退熟読脉訣不堪感戴之至

問　　小川文菴

古人於肺癰疑似之間貯水於器便病者唾其中以膿唾之浮沉定然与否忠寶往年作此法便肺癰已成者以此試法難準唾水中有膿血不沉者然則疑似之間先生別有試法乎

難以言語形容也古之脉訣是最要讀之〻可胸中稍有成見乃診脉時細〻參察臨症可也以多為妙

伏乞 示教

復 胡兆新

肺癰以膿血吐水中以浮沉定論雖有此說未必准也若吐膿血則肺癰已成何待試也

問 吉田長達

弊邦之兒女無貴賤之别出痘者燈香徹夜祀痘神至其甚者不務医治嘿着誦經 貴邦之俗出痘者亦祀痘神事見歐士海保嬰錄等書今唐山之俗實祀痘神歟

復　　胡兆新

唐山鄉俗小兒出痘亦祀神禱求亦有此風至不務醫藥
喫符誦経者此則江浙絶無在湖廣者分專事符呪
其名為辰州法（地名）即祝由科符呪科也

禀　　吉田長達

聖濟總録二百卷考之程雲來纂要序總録久而佚脱
又按四庫全書總目有纂要之名無總録之目唐山今
實佚脱不傳乎

復　　胡兆新

程雲來纂要序述總録久而佚脱想必無從查考
矣所以四庫全書亦無總録之目矣 兆新未經查考其
在唐山藏書之家或於苗書中未知尚有遺存否

問　　　　　　　　　　　　蓝川玄慎

録余之文散見医方論中間有一二言而未見全書本邦亦
古有之乎俗間希見一二言而其書原出於俚巫故無可
取焉 僕欲一見全書久而未得貴邦當有傳全書者假
令不得見其書聞其書名以得解悶幸甚

復　　　　　　　　　　　　胡兆新

錄命之書乃星相風鑑算命者所用非医書也

問　藍川玄慎

其書名如何

復　胡兆新

有星平會海子平全書之二名

問　藍川玄慎

自古本邦於妊婦也孕而五月帶帶束（其制裂以綿布作週身三圍在腹上帶屈一扶許）禁伸脚而寢（是恐寢中展轉壓動胎也）自五月至生月揣摩其腹（此屬產婆）臨產緊其髻坐草蓐自梁上下繩手執之而無陣痛俯腰

偃氣產婆在前而行其事兒生胞下而後緊定其帶更緊扎其髻便坐轉倚椅子而端坐三臘（七日為一臘）便首不俯不傾或禁睡眠或不禁（其禁者恐傾倒之故也）三臘乃而側仰隨意其生產事皆托収生婆而医診脈處方耳

當今又有至生月不用束帶自五六月被其腹（有術医為之）八九月以上遠俗愈益被其腹寢寢則好伸脚皆為通姙安胎其胎否斜或姙婦足攣或小便不通或子癇或痙或血暈或崩血等諸症皆藥治之術翼之其臨產也不用懸繩產了側仰便卧以褥安牀縱之只累褥為

床首高下陵日漸殺二三朧而平臥是為安和氣血之哉也如其臨門不出或子死腹中或子[redacted]生而胞不下皆術救之藥調之其術及投藥醫自為之無一假産婆之手此術以賀川子玄為鼻祖所著有産論上下卷其子玄迪繼緒而著産論翼上下卷悉盡其道

右件二者孰是孰非敢乞　明斷

復　胡兆新

孕婦累腹産後坐而不臥者三五日此皆有諸至於術數按腹唐山並無此法也

又曰唐山肚帶廣四寸許不敢緊扎只便肚不冷常溫之

然

問　　藍川玄慎

產前有宿病者無論之無宿病者臨產先處何
等方至陣痛頻數又處何等之方既娩身後又
處何等方虽未有一定之法當有大法之在

復　　胡兆新

臨產用藥自然活血養血順氣之法如四佛湯
開骨散之類或加香藥等以調其氣若產後用藥
則不能一言而畢也又婦人產後之病生死呼吸告

人云產後宜溫此從而言之也金匱産後三病自
須詳考朱丹溪爲產後大虛從須大補氣血雖
有他症以末治之此其常未盡其變也至張景岳則
云產後有邪当去其邪有實食則去其實食此則
變化神明之論也若云何方何藥是謂膠柱鼓瑟矣

問　千賀道榮

徽瘡秘録等書有陽城鑵者（或作手城煬成）形製未詳先生倘或
有識毋吝教示

復　胡兆新

昂揚梅瘡類此奏门外科之書也余問陽城鎗石齋新否如此似不識陽城鎗也故余亦不敢問也

問　　冉賀道榮

明史嘉靖二十年宫婢楊金英等謀逆以帛縊帝氣已絶大医院使許紳急調峻劑下之辰時下藥未時忽作声去[redacted]紫血數升遂能言又數劑而愈後閱焦竑獻徵錄所用桃人紅花大黄諸下燕藥也峻劑果能有起縊死否

答　　胡兆新

縊死之人亦有急救之法方書上未見有峻劑醫治者

此或隨機應變之道

問　　千賀道榮

郭垣十便良方傷寒條傷風吹霎似指感冒言遍考字書覺不妥如何

復　　胡兆新

並未看過自古以來医書千萬賢愚不等偏見迂論者不可勝数亦毋庸詳辨博考只權緊要之書揣摩詳究自然學蓋日進此等不過字句置之不論何必查考耶

以上九月廿四日筆語

附筆談已於而胡氏出一論示我輩如左

凡讀書看書与食物相同人之食物則食其肉去其骨去渣滓此人情之常也至若医書所論

文

凡読書看書与食物相同人之食物則食其肉去其骨去渣滓此人情之常也至若医書所論其中亦有骨肉亦有渣滓然各有精華眼光到處全在辨其精華渣滓得其精華棄其渣滓庶幾有益於學問　諸先生毋以書中渣滓徒為博考再為博問　僕實久棄不問所不知也再如雜書所論奇方異術皆欲博考細詳則如渉海茫茫矣　胡兆新述

文菴謂此日問陽城館并起縊（傷風吹唇姿）死峻剤之事兆新窮不能答故及于茲[redacted]我輩[redacted]啟無一語而帰

迄

過日見示精華渣滓之論，審悉賢懷，謝謝。不既允本邦
學醫讀書者，自上古迄今日，汗牛之書讀之，苟係吾道
者，莫不搜索而孫擷也。而其所疑者，就明者而正之，我華越
山海之艱難，而到此地，亦惟在辨其精華渣滓而已，故問
所疑，今番學醫者，要在讀何書乎，精華者何書乎。我
華實所不知也，伏乞　示教。

於聖福寺筆語　胡氏答如左

○蓋寧看何書者

○者与禾詳者欲再其精次伏先生教老悔先生則

答

答

學醫讀書先從靈樞素問然後傷寒金匱自漢魏讀其下朱丹溪劉河間李東垣之書是須詳閱此四家各立門戶皆可爲治法章程近代明人喻嘉言張景岳柯韻伯亦須考閱其間用方用法已屬有本之學矣寧有餘力再爲博覽鄙書則不諸子百家不可勝數此前前日所云全在擷其精華渣滓耳至若用方當從何人則亦不能執定一家也　胡兆新

問　　小川文庵

○素靈載十方至上古遺方先輩業有試用者

先生有試乎否

複　　胡兆新

鷄矢醴大可用得曾用過一次治痞蠱曾效用母鷄一
只餓空其腹飽以糯米俟其下糞取其白炙脆研細末
以酒冲服○蘆筎飲尤為妙方○治不寐半夏湯用
者頗多其宅未曾用過

○亦剳書紙尾云鷄矢醴能治蠱脹以鶏糞食虫也

問　　胡兆新

衡

蘆茹之藥　貴邦是有之乎

復　　　　　　　　肖安庵

此藥弊邦出之乎否僕未識蘆茹也

問

十方中所載糜御草蘆茹蒺翹蘭之數品未詳

伏乞　高諭

復　　　　　　胡兆新　翹

糜御艸或謂御艸鹿世上雖有人多不識蘆茹蒺茹人無

此藥蘆茹或用茜艸代之蒺翹或用連一方未詳為仲

桑玉連翹亦未詳也蘭用佩蘭為是

問

古稱牙痔牙癰走馬牙疳重舌痄腮之諸症本邦之医士為難治僕通家有口科秘傳亡先生之高論倘或有治方並答

僕

胡兆新

此等病有熱難治之症大抵火毒為多亦無一定之方

問

近世唐山文書中宜書藥種藥品而書ノ葯種葯品者間亦有之不知以葯易藥ノ從其音便乎柳有所忌条敢問其故

復　　　　　　　　胡兆新

藥ノ葯ノ此俗書二字相同並非避忌

問　　　　　　　　千賀轍

唐山小兒初生剃上跳起處留不剃胎髮或云護風寒也或云孫子體中極熱不宜留髮也如甲胎髮既剃訖嚙碎華葉傳之或用杏仁ノ薄荷傳

之症亦護風之意乎若云護風則何為用杏人耶 抑小兒初生七日以剃胎髮聞唐山三十日剃去蓋有所據耶 抑習俗耶 伏乞
教示

復　　　　胡兆新

唐山小兒彌月剃髮少則廿日之外並不留餘習俗相成 滿藥葉傳之取其清凉胃气青蒿取護風也杏仁薄荷傳者 其兒額上多瘡痍故也

問

乳巖治法並諸說纔〻存於往牒而現今試之多

無効驗也予則何

復　　　　　　　　　　　　　胡兆新

乳岩一症内外科皆有責任若穿破成岩癰

有古方古法總不能治也

問　　　　　　　　　　　　　吉田長達

明戴曼公歸化于　本邦為僧号獨立嘗言詳明

痘瘡之術而得痘科鍵之旨曼公曾在崔山亦有

精於治痘之名歟

復

戴曼公明時唐山人能知痘瘡之醫但無留書立說迄今將二百年且不知住址所以無從查考也

問

本邦之婦人產後煮餅于味噌汁食之以助氣力貴邦亦有似此類歟

復

味噌一物唐山並無其物婦人産後先以薄味
調養俟其悪露下去神氣漸復康以補物或
補菜培之　補之食物加達蓮　桂元
南棗　葷物　海參　燕窩　鴨
羊肉

問

自古医道有十三科於宋明各有出入今唐山亦有
幾科欤

復

所別

問祝由符呪二科，參詳其事果邪術也，而在醫科者何耶？[illegible] [redacted] 余自答以其治卷次于下然

醫家十三科

男科 喉科 痲痘科 女科 幼科

外科 眼科 毒科 傷科 風科

針灸科 祝由科 符呪科

祝由符呪二科但於湖廣地方有之，他處皆無。

其外各科處處皆有。

祝由符呪二科但乎邪術，所以各處無此皆道也。欲

其習學時，別有一法教授，亦有能探人財帛者，

所以邪也。若其治病，不取一文得人錢財，即不靈。

效頗有起死回生之劑見効並不用多不過

符呪而已　　川文菴

廿九日入

以存付ミ封諭某帝欽蘇川氏之向在補入

〇嘗聞唐山醫士以四月十四日祭呂洞賓以四月廿八日祭神農

定應有致奠之式伏乞　高諭

問祭日備書耶

神農有　三皇廟殿庭供奉此不過醫士進香

齋供呂洞賓有　純陽祖師廟庭供奉則不

獨醫士進香而合城士庶眷屬皆欲拈香禱拜也

唐山針灸科用銀針乎用金針乎

針科所用銀針或鐵針惟眼科用金針
針之細而小者寸許長針之大者六寸餘長
以之針背俞或針膝脛可以兩頭通透並
無變血乃為高手然用此大針者絶少

唐山之針較之本邦之針孰是（呈出針而示之）長短等

唐山之針較之　貴邦之針略粗自然

貴邦者好針之不覺痛楚也

問古今艾炷大小不一曰雀屎大曰鎌叉脚大曰麥大曰小
指大曰蠅替頭許曰鼠屎大曰黍米大曰細竹節大曰

小麥大曰雞子大或雞子中黃大曰粟豆大曰半米核
大曰椒頭大曰炷根下廣三分。矣如此無一定如為暴疾
急患瘡瘍解毒用者以大炷為率其它諸病宜
灸者永久[redacted]用大炷則不堪燃痛也故本邦
分大中小其大者如麥大中者次之小者又其次也大抵
平人所用其中者也小兒其小者也　唐山所用今
如何

灸炷丈丸。是然急則用大。緩則用小然有用錢
十壯者。豈堪過大耶。且凡灸炷之疤。從非旦夕

一灸可愈。是必三四五次。勢在後。攻宜用小柴胡之大者為准。

一壯之壯字義未詳。是謂壯与焚通。此說可是也否。

壯字義未查考

神農之像以木主乎以画工乎

木主也。書三皇之名 此五字兆北新所書平野某口訣也

貴邦處處有施藥院而救窮民之疾苦

貴邦亦有養濟院者未詳其事也

養濟院久已荒廢如今只有普濟堂在府邸在蘇州相近醫家一人常時更換無定堂中牧養無親無族貧而無依者夏給扇帳蓆冬給棉衣被常有千餘人病者醫藥死而殯葬每年約費二三萬銀

酒齄之病有非飲酒而自赤者蓋由血熱薰肺故以清肺涼血之劑無驗亦何則可已成齄鼻清清不效者比比皆然則無良法也

俗間所云字補入

本邦有唱壓烏質問答者，唱壓者卑之義也。烏質者，樸也。問答者，背也。其病卒肩背痛而皆迷暴死，蓋唐山所云痧閉也。施治未詳明，如何則可？

痧症皆由觸暑熱閉其機竅，氣道不通，須刻而斃，危症之最為急危者也。當其時惟有針刺出血為急效良法，若服藥是須香開通竅為要，如至寶丹、蘇合香丸之類。然唐山此症必先腹痛而無肩背痛者。或針尺澤、少商二穴

凡病新差後，以食物調治之法有之耶

病後調摂不過澹薄寧靜四字

妊婦食忌如何

孕婦食物云以[redacted]輕清薄味而已至調治之法

詳女科経綸

~~[illegible]何~~

此書未見過撰人名氏如何

撰人之名氏不暗識未此書輸貴邦 書机上以示

誤飲水銀則声必唖用枯礬則愈　先生有試乎

恥其湧吐也 未試尚

此條可削否

軽粉之毒何薬解其毒 信問傳云蜀椒能解其毒

僕未試

雖然ゝ毒入人骨髓恐蜀椒未必能解

亦未試過

〇

先生曩與西原長允書中問附子之能毒氣味寒溫

製用再問參附朮附芪附地附桂附姜附配合劑衣

用之事以及大黄附子　僕竊思[illegible]子氣味寒溫與世

或和況

崔生學固高時崔待長允之言耶　蓋有以也一ゝ

僕甚疑焉

明辨以示幸甚

曩時長允先生因余誤用附子故以附子能毒

寒濕製度特問余不能對愬以配用附子
之說請先翁以訓不識長兄先生大爲吝教一
字不肯示是亦巴耳今
諸公友昂以此博問然余所見實甚糢糊未必曆
鑿免蒙譏之下問又不敢默々不言蓋附子之
性辛溫不獨醫者能知舉世皆知寒字可不言矣
製度之法要淡以減雄烈之氣至於能毒殊不知
也甚世人參合用補氣固本溫暖丹田及丹附納
氣歛汗求附補火培土地附則陰中有陽桂附

並用導火歸源仲景腎氣丸功益非常

附合用驅陰回陽四逆之法大黃附子亦仲

景傷寒書中一法也此皆推測古人之用

意究不知其旨之當否仍望

明之以示　　胡兆新述

□今年六八
徐生壽

○批之論識語[redacted]不堪感謝

余友某婦□産後乳汁半月許而不來諸藥無効聞余在于崎而

[redacted]晉令余乞　先生之高論倘或有識毋吝

播述婦人産後半月忽然乳汁不通等

化三旬並未多產諒非血虧之故或因過食
鹹味血液下行矣遠撤一方不識有合之病
請否七星猪蹄一隻洗淨切碎王不留行三錢木通
三錢煎湯服日服二三次一切菜蔬飲食不可過
鹹宜淡味為佳

[redacted]大青龍湯之條 參按
問傷寒論不載温疹之方書有痒温病疹身之方
張機假用而僕身止汗者字曰温疹耶再看少疹身
之方諸書載之互有出入附后方則川芎白芷黨參

今問溫粉
非新所答
與諸盡似
不知者故
不敢問

為散。和米粉塗于身。千金方同。外臺秘要則川芎
蒼朮白芷藁本零陵。和米粉之身。本事方則
白朮藁本川芎白芷。米粉以撲周身。三因方明理
論同。未知孰是。一說云。張杖益溫粉方。白米粉。溫
而撲之可也。伏乞 先生之斧政

粉身辟邪取其易於周行所以皆用表
散之藥。則其理在經腑而治皮毛之示
必竟效且難。米粉如漿銳一般及以對因勝
理矣。所以仲景傷寒不用此法。今世

亦絕無用者矣。或有之，止汗則用牡蠣粉撲者有之。[redacted]

附子制度之法有疑

弊邦藥鋪所有附子皆貴邦來[redacted]者，蓋經尿制[redacted]鹽制者也。考時珍本草，[redacted]造釀庵，或甘草、水、姜汁，童尿，同煮之說，種種無一定。凡作出附子之境，臨掘取時，直用人尿制造，所販四方耶？此邦附子至多，然無一處之作出者，要之不識制附子也。若蒙貴教，實國家之寶也。

附子土人掘取即售於本地行店，客販到樓 皆

不制度互候飲片藥鋪方為製度甚製
秘以清水漂淡鹹鹽姜童便等都不用也
貨中藥末亦係生者

船載○

附子鹽于本邦者味之則甚鹹毒竊思商為腐壞而有鹽
製[redacted]原[redacted]製耶著僕久疑之　先生並傳生者僕不伏
土人擄將附子以鹽水浸一取其不壞亦利
其性重耳所以只清水漂或加黑豆亦可
僕聞之年之疑多謝之之
先生所用人參不過西洋參或西黨參或唐山人參

功能異異

唐山遼參此地並無其味故思其次者用以黨參蓋十不出一也西洋參則又其次矣味帶苦異所以必須蒸透

○問黨參即上黨耶

答黨參出上黨縣也○上黨出者最佳四川出者為獅頭黨○山東出者最劣

山七參如何

治血症去瘀生新出廣西雲南等處非補藥也即三七參也

○大青龍湯石膏雞子大不知分兩幾何

古方仲景方中分兩與今時大異雞子大者

地耶

何

出西洋枝葉從魚來者

〇弄十年來貨中有廣東人參者出於何地耶花實葉

枝如何嘗聞廣東無人參也伏乞明示

耶西洋參也中華廣東乃西洋船皆收於彼地

先生方寫中有廣參者所謂西瀑[?]洋參者耶

唐山稱廣參或稱西洋參也

鮮邦有何耶參直根參者先生有識屬耶二味俱苦寒飯

耶西羅毫 西洋船其 初貨物 多從廣 發販故 江浙等 處皆於 廣參

上蘆菔或与甘草合用則足補遼參之闕也如枝葉花無異

弗与遼參無異也（于出二參而言之）

並無天蘇亦未聞過也

○弊邦有御種人參者其初栽

国王乞種子於朝鮮国而種于諸山自是年々繁茂也較之廣參（制衣造鹽以故下至於窮民亦珍貴之）

（是藥功）有大異也伏乞　明示（○近來貽于貴邦而定産有試用也）

廣參苦寒之種參温升常服多服蠱

後　本草不載參葉然貴邦有用者耶

[redacted]有之無實

○前[redacted]今貨中所齎來者味之不苦無蒸透者（廣東參）

耶 余出廣参而示之

未蒸透者也味之苦異嚮甚晒為良 其味有苦甚者有苦而帶甜者為佳凡廣参有横紋為最

嘗聞廣山有土三七者与参三七自别乎

土三七不用也

○

山七参花實葉枝如何

湫處從無見者

湯参北参服参之類不知其為何物也如何[illegible]有識耶

總屬黨参

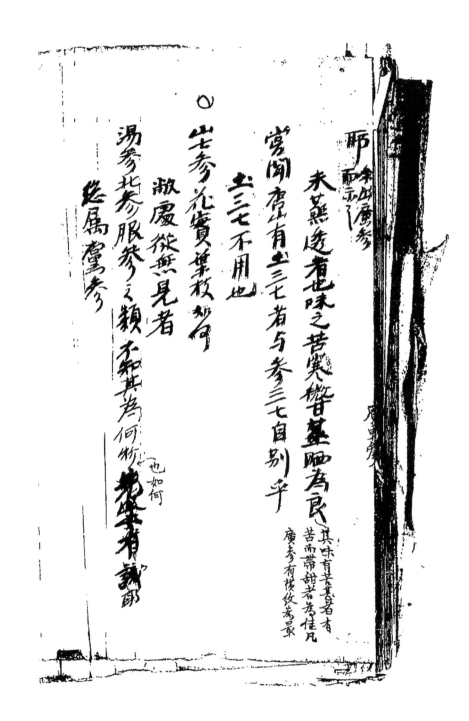

崎館牋臆跋

國初以来支那之醫来我崎港者蓋數十人云寛永有金華陳明德遂歸化變姓名曰穎川入德元祿有杭州陸文齋及蘇州呉載南享保有朱子章来章及蘇州周岐来趙淞陽元文有沉草亭陳元璞寛保有趙景清延享有李仁山安永有費雲嘉汪繩武頃年有胡兆新名振者受業於太醫何鐵山附載賈舶寓于崎館每月六次遊崇福聖福二寺間有乞藥者創意授

往々有効之東都醫官小川文菴吉田長
于賀道榮三君請　官告暇將問其道
試要技甲子秋附崎尹來數至客館與
二寺問難往復殆為一書覃困糟面軒岐
則未能贊一辭也唯是三君苦心之至致
渉數千里盡力其道孰不賞歎至若四海
善事彼其講業使天下蒼生尋津於所齊
壽域者抑亦　昇平之美談也故列敘
國初以來彼醫來我者以為之跋
化元甲子立冬後一日　江戸大田豐
謹書于長崎巖原官舍

約畧之辭重用不拘甚多兩矣

總是遲脉象雖分諸家所說亦不同

猶為緩和之象遲為遲滯之形諸家畧有形

容論說悉在指下意會難以言語形容

雖筆亦不能書

[illegible]那人看書精倒其說画虎難狗[illegible]欲學

脉象[illegible]指南

或問甘草粉蜜湯之粉胡氏云野粉耶米粉耶北新舊曰是米

粉也余在傍戲出一論示書以示兆斷云曰醫方有甘草生姜大棗則

和羹鹽梅也，其蜜二味甚甘，失和羹之意趣，此筆
以甘味為功，故加禾彩之淡泊，以調和之也。薩州醫存于崎子明氏筆語，乃於崇福寺及
此筆

〇敝邦處處有御藥園者，而培養種種之草木，以令志
醫者多識草木之名，貴邦亦有如此者耶？
是北新撫掌大笑
並無

本草有相反、相畏、相惡之說，而諸藥方中藥味相
反而以並用者往往有焉，則相反、相畏、相惡之說

非必並之事耶

藥味相反而以並用者，因老痰宿結以驅逐或沉痼之疾，藥石不能搖動，乃以相反之味以激觸動之耳。然不可輕試，古人有之方法，然後可用。時珍曰：非妙達精微者，不能知此理也。用之有因，用之得法，乃不為害矣。

諸藥擇新者而用之，然有六陳之說，實非陳久者不奏功耶

六陳之說，米麥菽粟之數，陳皮陳，別事錄

之味少賊再有阿膠鹿膠之類皆須陳者

橘皮新鮮者有害耶

陳皮一味無有与補藥同用故須陳者為佳

阿膠一味難有佳者[redacted] 貴邦所用貴恐于阿

者乎

在山東阿陳（阿音烏）縣有阿井其水沉重補引下

充再用黑驢皮潔淨蒸灑灑丸以極清乃為

道地此進 呈者也民間所有皆不能如是也

8 桂 桂枝桂心肉桂之說無不發今自 貴邦來者多是

桂皮也總是一物而多〻〻〻稱〻柳亦名目[illegible]也
藥物名目異耶

肉桂 唐山亦少而貴桂枝以細枝連皮用者
桂心則粗枝去皮用耶肉桂亦須去皮若
貨庫所來其價極賤不過桂皮物也不堪
入藥者也

〇僕從毋年十七八之時患勞疟醫云非草藤木莖之所治
因灸四花患門半年許而其疟全愈也雖然稟受
固虛弱常患腹痛泄瀉甚則手足厥冷至不省人事

当其時用參附湯則卒然快也故平常製附子理中加呉茱萸湯服之若一日不服必前症發矣僕常此症全元気虚弱脾胃虧損所致參附不可缺然久服燥熱之劑則有血熱之患故近製瓊玉膏每夜臨卧而服焉夫寒气冷則兼用人參酒以助元気今茲年過四旬往水既絶九是此症二十四五年始終宜附子之峻劑而灸之則手足直浮腫僕甚疑焉真奇哉　先生有說請勿吝

九久服對症相宜與年氣質相合毋庸改易也況

二方間服附子指以為有益矣但附子久
服恐受其毒於夏令常用黑豆蒸豆煮湯
代茶可也内経云久而増気物化之常也気
増而久夭之由也須會此意

問瑕玉膏内所用人参現用何参

答婦人諸病皆兼血也廣参能猶婦人血症之妙故用此参
也[redacted]与参附配合則用御種参矣

極是廣参去粗皮蒸晒為良

中風之症[redacted]傷寒論列[redacted]傷寒中之一證宗

以後呼為傷風者也看金匱則乃古所謂傷枯者
也二書同成仲景之手而[redacted]
而疾一名者何耶
中風傷風二説豈可涵而為一是則紛々之説而由
定矣蓋傷寒書中不過風傷衛寒傷営所
受客邪皆先入皮毛筋脈者也若中風之症仲
景所論北方風氣剛勁不論強弱皆能直
中或入筋絡或入腑入臟此謂真中風至劉
李朱三人之論[illegible]類中風皆由人之體氣

不足或因火而致溼，溼生熱，熱則生風，皆屬內風煽動亦為病，病之在筋絡、在腑、在臟，而施治之法，則不用驅風之劑，察其因溼、因火、因溼熱所化而治之，以補仲景之未備，所以自古及今稱之為四大家也。若以傷風、中風而論，則大相懸絕也。

〇理中湯用白朮有動氣去朮加桂之說不知何故

理中湯去朮加桂則變腎着湯之意動氣為下焦客氣之動古人皆以溫納從治而非今時之用地黃以納之也朮性燥而滯於中焦不能降納

一問

鹽剝酒鹿目根之類僕未知其為何物

此皆不知

〇張志聰云白頭翁乎柴胡固類柴胡中標根上有白茸者是也本邦所出白頭翁即柴胡也

異乃先生以何

柴胡白頭翁是兩物並不同也

○僕看有狐臭者耳中[illegible]之垢必如膏而赤色也何故耶

想其人之濕氣上溢其人必蠢蟲而俗者也

問治之如何　兆新

○每室枯礬二味為末塗于腋下則臭止[illegible]

[illegible]也　先生之治方如何

唐山每用麦麴作餅燉上密陀僧封于腋下　兆新

采

〇一 貴邦尚海參為食料耶　抑充藥餌耶

食品用之者多　藥餌服者少

〇二 先生自製每方而於方後云加某藥味竊意宜在本方中而別云加者何耶　加引二字義如何　開水即新汲水耶

唐山用藥如藥店所無者則寫加字為道引之意所以或寫不加引　開水乃滾水

〇新〻

一婦人年三十餘而經水上絕少腹有塊物如梅核[illegible]〇經二三年而坐如懷子之狀

○一婦人年三十余而紅潮止絶少腹有物如梅核漸大如懷子之状推之則移動矣僅按靈樞所説腸覃者蓋是也閱諸家方書無可按之藥劑先生有見此症乎

腸覃石瘕之類雖以動与不為别未嘗見過人大抵治以和血通瘀之劑視其體之強弱用法輕重以攻之體强症重者桃仁承氣湯䗪虫丸抵当湯皆可用也虚人宜慎

兆新問云梅核而至姙婦之状大約幾月

㠯文菴對曰自梅核而至其成盤四五年矣

北新問曰今何方劑

㠯文菴對曰[redacted]靈樞曰寒氣客于腸外与衛氣相搏而[redacted]此病故今温經通絡之劑豈如杯水之於車中薪也何能治之[redacted]備亂方書未盡釋[redacted]閱東醫方鑑治此症以二陳湯竊意奇病爲痰之意乎不足恥矣敢今乞先生之高按既盡詳明參附丶丶

北新曰方書無能方攻治究亦未詳其病

之源耳若二陳順氣枳殼平淡何能治之
漿水絕必有瘀阻苟非驅逐何能通化
所謂藥不瞑眩厥疾不瘳也

○麻疹熱氣宜何方藥乎
普濟消毒飲最妥甚則麻杏甘石湯

○疹子透肌而大便閉者投下劑乎
疹子暢透是可清瀉涼膈散承氣三法

○透肌而自利者是熱毒自解也宜黄連解毒湯之
類乎

痧疹初起忌利，葉下希自利，挾熱而下者亦毋止之，既透而利，李建昌可用矣。唐山療麻疹皆從張氏之說也

○葷忌如何

大為忌以避凡

○霍亂患疹腸救中芒硝代石膏如何

石膏辛凉清透，硝石鹹寒消降，不可代用，疹家宜硝石

○麻疹後之虛勞多至不治，如何則可

有邪熱未盡而劫燥元氣者有以發表散而傷及元氣者邪盡而已傷猶或可治由邪燥耗難治也用藥須要臨時斟酌未可一定所謂用藥如點將也

問

維周府楊儀[illegible]集門老人也[illegible]所居地

吳門周揚俊所著有傷寒三注者[illegible]其所[illegible]

蘇門即吳地也然則先生與周揚俊同鄉定交

答問

〇

詳為其人也豈三注（傷寒論）之外別有著述乎如何

○

暑熱温疫書㝡好乾隆二十一年薙地大疫
知府趙酉令其輯印
敝邦之医近來治狂不用降気之劑而有令灌浴於
瀑泉者大抵其高丈四五尺闊一二尺者爲得也
浴法初灌頭次注肩及背腰數〻灌浴則上気
逆衝自然退下而癇痓如帶靈者視其病勢以
行此法貴邦有如此事乎
以發火一時之權宜内火不清仍必升越若
頻以水潑則火未退而水寒〻病又起矣

江南人體虛質弱何堪受此陽浴更無
其事也　難勝歟
貴邦温泉所在不知幾許然醫士以瘡治者至希
矣抑無効驗乎將有害耶未詳其事幹邦
之人借温泉陽熱之氣起沉痾者甚多先生
有識乎

温泉都在陝西地方其地多硫黃故其水多
温其地有生瘡疥者往往於中洗之可愈
然傳聞未知其確也江南並無温泉是以

未嘗試用

仲景猪膚湯之猪膚無一定曰猪皮上黑膚曰皮外毛根之薄膚曰猪皮曰猪厚皮去肥白油者曰皮上白膏[redacted]矣以上諸説不知何是先生以何説為正

猪膚現今唐山俱用猪肉薄皮去淨肥者黑膚有臭氣[redacted]尤可忌不可從

絲瓜一味僕知用于痘家而未知其他先生能用此物伏乞示教

絲瓜絡清血[redacted]絡之熱有暑瘧一症古有用

之

此物性寒凉痘科[illegible]所忌凡見邦

何由用之

龔氏用痘科初於仁齋直指方其言曰痘瘡出不快者白

或多者令少少者令稀也故用此物矣

痘科一症不甚明白然有用寒凉清瀉如大

黄石膏之類有用溫熱者桂附之類有用

溫補如人參鹿茸之類直指之方要配症

施治未可一例而論也且有早用膏黄晚

宜茸莅者　為針灸有害乎

亦然　勞瘵本難治如何則可

之神ヲモ　勞瘵之因雖有五勞之說然水虧火旺煎熬

騒メ　灼爍者為多及至燈盡油乾則死治之綱領

日ク　宜乎壯水制火培土保肺最為要策

加用薬　四花患門之灸法不用乎

与點符

一揆也也

不可然

不足之　用者亦有然未得真傳不效者多若病至

備ト云

ヲ労苦ヲ　火盛而以火灸之以火濟火徒增劇耳

臨证斟酌

[随人可出]　僕竊意唐山針灸之道失其傳

針灸之法原屬上古神術所謂一針二灸三醫藥若得精義治之無不應手取效但今時絶少其人耳在山西地方針科有高手

敝邦之医者病家都明知針灸之有效借之愈沉痾許多

唐山蘇州二十年前曾有余世徽者大名家也余族伴肩背作痛前往求治從背上一針々進五寸若不知也既而汗出如雨乃云體虚不足不可盡法矣然可五年不痛果如其言其

用鐵針大小粗細不一

余曾見諸治針灸門一身穴道用針大寸而有補瀉之法最為高妙貴邦所用之針金銀針細如髮針進穴中不過一分先暈恐未必能去病也

弊邦針科所用之金銀鐵針大小粗細不一針進穴中一分許豈奏效耳先生在長崎刺鍼之地何詳其事矣

以所見述多罪ㄟㄟ

如先生之説多罪ㄟㄟ

一日記之事

一此日暮迄ニ而取調未済

候ニ下談候申

一日記之多紀見舞ニ付十分配

蔵中病人無之

容躰

年子ノ五十二才二三年已前肩背痛甚後脚痛
走且ク成テ去年ノ霜月比ヨリ渥瘡両手發シ遊上
耳鳴眼カスミナトシテ六七年已前ヨリ筆ヲ廃シ去ル
中ニハ足冷ハ寒熱往来有リ一体脇盈脈
左ハ浮脈右ハ大ニ滑ナリ十年已前ヨリ服薬
患シ食餌如常ノ時有ルニ衰ハ
又診園氏患状左右脈沉細蓋因氣欝脇氣不
利者以渥潤為法其方金匱麦門冬湯加五

味子　飛新白此方器往來處方也　此意也

容體ハ

五六年咳嗽ヲ患ヒ胸腹痞悶晝夜白痰ヲ

吐キナド甚シク乾嘔併セ大便堅硬小水頻數

飲食無味食餌依テ好マズ停滞等多ク逆上往

耳鳴等

然ルニ聖福寺

元氏（容體ハ五六年前ヨリ腹の左方[illegible]）

六氣鬱血衰經停八月閒通調養[illegible]為法

大生地 五　製香附 一錢 炒研
當歸 三　丹參 五
白芍 一錢 酒炒　川楝子 七分 鹽水炒
不分行

今婦
右腿足脛痺而痛已延五載有時作筋絡刺痛
腿膝色紅而熱風寒濕三者久而化為濕熱象
蒼朮 三　威靈仙 一錢　川黃柏 一錢
生石膏 四錢　川萆薢 二錢　知母 一錢

勞蒼朮 白朮湯 [illegible]

赤痢巻之下　獨活子

不如門

右病人ノ容躰ハ

右年総以前方古勝蓋稀レ之人ニ而病中ノ臓腑モ

却而穏取看テ見ル能来付ケ肉氏多分ナリ

気分ヨリ悪変白ク存候ヘ共出ル張張以テ大小

便自月水ノ期并ニ之順ニモ宜シ候得ハ

出庵盈又露又ハ却而如何ニ患病

如斯候テハ

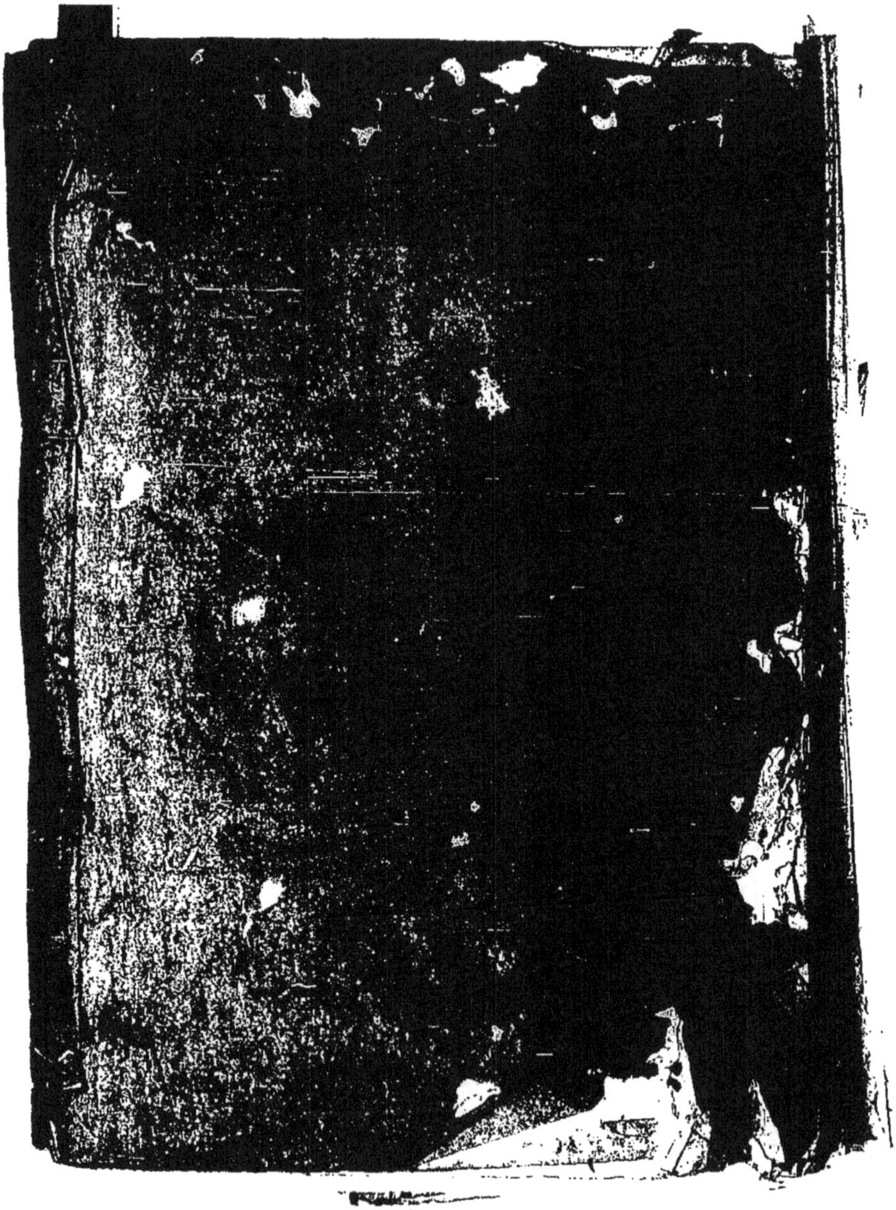

參考文獻

一、中國文獻

王應遴:《王應遴雜集》五册,明刻本,國立公文書館内閣文庫,藏書號369－60。

徐元梅修,朱文翰輯:《嘉慶山陰縣志》,成文出版社,1936年。

王九思:《難經集注》,人民衛生出版社,1956年。

梁永宣:《〈醫學疑問〉與〈答朝鮮醫問〉比較研究》,《中國中醫基礎醫學雜志》,2001年第2期。

石雲里、宋兵:《王應遴與〈經天該〉關係的新綫索》,《中國科技史雜志》,2006年第3期。

曹洪欣:《海外回歸中醫善本古籍叢書》(12),人民衛生出版社,2010年。

王宣標:《明王應遴原刻本〈衍莊新調〉雜劇考》,《文化遺產》,2012年第4期。

二、日本文獻

多紀元簡:《醫賸》,《近世漢方醫學書集成,多紀元簡》一〇八,名著出版,1809年。

《和漢對照書札》,户書林、文會堂、逍遥堂,文政辛巳(1812)序刊。

金井俊行:《長崎年表》,文會社,1886年。

《列士録》,抄本,島根縣立圖書館藏,架號：26。
《瓊浦雜綴》,《大田南畝全集》第八卷,吉川弘文館,1908年。
《松平伊織奥方の容體書》,北里研究所東洋醫學綜合研究所醫史學研究部藏。
大田南畝:《百舌の草莖》,吉川弘文館,1908年。
五弓久文:《事實文編》第四册,早川純三郎發行,1911年。
中村久四郎:《近世支那の日本文化に及ぼしたる勢力影響》第六回,《史學雜志》第25编第10號,1914年。
西琴石:《長崎古今學藝書畫博覽・藝苑叢書》,圖畫刊行會、吉川弘文館,1919年。
《唐人番倉田氏日記》,《鄉土志史料志》第四輯,海色社,1934年。
林源吉:《書人狙仙と噂の多良岳》,《長崎談叢》第19輯,藤木博英社,1938年。
《京都帝國大學和漢圖書分類目録》第四册《醫學》,富士川本目録キ・九,京都大學附屬圖書館,1942年。
增田良吉:《窗の鎖國》,《朝日新聞》社,1943年。
《宮内廳書陵部和漢圖書分類目録》,日本宮内廳,1953年。
富士川游等編:《杏林叢書》,思文閣,1971年覆刻。
池田四郎次郎等編:《日本詩話叢書》第五卷,鳳出版,1972年覆刻。
《東京大學總合圖書館目録》,財團法人日本古醫學資料センター,1978年。
大庭修:《江户時代の日中秘話》,東方書店,1980年。
香川修庵:《一本堂藥選》,《近世漢方醫學書集成・香川修庵》六八,名著出版,1982年。
《幕府時代の長崎》,長崎市役所收藏,東京筑地活版活製造所,1983年增印版。
大庭修:《江户時代における中國文化受容の研究》,同朋舍,1984年。

《名家書簡資料集》第六卷,《手紙雜志》第四卷第五號,株式會社ゆまに書房,1987 年。

金井橋本昭彦:《江户幕府試驗制度史の研究》,風間書房,1993 年。

大庭修:《享保時代の日中關係資料》(二),《關西大學東西學術研究所资料集刊》9 – 3,關西大學出版部,1995 年。

新名規明:《大田南畝の長崎》,《長崎談叢》第 84 輯,長崎史談會編,1995 年。

森立之:《枳園隨筆先哲美談二》,大槻文彦舊藏書,青裳堂書店影印明治十二年(1879)自筆稿本,1997 年。

郭秀梅:《清醫胡兆新の〈胡氏方案〉について》,《日本醫史學雜志》第 45 卷第 2 號,第百回日本醫史學會總會,抄録號第 164,1999 年。

三、韓國文獻

國史編撰委員會編:《朝鮮王朝實録　光海君日記》(鼎足山本),1971 年。

後　記

東亞各國有延綿千餘年的交流史,從官方交流到民間往來,其中的人物涉及外交官、各類知識人士、商賈、探險家,乃至不期而遇的漂流民,留了數量龐大的筆談資料。其中,醫學交流是東亞文化交流中的一個重要部分。

明清年間,中朝、日朝間醫學交流頻繁,爲後世留下大量彌足珍貴的醫學筆談問答資料,爲探討東亞醫學交流史提供了文獻基礎。本書從比較的視角出發,選取兩類四種文獻加以整理研究。在浩瀚的醫學筆談文獻中,聚焦这四種文本的一個重要原因是,編者對胡兆新、王應遴、傅懋光等人的醫學筆談做過長期的研究,有了一定的資料積累,這次以專書的形式出版,希望能爲學界呈現一個東亞醫學筆談的縮影。

2015年以來,浙江大學日本文化研究所定期舉辦"東亞筆談文獻讀書會",選取醫學筆談在内的重要文本進行細讀。2013年9月及2017年11月,浙江大學日本文化研究所王勇教授先後舉辦了"漢文筆談——東亞獨特的視覺交際方式""東亞文明——傳承與創新暨東亞筆談研究"兩次大型的國際學術研討會。特别是2018年12月,浙江大學日本文化研究所又與日本二松學舍大學東亞學術綜合研究所聯合舉辦"近世東亞地域醫師的國際移動與學術交流:以醫學相關筆談記録爲中心"國際學術研討會,專門探討基於筆談文獻東亞範圍内的醫學交流。通過舉辦讀書會及國際學術會議,浙江大學日本研究所已成爲東亞醫學筆談的研究重鎮。

本書的出版,得到了國家社科基金重大招標項目"東亞筆談文獻整理與研究""中日合作版《中日文化史交流叢書》"、浙江大學"雙一流"項目"經典文化傳承與引領——'東亞漢典'編纂與研究"以及浙江大學日本文化研究所與上海交通大學出版社合作項目"漢字魅力：東亞筆談文獻資料的數字化多維度開發與跨媒體融合應用"等衆多科研項目的支援。

本書的研究篇基於朱子昊《〈答朝鮮醫問〉與〈醫學疑問〉淵源考》以及郭秀梅《清醫胡兆新赴日行醫記録及業績：1803至1805年長崎活動記録》。朱子昊對《醫學疑問》《答朝鮮醫問》《清客筆語》《崎館箋臆》等四書進行了録文、標點、校注工作。撰寫過程中,浙江大學日本文化研究所周妍博士、王連旺博士,浙江大學汪馨茹碩士,以及天津師範大學張逸農博士從資料的收集、版權的申請到論文的翻譯、書稿的校對修訂,都給予了極大的幫助。另外,正在二松學社大學訪學的鄭州大學葛繼勇教授在百忙之中,爲我們拍攝了日本國立公文書館藏《朝鮮醫問答》;上海交通大學出版社李陽女士對本書的出版給予了極大的幫助。在此一并表示衷心的感謝!

編著者

2018年12月於浙江大學